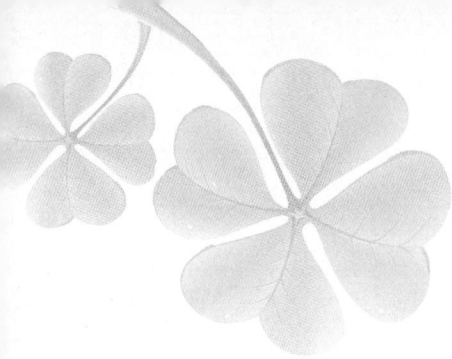

全国医学美容技术专业新形态教材

美容心理学

于琪　刘波　主编

北京科学技术出版社

图书在版编目（CIP）数据

美容心理学 / 于琪，刘波主编 . —北京：北京科学技术
出版社，2023.1（2025.1 重印）
ISBN 978-7-5714-1569-3

Ⅰ . ①美… Ⅱ . ①于… Ⅲ . ①美容—医学心理学—高
等职业教育—教材 Ⅳ . ① R395.1

中国版本图书馆 CIP 数据核字（2021）第 097930 号

责任编辑：张　田
责任校对：贾　荣
责任印制：李　茗
封面设计：异一设计
版式设计：瑾源恒泰
出 版 人：曾庆宇
出版发行：北京科学技术出版社
社　　址：北京西直门南大街 16 号
邮政编码：100035
电　　话：0086-10-66135495（总编室）
　　　　　0086-10-66113227（发行部）
网　　址：www.bkydw.cn
印　　刷：北京捷迅佳彩印刷有限公司
开　　本：787 mm × 1092 mm　1/16
字　　数：314 千字
印　　张：15
版　　次：2023 年 1 月第 1 版
印　　次：2025 年 1 月第 2 次印刷
ISBN 978-7-5714-1569-3

定　　价：58.00 元

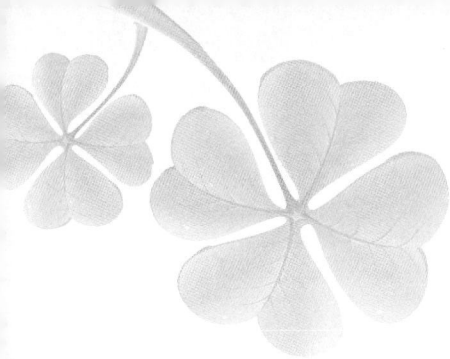

编审委员会

主　　审

聂　莉　全国卫生职业教育教学指导委员会医学美容技术专业分委员会秘书长

张秀丽　全国卫生职业教育教学指导委员会医学美容技术专业分委员会委员

徐毓华　全国卫生职业教育教学指导委员会医学美容技术专业分委员会委员

杨顶权　中国整形美容协会常务理事兼中医美容分会会长

主任委员

姚应水　安徽中医药高等专科学校校长

杨晓霞　沈阳医学院医学应用技术学院院长

曹士东　滁州城市职业学院副院长

副主任委员

许珊珊　淮南联合大学医学院副院长

申芳芳　山东中医药高等专科学校医学美容技术专业主任

姜　涛　四川中医药高等专科学校医学美容技术学院院长

赵　丽　辽宁医药职业学院医学技术系医学美容技术专业主任

王泽泉　廊坊卫生职业学院副院长

肖华杰　青海卫生职业技术学院医学技术系主任

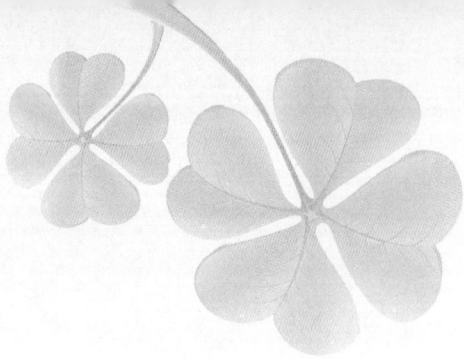

编者名单

主　编　于　琪　刘　波

副主编　于　千　颜　南　李小静

编　者（按姓氏笔画排序）

于　千（沈阳医学院）

于　琪（沈阳医学院）

刘　波（辽宁医药职业学院）

李小静（廊坊卫生职业学院）

侯雪艳（沈阳医学院）

颜　南（沈阳医学院）

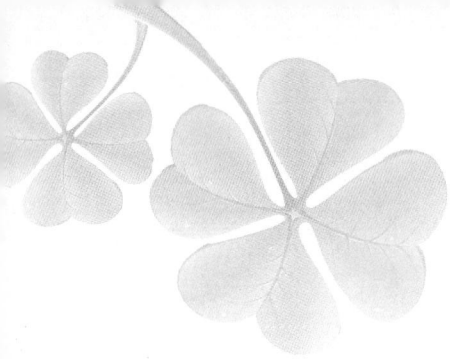

前　言

　　美容心理学是运用心理学的理论、方法和技术，解决求美者在美容领域，特别是医学美容领域中的心理学问题，从而达成求美者最佳满意度的一门应用心理学分支学科。随着医学美容，特别是美容外科医学的发展，越来越多的美容工作者意识到，医学美容不同于其他医学学科，求美者以社会适应为目标，希望通过医学美容改善或完善自身形象，借以消除自卑、增强自信，进而提升生活品质、生命质量。由于求美者的心理活动包含复杂的心理学元素，因此美容工作者必须了解和掌握心理学及美容心理学的相关知识和技术，具备一定的透过求美者心理现象进行分析和判断的能力，并能够将心理学的理论及技术运用于美容实践的各个环节。

　　本教材以现代美容观和健康观为指导，以科学性、先进性、适用性为原则，以高职高专美容专业学生为对象，围绕技术应用型人才的培养目标，构建知识框架和内容体系。全书体现以下几个特点：一是将近几年来美容心理学的新成果融入书中，促进美容心理学体系与理论的结构化和程序化；二是根据学科发展的需要，将心理学的知识及技术与美容专业有机地融为一体，使其在美容临床实践中得以具体应用；三是在内容编排上力求科学、系统，注重内在的逻辑联系，强化学科特色；四是语言风格简洁明了，严谨而不失活泼，设立"知识要点""案例导入""思考题"等模块，还配有一定的知识拓展内容，以帮助学习者开阔视野。全书共10章：第1章为绪论；第2章为美容心理学基础知识；第3章为求美动机及求美行为的心理学与社会学基础；第4章为容貌形体审美；第5章为美容心理评估与美容心理咨询；第6章为美容心理治疗的理论及方法；第7章为美容与心身疾病；第8章为异常心理与美容；第9章为容貌缺陷心理；第10章为美容整形手术相关心理问题。

　　本书编写分工如下：第1章和第10章由于琪编写；第2章由李小静编写；第3章

和第 4 章由刘波编写；第 5 章由侯雪艳编写；第 6 章和第 8 章由于千编写；第 7 章和第 9 章由颜南编写。在编写本书的过程中，我们参考了国内相关学科的著作，在此谨对各位专家、学者表示诚挚的感谢！

美容心理学作为一门新兴学科在我国起步较晚，研究广度和深度都有待进一步提高，因而，本书在结构框架、内容体系等方面可能还不够完善，同时，受编者知识水平及编写经验所限，其中难免有疏漏和不足之处，恳请广大读者及同行批评指正，提出宝贵的意见及建议。

于琪

2022 年 4 月

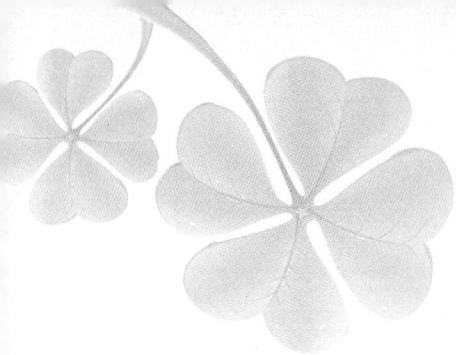

目　录

第1章　绪　　论

第2章　美容心理学基础知识

第3章 求美动机及求美行为的心理学与社会学基础

第4章 容貌形体审美

第5章　美容心理评估与美容心理咨询

第6章　美容心理治疗的理论及方法

第7章 美容与心身疾病

第8章 异常心理与美容

第9章　容貌缺陷心理

第10章 美容整形手术相关心理问题

第1章 绪 论

知识要点

1. 掌握心理学、美容心理学的概念。

2. 掌握心理现象的结构及心理的实质。

3. 了解美容心理学的学科性质。

4. 熟悉美容心理学的研究对象。

5. 熟悉学习美容心理学的重要性。

6. 了解美容心理学与美容医学、美容心理学与心理学的关系。

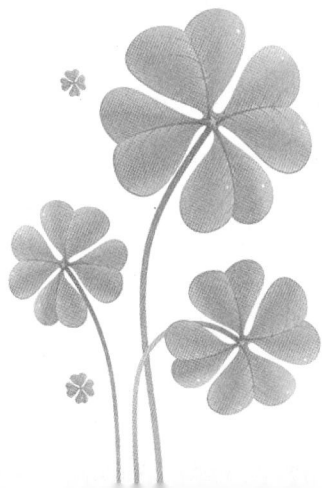

爱美之心，人皆有之。我国自改革开放以来，社会经济迅速发展，人民生活水平、生活质量日益提升，这些为美容业的迅速发展奠定了基础。爱美乃人之天性，人类从最初的树叶裹体到现代最新美容方法与技术的应用，都表现出对美的追求。如今，对美的追求已经成为人们生活的重要组成部分。随着人们对美容方面的需求越来越强烈，与美容相关的消费已经成为新的消费热点，我国美容业作为一种朝阳产业，已经进入了高速发展期。美离不开心理，美是心的追求，美是心的满足。美容的最终目的是引发求美者心中的美感，增强求美者的自信心。因此，心理因素始终渗透于美容过程的方方面面。

第一节　心理学概述

❀ 案例导入

1920 年，在印度加尔各答东北部的一个小城附近，人们在狼窝里解救了 2 个由狼哺育的裸体女孩，大的年龄约 8 岁，小的不到 2 岁。刚被救出时，她们的一切习性都与狼相同。她们不会用双脚站立，只能用四肢行走，慢走时膝盖和手着地，快跑时则手掌、脚掌着地；她们不会用手拿东西，只能用牙齿撕咬食物，用舌头舔水喝；她们白天睡觉，晚上活跃，夜间视觉敏锐，发出狼一般的嗥叫；她们怕光、火和水，不会说话，不愿与人接近；天热时，她们会张着嘴，伸出舌头。

2 个女孩被送进孤儿院后，辛格夫妇耐心地抚养和教育她们，给她们取名卡玛拉和阿玛拉。妹妹阿玛拉比姐姐卡玛拉进步快。2 个月后，当妹妹口渴时，她开始会说"水"，并且较早对其他孩子的活动表现出兴趣，但她进院不到 1 年就死了。卡玛拉被人发现时，只具有相当于 6 个月婴儿的心理发展水平，辛格夫妇做了很多努力，仍难以使她快速适应人类的生活。2 年后她学会站立，6 年后才学会独立行走，但快跑时仍需四肢并用。直到 17 岁死亡时，卡玛拉也未能真正学会说话：4 年学会 6 个词，能听懂几句简单的话；7 年学会 45 个词，勉强能说几句话。17 岁时，她的智商只相当于三四岁孩子的智商。在死前的最后 3 年中，卡玛拉终于可以在晚上睡觉，也开始怕黑了。

思考：

狼孩为什么没有正常人的心理现象？为什么卡玛拉 17 岁时的智商只相当于三四岁孩子的智商？

一、心理学的概念

心理学是研究心理现象的发生、发展及活动规律的学科，它的研究范围既包括可观察的外显行为，又包括无法直接观察的内在心理活动。心理学着重研究认知过程、情绪与情感过程、意志过程这3个彼此联系的心理过程和决定心理过程特性的人格心理差异。

心理学是一门既古老又年轻的学科，它渊源千载却仅有百余年的学科历史，人类自从有了智慧，便开始了对心理现象的探讨，国内外早就有有关心理学思想火花的闪现。心理学起源于哲学，是从哲学理论思想体系中逐渐转化和分离出来的。

1879年，德国心理学家威廉·冯特在莱比锡大学建立了世界上第一个心理学实验室，标志着科学心理学的诞生。

二、心理现象

心理现象是心理活动的表现形式，人的心理现象一般分为心理过程和人格两个统一而不可分割的方面。

（一）心理过程

心理过程指人的心理活动发生、发展的过程，是在客观事物的作用下，人脑对客观现实的反映过程。心理过程包括认知过程、情绪与情感过程、意志过程3个方面。3种过程相互联系、相互制约。认知过程是最基本的心理过程，是外界输入的信息经过头脑的加工处理后，转换成内在的心理活动，进而支配人的行为的过程，具体包括人的感觉、知觉、记忆、思维、想象等；情绪与情感过程是人在认知输入信息的基础上产生的满意、不满意、喜爱、厌恶等主观体验的过程；意志过程就是内部意识向外部行为的转化。情绪与情感过程和意志过程都是在认知过程的基础上产生和发展起来的，同时，情绪与情感过程和意志过程又促进了人的认知过程。

（二）人格

人格也称个性，是构成一个人思想、情感及行为的特有模式，这个特有模式包含了一个人区别于他人的稳定而统一的心理品质。由于每个人先天的遗传素质、后天所处的环境及教育、人生经历千差万别，所以其人格特征也各具特色，所谓"人心不同，各如其面"，说的就是人格。人格结构是多层次的，主要由人格倾向性、人格心理特征和自我意识3个部分组成。

1. 人格倾向性　人格倾向性是人的活动倾向性方面的特征，这些内部倾向使人以不同的态度支配自己的行为，并对行为进行调节和控制。人格倾向性包括需要、动机、兴趣、理想、信念、世界观等。

2. 人格心理特征　人格心理特征是一个人稳定的、本质的内在特征，包括能力、气质和性格。

3. 自我意识　自我意识是人对自身的一种意识，是由自我认知、自我体验和自我调控3个部分组成的自我调节系统。初生的婴儿没有自我意识，自我意识的产生和发展过程是一个人不断社会化的过程，也是人格形成的过程。

心理过程和人格相互联系、密不可分，共同构成了复杂多样的心理现象，恩格斯誉之为"地球上最美的花朵"。心理过程是人的心理活动发生、发展的动态过程，是心理现象中的共性部分；人格是个体心理过程表现出来的各自不同的特点，是心理现象的差异性部分。一方面，人格是通过心理过程而形成和得以表现的；另一方面，已形成的人格又可制约心理过程的进行。在实际生活中，人们所表现出来的各种心理现象都是相互影响、相互制约、具有高度整合性的。心理现象的结构与关系见图1-1-1。

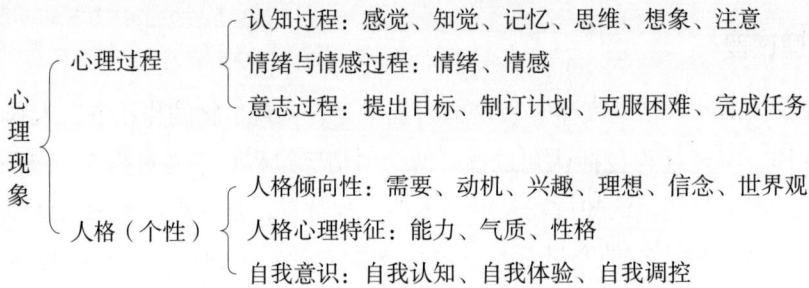

心理现象
- 心理过程
  - 认知过程：感觉、知觉、记忆、思维、想象、注意
  - 情绪与情感过程：情绪、情感
  - 意志过程：提出目标、制订计划、克服困难、完成任务
- 人格（个性）
  - 人格倾向性：需要、动机、兴趣、理想、信念、世界观
  - 人格心理特征：能力、气质、性格
  - 自我意识：自我认知、自我体验、自我调控

图 1-1-1　心理现象的结构与关系

知识链接

自我意识的形成与发展

一个人的自我意识从形成、发展到相对稳定，要经过20多年的时间。

0~3岁的婴幼儿处于自我中心阶段。一般情况下，孩子在3个月时能辨别身外的世界，5个月后略知别人的存在，8个月后了解自我的存在。1岁后，因活动增多，语言发展，孩子能用"我"对自己进行称谓，并产生了自我意识。但此阶段的孩子单纯以自我为中心，而不是人我相关。

　　3～14 岁的儿童处于社会自我阶段。这个时期的儿童受社会文化影响最深，常常以同伴的评价作为自我评价的重要准则，因此，这个时期又称客观化时期。儿童能从客观的角度看待自己，但对别人或自我的评价尚处于不全面、不成熟的幼稚阶段。

　　一个人从青春期到成年大约有 10 年的时间处于心理自我阶段。这一阶段个体的自我意识趋于成熟，生理、情绪、思维能力都发生了本质性的急剧变化，如性的成熟与觉醒、想象力的发展、逻辑思维能力的发展等，这些都促使个体的自我意识趋向于主观性，故这一时期又称主观化时期。心理自我阶段是心理自我发展的重要阶段，也是自我意识发展的最高阶段。

三、心理的实质

　　科学研究表明：心理是脑的机能，是脑对客观现实主观的、能动的反映。

（一）心理是脑的机能

　　心理活动与脑的发展密不可分，人类的心理现象是人脑进化的结果。大脑是由大量神经细胞借助神经突触而形成的巨大网络系统。从动物进化的角度来看，随着神经系统（特别是脑）的进化，动物的心理从无到有、由简单到复杂，正在逐渐地发展和变化着，如类人猿的大脑能够借助表象和简单的思维能力，在一定程度上反映事物之间的关系，并解决一些相对复杂的问题。不同动物的大脑的发展也各不相同，如人与猿相比，颞叶、顶叶和额叶显著增大，这些脑区正是对信息进行加工、综合、存储、控制等的部位。大脑不仅能同时接收各种信息，还受过去经历过的刺激的影响，加上反馈的作用，使心理变得极为复杂。基于个体的研究表明，心理的发生和发展是以大脑的发育为物质基础的。现代生理解剖学和临床医学也证实，人脑由于外伤或疾病而受到损伤时，相应的心理活动也会发生改变。例如，额叶皮层不同部位、不同程度的损伤会导致认知、情绪和人格的改变，枕叶皮层的损伤可出现视觉障碍或视觉失认症等。

┌─ 案例链接 ───┐

盖奇不再是盖奇

1848 年 9 月的一天，一位叫菲尼亚斯·盖奇的美国铁路工人遭受到一次可怕的头部损伤，爆炸时一根铁棒斜向上插入盖奇的面部，穿过脑前部，最后从头顶穿出。但他奇迹般地活了下来。工友们发现他虽然头上有个洞，但言语正常、思路清晰，而且他说他并没有疼痛的感觉，似乎严重的脑损伤对他没有产生影响。盖奇在事故发生后存活了 13 年。但受伤后，他的性情发生了翻天覆地的变化。熟悉他的人都说，盖奇原本是一个非常有能力、有效率的领班，思维灵活，对人和善有礼。但这次事故之后，他变得粗俗无礼、缺乏耐心，既顽固任性，又反复无常，他似乎总是无法计划和安排自己将要做的事情。正如他的朋友们所说，"他不再是盖奇了"。

盖奇的遭遇成了神经科学领域的经典案例，因为这一事件说明，虽然个体行为看起来是由意愿决定的，但是最根本的决定因素是生理机制。盖奇丧失了大脑腹内侧前额叶皮质的功能，这部分脑区控制着一系列的情绪和行为，如果受损，会使病人在冲动抑制和对事件的理解上出现问题，就像盖奇一样，表现为行为冲动和计划不周。

└──┘

（二）心理是脑对客观现实主观的、能动的反映

脑是产生心理活动的器官，是一切心理活动的物质基础，但大脑本身并不能凭空产生心理活动。

1. 客观现实是心理活动的内容和源泉　心理反映的内容源于客观现实，人的一切心理活动都是对客观现实的反映，健全的大脑只是给心理活动的产生提供了生理基础。客观现实包括自然环境和社会环境，其中生产劳动、人际关系、社会生活、言语交往、文化传统、风俗习惯等，都会影响人的心理活动。

2. 心理是脑对客观现实主观的、能动的反映　人不像动物那样被动地适应环境，而是能够积极主动地改造现实。脑对客观现实的反映不是机械的、被动的，而是具有很大的主观性，会因主体的情感、需要、兴趣、信念等不同而产生不同的反映，进而形成不同的心理活动。

3. 社会生活实践对人的心理起制约作用　人不仅生活在自然环境中，还生活在一定的社会环境和社会关系中。一个人的社会关系状况影响其心理活动的内容，并影响和决定着心理活动的变化，使人产生适应或改造世界的行为。

第二节　美容心理学概述

❀ 案例导入

心理学研究表明，外貌对于获得某些工作或者机会的确是有影响的。于是，"高颜值"就成了一些人的追求，结果是，清一色的高鼻梁、"锥子脸"，配合着欧式大眼、一字眉，大家简直如出一辙，令人产生审美疲劳。娱乐圈有些人的"撞脸"程度竟高达90%。事实上，那些真正的明星，美得各具特色，靠的都是演技和实力，都有自己的风格和特质。

整容医学的进步让我们有条件变美，但是这种美一定要适合自己，一定是为自己量身定制的。我们已经摆脱了那个一款流行时装大家一起穿的时代，难道在追求美这个问题上还要千篇一律吗？世界上每一片树叶都是不一样的，整容也要整出最具特色的自己，才能体现不一样的气质，展现不一样的风采。

思考：

站在求美者的角度，你怎么看待追求"明星脸"的心理现象？站在美容工作者的角度，又该如何看待这一心理现象？

如果你对上述内容感兴趣，请认真学习以下美容心理学的相关知识，它将帮助你解答这些问题。

一、美容心理学的概念及学科性质

（一）美容心理学的概念

关于美容心理学，学术界尚未形成一致的定义，综合国内许多学者的认识，目前可将其定义为：美容心理学是研究求美者的心理活动规律、特点，运用心理学理论、方法和技术，解决求美者在美容，特别是医学美容领域中的心理问题，从而达到求美者最佳满意度的一门应用性学科。

广义的美容心理包括人们在爱美、求美和创造美的过程中的一切心理活动。狭义的美容心理是美容工作者根据求美者的心理需要，对求美者做出心理诊断、进行心理调适的过程。

知识链接

心理美容

心理美容与生物美容一样，也是美容的重要组成部分。现代医学研究表明：人的肤色和肤质不仅是健康状况的体现，还与人的精神状态息息相关。当一个人遇到高兴的事而心情愉悦时，大脑内神经调节物质（多巴胺）分泌增多，血流通畅，皮下血管扩张，他就会容光焕发、面色红润；相反，当一个人过度紧张或情绪低落时，供应皮肤的血液骤减，他就会面色灰黄。情绪起着"总导演"的作用，情绪调整是心理美容的最基本要素。现代职业女性工作紧张，生活忙碌，要真正达到"冰肌玉肤"的效果，除了要有一定的物质条件保证外，面对喧嚣的外界更需要保持心平气和、恬淡宁静的心态。总之，保持良好的心态是最好的美容方法。

（二）美容心理学的学科性质

1. **交叉学科** 美容心理学是美容学与心理学相结合的交叉学科，涉及美容学、普通心理学、发展心理学、社会心理学、审美心理学、健康心理学、病理心理学、缺陷心理学、临床心理学、心身医学等诸多学科的知识和技术，并与这些学科有着密切的联系。美容心理学结合上述各科理论，从中汲取精华，不断完善学科知识体系，促进这一交叉学科的迅速发展。

2. **基础学科** 美容心理学是美容专业的基础学科。目前，在国内各院校，美容心理学课程都是以基础理论课程为主的。学习和掌握美容心理学知识，可使美容专业学生更加系统、全面地了解求美者的心理特点和心理需求，以求美者为中心，更好地为求美者服务。

3. **应用学科** 从应用的角度来看，美容心理学又是美容实践工作中非常重要的应用性学科，是一门建立在多学科基础之上的应用性心理学分支学科。在美容实践中，美容从业者要自觉地遵循求美者的心理规律与需求，将心理学相关知识体系（包括理论和技术方法）与美容实践紧密结合，并应用到美容领域的方方面面，促进美容业的科学发展。掌握美容心理学的理论和技能有助于美容专业学生提升他们在美容实践工作中的整体水平。

二、美容心理学的研究对象及研究内容

（一）美容心理学的研究对象

美容心理学是以心理学，特别是临床心理学为基础，以美容，特别是医学美容实践为领域的应用心理学分支学科。美容心理学的主要研究对象如下。

（1）以人格心理学为基础，研究个体容貌对人格形成的影响，如体像障碍、美欲、求美动机等审美心理问题。

（2）以缺陷心理学和病理心理学为基础，研究容貌缺陷对人的心理的影响，如容貌缺陷导致的各种心理障碍。

（3）以社会心理学为基础，研究容貌美的社会价值、人们对美容的态度，以及文化观念导致的审美心理差异等问题，例如，各种流行元素对美容医学的影响等。

（4）以临床心理学为基础，研究心理社会因素导致的损容性心身疾病的诊断与治疗，如斑秃、白癜风等病人的心理疏导与心理护理。

（5）以审美心理学为基础，研究容貌审美的心理学要素及美容医学实践中涉及的审美心理问题。

（二）美容心理学的研究内容

美容心理学是以美容业为实践领域的一门应用心理学分支学科，是美容业健康发展的医学人文知识保障，本教材在做好心理学基础知识铺垫的同时，注重将心理学的相关理论与技能应用于美容实践中。美容心理学的研究范围十分广泛，主要内容如下：

（1）心理学基础主要研究心理学的基本理论，为研究美容心理学奠定基础，内容分为心理过程和人格两大部分。心理过程是指认知过程、情绪与情感过程、意志过程；人格部分包括人格倾向性、人格心理特征和自我意识3个方面。

（2）求美动机及求美行为的心理学与社会学基础。包括容貌的社会心理价值；美容与社会态度、社会影响；心理需要与美感、美欲；求美动机与求美行为。

（3）容貌形体审美。包括容貌形体美感；审美的生物学基础与心理机制；美容中的审美与容貌审美心理。

（4）美容心理评估与美容心理咨询。包括美容心理评估；美容心理咨询。

（5）美容心理治疗的理论及方法。包括美容心理治疗的主要理论；美容心理治疗的方法。

（6）美容与心身疾病。包括心身疾病；心理与容貌、形体的关系；与容貌、形体有关的心身疾病。

（7）异常心理与美容。包括心理正常与心理异常；神经症与美容；人格障碍与美容；体像心理与美容。

（8）容貌缺陷心理。包括容貌缺陷者常见的心理问题；容貌缺陷者的应对；阿德勒的"器官缺陷及其心理补偿理论"。

（9）美容整形手术相关心理问题。包括美容整形受术者的特征；美容活动中的人际沟通；美容整形手术相关心理问题及心理疏导。

三、美容心理学的发展

爱美乃人之天性，人类对美的追求从来就不是简单和被动的。在茹毛饮血的时代，人们便产生了爱美之心，他们以树叶蔽体，以丹砂涂面，用植物的花和叶、动物的骨和皮毛制成各种装饰物来打扮自己。可以说，人类社会的发展史就是人类向往美、追求美、创造美的历史。

审美是一种主观的心理活动过程，在不同的国家、民族和时代，人们有着不同的审美倾向。例如，为了抵御异族的入侵，古希腊人十分崇尚军事体育活动，人们以强壮的肌肉为美，从留存的古希腊的建筑、雕塑和绘画中，我们可以看到那些展现着美感的矫健身躯。

（一）国外美容心理学的发展概况

相对我国而言，西方国家对美容心理学的研究起步较早。西方一些美容整形外科医生在临床中发现一部分美容求术者并无某种明显的容貌或生理缺陷，并非传统意义上的病人，但他们存在不同程度的心理问题，心理异常的发生率远远高于一般人群。是否为这些有心理障碍的病人进行手术是一个十分棘手的问题，没有精神心理专家的参与，美容整形外科医生很难做出恰当的判断，因此，美容整形外科医生与精神科医生、心理医生联合实施心理干预是必需的。这一领域的研究早在20世纪60年代前后就开始了。美国霍普金斯医院的美容整形外科医生埃杰顿（1960）、迈耶（1960）、韦布（1965）与精神科医生和心理学家共同协作开展了一系列关于美容整形手术病人心理特点的研究。通过观察和评估求术者术前和术后的心理特点，研究者发现，在98名美容整形受术者中，70%有精神病理学症状，大多数表现为抑郁性神经症或消极依赖型人格。这一时期的研究者们发表了《隆乳术：精神医学的内涵和外科的适应证》《美容整形外科病人的外科－精神医学的研究》《鼻整形术后的外科与心理变化》《女性轻度缺陷病人的精神医学评估》《精神医学在整形外科病人管理中的作用》《美容整形医生对情绪障碍病人的义务》

等许多关于美容心理学研究的论文。

进入 20 世纪 80 年代，临床访谈和标准化心理测验的普遍应用更是拓展了该领域研究的深度和广度。霍利曼（1986）和罗宾（1988）的研究数据表明，美容美体受术者存在着中等程度的精神病理学症状。美国南加州大学医学院外科与精神医学部的 JM. Goin 和 MK. Goin 戈因联合研究了美容整形外科的心理学问题，发表了《面部美容外科的心理学影响》《变得痛苦：乳房再造病人的心理经历》等论文。精神心理学家拿破仑将心理学理论应用于美容外科实践，发表了《老年美容外科求术者的心理学考虑》《美容整形病人的人格问题》等论文。埃尔科拉尼等研究了 79 名隆鼻受术者的术后心理健康状况，经过术后追踪发现受术者的焦虑症状得到了改善。美国精神病学家菲利普斯和精神医学专家普鲁津斯基是近年来对体像障碍研究较为深入的代表人物，他们认为人的美丑不仅仅在于客观的生理形态，还在于自己的感受，即自我的体像。美容整形外科接待的求术者中有一些体像障碍者，他们对自身容貌和形体存在这样或那样的不满，这时解决问题的根本办法并非外部手术，而应从心理入手，请心理学家和精神病学家进行干预，运用心理学的理论和技术帮助这些求术者摆脱和克服体像障碍，增强他们的信心。

（二）我国美容心理学的发展概况

尽管我国美容医学比西方发达国家发展得晚，美容心理学又是一个全新的学术领域，但随着我国美容医学的蓬勃发展，美容心理学成为美容医学迅速发展过程中不可或缺的核心部分。尤其自 20 世纪 90 年代以后，美容受术者的心理问题备受关注，美容临床心理的相关研究开始出现：郭树忠等（1994）强调美容外科医生要联合精神心理学家开展美容整形病人的心理研究；陈忠存等（1996）用医院焦虑抑郁情绪量表（HAD）分析了 520 例美容整形病人，发现他们普遍存在焦虑和抑郁情绪，部分病人怀疑医生的医术水平，担心手术效果；周正猷（1997）编制了测量美容整形受术者心理健康状况的美容心理状态自评量表。最具代表意义的是由何伦（1999）担任主编的国内第一本《美容心理学》教材的出版。此后，美容心理学在我国的研究和发展更为迅速：何伦等（2000）研究了"精神医学与心理治疗对美容医学的意义和作用"；童矫胜（2000）研究了"美容心理与心理健康"；鲁龙光等（2000）研究了"体像障碍自评量表的初步制定"。何伦（2004）提出增设美容心理专科医生，他系统地阐述了美容心理咨询专科建立的意义、任务及美容心理咨询人才的基本准则。关于美容心理临床应用方面的研究越来越多：张宗耀等（2004）研究了"心理学在美容整形中的应用"；张澜成等（2005）

研究了"美容心理障碍的治疗";樊建勇等（2005）研究了"白癜风病人心理调查与结果分析";刘晨等（2005）研究了"121例美容整形受术者心理状态初步分析";姜会庆（2006）研究了"美容整形的心理学相关问题分析";张黎涓（2006）研究了"心理指导在医学美容整形中的重要作用";刘林嶓等（2006）研究了"美容整形医学中的心理干预";蒋新等（2009）研究了"心理干预对隆乳术病人焦虑及疼痛的影响"。以上研究均为美容心理学的发展奠定了坚实的基础。近些年，关于美容心理学的各个方面的探讨和相关研究更如雨后春笋，不胜枚举。当然，我们也应该认识到，美容心理学的发展正处于逐步系统化的进程中。美容心理学专业人才的队伍还不够壮大，专业人才严重缺乏；美容心理学的研究在深度和广度方面仍有待提高，还需要花大力气进一步完善美容心理学的学科体系。

知识链接

美容业迎来新时代

中国美容业市场每年的现金流量约为3000亿元，美容经济每年以15%的速度递增，每年有难以计数的美容新产品、高科技设备问世。美容经济已成为继房地产、汽车、电子通信、旅游之后中国居民的"第五大消费热点"。全国美容就业人员总数约为1300万人，全国城镇美容机构约为154.2万家，年产值约为1680亿元。在行业结构方面，美容业已形成以医疗美容、美容会所、美容教育、美容产品销售等为主体的综合性产业。未来美容业的发展趋势是：综合性整形手术的需求量大幅增加；民营医疗美容行业的自律性持续增强；医疗美容互联网化前景光明；"出国整形热"进入冰冻期；男士的美容需求增多。

四、学习美容心理学的重要性

美容心理学能有今天的学科地位，与社会的发展、个体的需求密不可分。高度发达的物质文明与精神文明为爱美之人提供了良好的基础和氛围；医疗美容技术水平的提高，使得人们对美的追求成为可能；美的形象使人在交往中更加自信，使他人的感官得到愉悦、内心得到满足、精神得到享受。美容心理学的发展是社会发展、文明进步的必然结果。

（一）重视心理社会因素的作用，有助于适应医学模式的转变

医学模式又称医学观念，是在一定时期内，人们对健康和疾病的总体认知。医学模式是随社会发展和科学进步而逐渐演变的。过去，长期占主导地位的生物医学模式忽视了不良的心理、行为及社会因素对人们健康和疾病的影响，导致许多心身疾病久治不愈。到了 20 世纪后半期，随着心理学的迅速发展，人们对心理社会因素影响人类健康的认识日趋深入。1977 年，美国恩格尔教授提出生物－心理－社会的现代医学模式，该模式强调，应从生物、心理、社会角度全方位看待健康、疾病及二者间的相互转化，这对于有效治疗疾病和控制疾病的发展起了重要作用。在与求美者进行沟通和交流的过程中也经常可以发现，一些求美者表面上要解决的是五官或身体某部位形态的问题，但实际上要解决的却是遗传、环境、教育等诸多问题带来的自卑心理，甚至是体像障碍等心理缺陷。研究表明，整形求术者心理异常的发生率远远高于一般人群。作为美容工作者，非常有必要学习美容心理学相关知识，研究求美者的心理特点和规律，从而提高对求美者心理、行为、社会各因素作用机制的观察和分析能力，洞察求美者的心理状态。

（二）有助于更好地指导美容临床实践

1. 心理评估可以筛查出不适合进行美容手术的心理异常者　求术者的心理状态从正常到异常可分为以下 4 个层面。①正常心理状态，即对自我体像有准确评价，有正确的审美态度及科学的审美观念，有能够理解的求美动机和行为；②一般心理问题，即自我审美能力出现偏差，求美期望较高或不成熟，有自我体像丑陋的先占观念，过分夸大自己的缺点；③体像障碍与心理疾病并存；④有严重的心理疾病。

由于容貌的缺陷，求术者或多或少地存在心理问题，问题较轻者，美容后可自行缓解；如果存在较严重的心理疾病，单凭手术不可能从根本上解决问题，往往术后会出现许多麻烦。因此，必须由精神心理专家对美容整形求术者进行心理评估，从而筛选出适合做美容手术的求术者。对那些被筛查出有心理疾病的求术者要实施心理治疗，帮助他们消除心理障碍、树立信心，调整其自我定位，从而避免不必要的美容手术。体像障碍、人格障碍、神经症或其他心理－精神疾病均属于手术禁忌证。

美容工作者应收集求术者的情绪状态、动机、需求、人格特征、心理健康状况等资料，做好术前的各项准备工作。对美容受术者而言，手术前后是心理问题易发生时期。术前，受术者易出现焦虑、紧张、恐惧等不良情绪，美容工作者应帮助受术者消除顾虑、树立信心；术后，受术者会有担忧、忐忑不安等更为强烈的情绪反应，特别是手术结果不尽如人意时，更需要及时做好受术者的心理疏导工作，尽力解除手术对受术者不

良的心理影响。

2. 美容心理咨询可以帮助求术者建立良好的自我体像认知　有一些求术者实际上并没有真正的容貌缺陷，只是存在认知偏差，通过美容心理咨询，他们可以建立人体美的正确认知，进一步提高人体审美能力，从而建立良好的自我体像意识。对于这类求术者，更多的关注焦点并非通过美容手段来改善其外貌，而是通过心理学的技术和手段调整其已经失衡的心态，从而达到有的放矢、标本兼治的预期效果。

3. 实施"手术＋心理治疗"联合疗法　此疗法由美国霍普金斯医院美容整形外科医生埃杰顿等于1991年提出。他们对100名有较严重心理障碍的美容整形求术者实施"手术＋心理治疗"的研究，即在心理治疗的基础上实施美容整形手术，使心理治疗效果与美容整形手术治疗的作用相辅相成，既解决了求术者的心理问题，又弥补了他们的形体缺陷。在100例求术者中，心理治疗效果较好的87例接受了手术，术后平均随访6.2年，最长25.7年。结果表明，82.8%的求术者不仅主观感觉明显改善，客观的心理社会功能也有所改善。国外医生的工作实践证明，对有心理障碍的求术者实施"手术＋心理治疗"，可以减轻或消除其对容貌与形体的缺陷感。目前，国内也在联合治疗方面全面开展了工作。

（三）有助于医学美容业的健康发展

医学美容业是一个纠纷发生概率较高的行业，原因在于人们对美容效果的分析与评价具有主观性和特殊性。美容手术成功的标准具有相对性，即美容手术效果不仅以单纯的形态改变、功能改善为标准。美容手术成功与否，既与美容工作者的审美、经验、技术水平相关，又与求术者的心理状态、期望值紧密相关，同时也受求术者的修养、文化程度、职业、偏好等因素影响。了解和掌握求术者的心理状态是一个非常复杂的问题，也是一个非常重要的问题。有些求术者的手术虽然从技术上看是成功的，但由于心态和动机不同，部分求术者就会感到不满意和失望，仍会引起纠纷。如果美容工作者没有足够的能力去了解求术者的心理预期，没有足够的耐心进行沟通和了解，只是按照自己的审美去实施手术，就可能导致求术者不满意。成功的美容手术是美容工作者、求术者和第三方都对美容效果感到满意，且以求术者满意为主。因此，美容工作者要高度重视与求术者的沟通，了解其求美动机，掌握其人格特点，既要尊重他们在美容过程中的心理需求，又要帮助他们把对美容手术效果不合理的期望值降至切合实际的范围，使求术者以良好的心态接受美容手术，从而有效降低纠纷发生的概率，保证医学美容能给求术者带来美的享受和快乐，同时也使美容工作者在工作中处于主动地位，进而促进医学美容业的健康发展。

第三节 美容心理学与相关学科

任何学科的形成和发展都是以与之相关的学科为基础的，美容心理学也是如此。美容心理学与众多学科相关联，其内容涉及多门学科的研究成果和研究方法；同时，作为一门独立的学科，美容心理学与各相关学科之间又有区别。弄清美容心理学与各相关学科的关系，对于学习美容心理学具有重要意义。

知识链接

心理学、精神医学在美容医学中的作用

美容医学与心理学、精神医学有着十分密切的关系，美容心理学就是美容医学与这些学科相结合的产物。大量的统计数据表明，美容整形求术者存在一定的体像问题或障碍，有些求术者即使外表缺陷得到纠正后，消极体像也没能随之消除，还需要进行心理调适，他们才能真正接受自己。能否为这些存在一定程度心理障碍的求术者实施手术是一个十分棘手的问题，需要心理专家、精神专家与美容医生共同抉择。有些心理健康的求术者也被排除在手术之外，是由于他们对手术的期望值过高。美容临床实践证明，由心理学、精神医学专业人员配合美容医生进行的手术治疗或单独对求术者开展的心理治疗，效果都是令人满意的，在对那些被筛查出不适合手术的求术者的心理治疗中，85%的求术者放弃了手术要求，并调整了自己的社会角色。心理治疗可以使那些心理敏感的求术者树立信心，从而避免不必要的美容手术。因此，联合心理学、精神医学专业人员对美容求术者共同开展美容相关治疗，是重要且不可忽视的一个方面。

一、美容心理学与美容医学

（一）美容心理学是美容医学的重要基础学科

作为医学的分支学科，美容医学以基础医学、临床医学为基础是毋庸置疑的；除此之外，美容医学的目标是维护和改进人体美，引发自我及他人心中的美感，即"荣于

身，美于心"，美容医学与人体美学、美容心理学有着天然的联系。美容心理学是美容医学最重要的基础学科，也可以说，美容心理学本身就是美容医学的重要组成部分。

（二）美容心理学可以为美容医学实践提供心理学依据

美容心理学是研究在美容医学实践过程中求美者的心理活动特点和规律的学科，可以为医学美容活动的实施提供心理学依据，对促进美容医学理论的发展与指导美容医学实践都具有积极意义。许多美容临床专家都认为，对美容求术者动机、需求、人格特征的把握远比对其外表缺陷的了解重要得多；同样，对其心理认知偏差的纠正也并不比对他们形态上的矫正来得简单。一个只会用手术刀而不了解求术者心理的美容医生是不称职的。此外，术前筛查心理疾病病人还能有效规避医疗纠纷。目前，在医学美容活动中，美容心理学的地位虽有所提升，但仍未受到足够的重视，其作用还有待进一步发挥。

（三）美容心理学以美容医学为重要的实践平台

美容心理学是将美容医学实践作为研究领域的心理学分支学科，属于应用心理学范畴。美容心理学对于美容医学的重要作用是通过美容医学实践来实现的。美容心理学的理论体系是对美容医学实践过程中求美者心理现象及规律的抽象概括，是对美容医学实践活动中出现的关于心理方面的问题的发现、思考、研究和探索，离开美容医学这一重要的实践平台，美容心理学也就成了无本之木。

二、美容心理学与心理学

（一）心理学为美容心理学奠定了理论基础

心理学是揭示人的心理现象及规律的学科，心理学的许多实验和研究结果对美容心理学的研究具有重要影响。美容心理学是把心理学的理论、方法与技术应用于美容实践的产物。心理过程的发生、发展与人格心理形成的基本理论和规律，以及心理学研究最基本的方法论为美容心理学奠定了理论基础，对美容心理学的研究具有积极的指导意义。心理学已有的研究成果为美容心理学的研究夯实了基础，美容心理学可以借用心理学的研究成果对美容心理问题进行科学的解释，有助于更透彻地分析美容求术者的心理活动，探索美容求术者的心理规律，从而推动美容心理学的研究。因此，美容心理学的研究水平和解决问题的能力与心理学现有的发展状况和水平密切相关。

（二）美容心理学丰富了心理学的研究内容

心理学作为一门独立的学科，虽然已有140余年的历史，但这在人类历史的长河中短暂得犹如夜空中的流星。从总体上看，心理学的发展也尚未成熟，许多复杂的心理现象仍有待认知神经科学的发展才能做出科学的解释，许多理论问题还有待实验的证明和研究方法的更新才能解决，心理学对美容实践过程中心理规律的揭示也是有限的，并且不能代替各个专门行业的心理学的研究。以美容心理学为例，美容方面的一切心理现象和心理规律都有其特殊性，必须进行专门的研究。美容心理学研究也有利于扩大心理学研究的范围，拓展心理学研究的深度和广度，丰富心理学的研究成果，提升心理学研究的应用价值。

三、美容心理学与其他学科

（一）美容心理学与理论心理学的关系

1. 人格心理学 人格心理学是研究个体所特有的行为模式的心理学，它研究人格的结构、特性及人格形成和发展的影响因素。人格心理学是美容心理学最重要的基础，美容心理学不仅研究人的形体容貌对人格形成的影响，还研究求美行为的内在动机与需要等，这些也是人格心理学研究的主要内容。

2. 发展心理学 发展心理学是研究个体从出生到衰亡的身心发展与年龄的关系。美容心理学应用发展心理学的理论，研究个体各年龄段的美感和审美心理的发生、发展的特点及规律，特别是要研究体像形成的原理及发展规律。

3. 社会心理学 社会心理学是从社会与个体相互作用的观点出发，研究特定社会生活条件下个体心理活动发生、发展及变化规律的学科。因为容貌美具有明显的社会心理特征，所以当人类有了美的意识时，容貌美便有了社会心理学的意义。同时，美容又是一定社会心理背景的产物，对人们形形色色求美行为和求美心理的研究应该建立在广泛的社会文化背景之上，所以社会心理学与美容心理学关系密切。人的求美动机、对美容的态度、容貌对人生存状态的影响等，都需要用社会心理学的方法来研究。

4. 病理心理学 病理心理学也称变态心理学，是研究和揭示异常心理与行为现象的发生、发展和变化规律的一门学科，可作为心理诊断与治疗的依据。美容心理学应用病理心理学的理论研究病态求美心理，除了探讨一般的容貌缺陷带来的心理问题外，还要探讨以体像障碍为核心的种种病态求美行为。

5. 审美心理学 审美心理学是研究人们在审美过程中心理活动规律的心理学分支

学科，也就是研究审美主体的审美意识和审美心理的学科。与审美心理学相比较，美容心理学的研究范围要大得多。美容心理学除了研究审美感觉、审美知觉、审美联觉、审美想象等一般的审美心理学问题外，还涉及审美社会心理学等诸多方面的内容。审美心理，尤其是人体审美心理，是美容心理学研究的主要内容之一。

（二）美容心理学与应用心理学的关系

1. 健康心理学　健康心理学是近年来新兴的一门学科，其基本理念是：有健康的心理，就会有健康的身体，心身之间密切相关，通过调整心理能够达到心身健康的目的。保持良好的心态就是最佳的美容方法。

> **知识链接**
>
> **世界卫生组织提出的人类健康新观念**
>
> 　1948 年，世界卫生组织（WHO）成立时，在其宪章中指出，健康不仅仅是没有疾病和衰弱，还要保持生理、心理和社会适应方面的良好状态。1989 年，WHO在这一概念里又补充了"道德健康"。由此可见，人的健康包括身体健康、心理健康和道德健康。

2. 心理测量学　心理测量学是通过科学、客观、标准的手段对人的特定素质进行测量、分析、评价的一门学科。心理测量有广义与狭义之分。广义的心理测量不仅包括以心理测验为工具的测量，还包括用观察法、访谈法、问卷法、实验法、个案法等进行的测量。美容心理学运用心理测量法了解求美者的心理特点，筛查出心理疾病病人，有利于帮助部分求美者摆脱心理疾病的困扰，避免医疗纠纷的发生。

3. 咨询心理学　咨询心理学是研究心理咨询的过程、原则、技巧和方法的心理学分支，属于应用学科，旨在帮助有心理疾病的人，使他们了解自己、纠正认知偏差，进而摒弃不良行为，重塑积极人生。美容心理学可运用心理咨询法减轻求术者手术前后的焦虑、恐惧情绪，降低他们不恰当的手术期待值。

4. 心理治疗学　心理治疗学就是心理治疗师通过语言和行为来影响或改变来访者的认知，从而调动来访者的积极情绪，使来访者战胜心理疾病的学科。美容心理学可运用心理治疗学帮助求术者摆脱体像障碍等心理疾病的困扰；帮助存在人格问题的求术者改变不良认知，重塑健康人格。

（于　琪）

思考题

1. 描述心理学、美容心理学的概念。
2. 简述心理现象的结构及心理的实质。
3. 简述美容心理学的研究对象。
4. 简述学习美容心理学的重要性。
5. 如何理解美容心理学与美容医学的关系？
6. 如何理解美容心理学与心理学的关系？

第2章 美容心理学基础知识

知识要点

1. 了解感觉、知觉、记忆、思维、情绪与情感、人格、气质、性格、自我意识的概念。

2. 掌握感觉和知觉的特性。

3. 熟悉记忆的过程和种类；掌握遗忘的规律。

4. 熟悉思维的分类；掌握问题解决的影响因素。

5. 掌握注意的品质。

6. 了解情绪的功能；熟悉情绪与身心健康的关系；掌握情绪调节的方法。

7. 熟悉人格的特征；掌握人格形成的影响因素。

8. 掌握气质的类型与意义；掌握性格的特征与意义。

9. 掌握马斯洛的需要层次理论。

10. 了解动机的种类；掌握动机冲突的类型。

11. 掌握自我意识的结构。

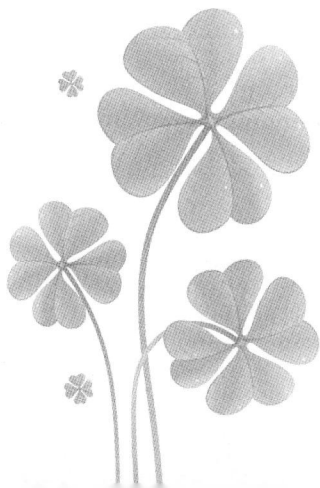

第一节 心理现象

通过前面的学习，我们知道了心理学是研究心理活动发生、发展和活动规律的学科。心理学的研究对象是心理活动，也称为心理现象。通常我们从2个方面去研究心理现象：一方面是共同的心理过程，另一方面是带有差异色彩的人格部分。心理过程是指在客观事物的作用下，人脑在一定的时间内反映客观现实的过程。心理过程包括认知过程、情绪与情感过程、意志过程3个部分。

一、认知过程

🍀 **案例导入**

老张自幼双目失明，因此终生未娶。32岁那年的一个夏日，他去邻村，路过一片树林时，闻到一股特殊的气味，他朝着气味飘来的方向走去，听到了极其微弱的婴儿的哭声，他循着哭声摸到一个包在襁褓里的婴儿。婴儿很小，是个女孩，全身冰凉，奄奄一息，襁褓内有一个包着各种香草的荷包。老张等了一阵也不见人来，就将婴儿抱回了家，并且把她抚养长大。老张成了孩子的养父。人们每次问孩子："漂亮衣服是谁做的？"孩子都说是爸爸做的。人们在诧异之中解开了老张做衣之谜——他用舌尖穿针引线。

思考：

此案例体现了哪些心理现象？体现了感觉特性的哪几个方面？

（一）感觉

1. 感觉的概念及意义 人们对客观世界的认识常常是从认识一些简单的属性开始的。通常物体有颜色、声音、温度、气味等各种属性，我们的眼睛可以看到颜色，耳朵可以听到声音，鼻子可以闻到气味，舌头可以尝到滋味，皮肤可以感受温度和光滑程度等。每个感觉器官对物体的一种属性的反映就是一种感觉。感觉是人脑对直接作用于感觉器官的客观事物个别属性的反映。

感觉在人们的生活和工作中有重要的意义。一方面，感觉提供了内外环境的信息。通过感觉，我们能认识外界的物体，也能认识自己机体的各种状态，如饿了、渴了、冷了、热了等，人们根据感觉提供的信息来调节自己的行为。另一方面，感觉保证了机体与环境的信息平衡。没有感觉提供的外界信息，人就不能正常地生存。感觉是一切较高级、较复杂的心理现象的基础，是人的全部心理现象的基础。人的很多复杂的认知活动都是由感觉提供的。作为美容从业者，对美的感受能力是一项非常重要的能力，而美感的获得依赖于感觉的建立。

知识链接

感觉剥夺实验

1954 年，赫伦和斯科特首次报告了感觉剥夺实验的结果。在实验中，被试者安静地躺在实验室一张舒适的床上。室内非常安静，听不到一点声音；一片漆黑，看不见任何东西；被试者两只手戴上手套，并被纸卡卡住。吃和喝都由主试事先安排好了，不需要被试者移动手脚。总之，来自外界的刺激几乎被"剥夺"了。实验开始时，被试者还能安静地睡着；但稍后，被试者开始失眠、不耐烦、急切地寻找刺激，被试者变得焦躁不安，老想活动，很不舒服。实验过程中，被试者每天都可以得到 20 美元的酬劳，但即使这样，他们也很难在实验室中坚持 3 天以上。这个实验说明，来自外界的刺激对维持人的正常生存是十分重要的。

---

2. 感觉的种类　刺激来源于身体的外部或者内部，按照刺激的来源，我们可以把感觉分为外部感觉和内部感觉。外部感觉包括视觉、听觉、嗅觉、味觉和皮肤感觉（皮肤感觉又包括触觉、温觉、冷觉和痛觉）。内部感觉包括运动觉、平衡觉和机体觉（机体觉又叫内脏感觉，包括饿、胀、渴、窒息、恶心、便意、性和疼痛等）。

3. 感受性和感觉阈限　感受性是感觉器官对适宜刺激的感觉能力，也可以说是感觉的敏锐程度。感受性是用感觉阈限的大小来度量的。感觉阈限是指能引起感觉的最小刺激量，二者呈反比例关系。每个人的感觉器官的感觉能力不尽相同，如同一个声音有人听得到，有人听不到，这就是感受性的差别。

知识链接

痛觉

皮肤感觉和内脏感觉中都有痛觉，各种感觉器官也都能感受到痛觉，痛觉神经遍布全身所有组织。皮肤痛和内脏痛之间的区别在于，内脏痛的性质不清，定位不准，而且具有放射的现象。人们一般很难说清楚内脏的痛是胀着痛还是拧着痛。皮肤感觉中的痛的性质很清楚，人们一般能说清楚是扎着痛还是拧着痛，疼痛的定位也很准确。

尽管外部和内部的痛有区别，但痛觉对机体具有保护作用却是二者的共同点。痛觉的产生警示我们，身体的某个部位受到了伤害，发生了病变。痛觉给了我们一个信号，提醒我们增强保护意识。所以，痛觉具有生物学意义。正是因为这个原因，痛觉最难以适应。如果某个人没有痛觉，那是很危险的。

4．感觉的特性

（1）感觉适应。刺激对感受器的持续作用使感受性发生变化的现象叫感觉适应。各种感觉都能发生适应的现象。"入芝兰之室，久而不闻其香"就是嗅觉的适应，嗅觉的适应最快，能适应的类型也最广泛。视觉、温度觉也都有适应现象，如明适应和暗适应等。

（2）感觉后象。在刺激停止作用后，感觉印象仍暂留一段时间的现象叫感觉后象。有时看亮着的白炽灯，灯灭后留下的视觉形象仍然是亮着的灯，这是正后象。正后象在性质上与原感觉的性质相同。如果看到灯灭了，眼睛里却留下了一个黑色灯泡的形象，就是负后象。负后象的性质则与原感觉的性质相反。

（3）感觉对比。同一刺激因背景不同而产生感觉差异的现象叫感觉对比。感觉对比分为同时对比和继时对比两类。两种感觉同时发生所形成的对比叫同时对比。例如，同样的两个小方块，一个放在灰色背景上，一个放在黑色背景上，结果在灰色背景上的小方块看起来比黑色背景上的小方块要暗得多。（图2-1-1）两种感觉先后发生所形成的对比叫继时对比。例如，吃完苦的再吃甜的，甜的显得更甜了；摸过冷的再摸热的，感觉热的更热了。

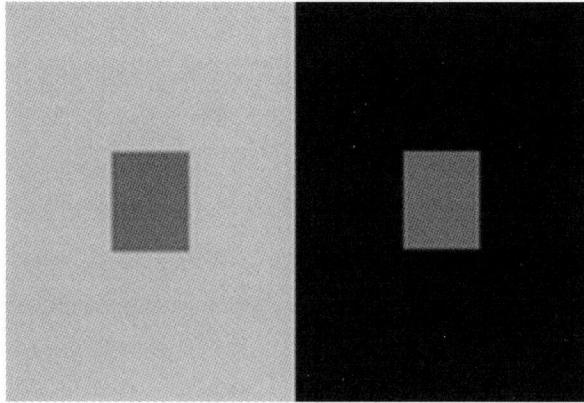

图 2-1-1　同时对比

（4）联觉。某种感观受到刺激时出现另一种感观的感觉和表象，叫作联觉。例如，蓝色会让人觉得凉爽；红色会让人觉得温暖，但在夏季，红色会让人觉得很热。这就是色觉引起的温度觉。听觉和视觉也会出现联觉现象，比如我们听音乐会产生视觉现象。

（5）感受性的发展与补偿。人的感受性有巨大的潜力，通过训练可以得到充分的发展，如调酒师发展出高度灵敏的味觉和嗅觉。某种感觉系统的功能丧失后，其他感觉系统的功能将进行弥补，这就是感觉的补偿。例如，盲人的听觉和触觉都十分灵敏，聋哑人的视觉都非常灵敏。

（二）知觉

1．知觉的概念　人对同一事物的各种感觉的结合形成了对这一事物的整体的认识，也就是形成了对这一事物的知觉。知觉是人脑对直接作用于感觉器官的客观事物整体属性的反映。

感觉只反映事物的个别属性，知觉却能让人认识事物的整体。一般来说，感觉仅依赖于个别感觉器官的活动，而知觉则依赖于多种感觉器官的协同活动。感觉的产生主要由刺激物的性质决定，而知觉在很大程度上依赖于个体的知识经验，个体的知识经验越丰富，他对物体的知觉越完善、越全面。例如，显微镜下的血样，只有专业人员才能分辨出其中的红细胞、白细胞和血小板等。

2．知觉的特性

（1）知觉的整体性。人们习惯于把知觉对象的不同属性、不同部分作为一个统一的整体来反映，这就是知觉的整体性。以图2-1-2为例，我们总是习惯于把它知觉为一个三角形和一个长方形，这是由多种感觉的共同作用而产生的整体认识。

图 2-1-2　点子图

（2）知觉的选择性。人在知觉客观世界时，总是要根据自己的需要，有选择地把一部分事物知觉为对象，而把其他事物知觉为背景，知觉的这种特性叫作知觉的选择性。

知觉的对象与背景不仅互相依赖，而且互相转化。（图2-1-3）

影响知觉选择的因素，从客观方面来看，有刺激物的变化、对比、位置、运动、大小、强度、出现次数等；从主观方面来看，有人的经验、情绪、动机、兴趣、需要等。

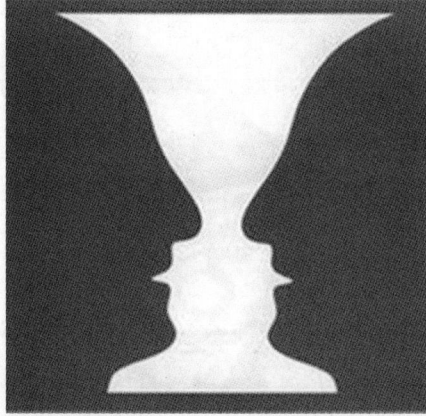

图 2-1-3　知觉的选择性

（3）知觉的恒常性。当知觉的条件在一定范围内变化时，知觉的映象仍然相对地保持不变，这就是知觉的恒常性。大小、颜色、明度、形状等视知觉的恒常性最为明显。例如，一个人离我们近点、远点，他在视网膜上的像大了、小了，我们都会把他知觉为同样的高矮。影响知觉恒常性的因素主要是经验、知识和对比。（图2-1-4）

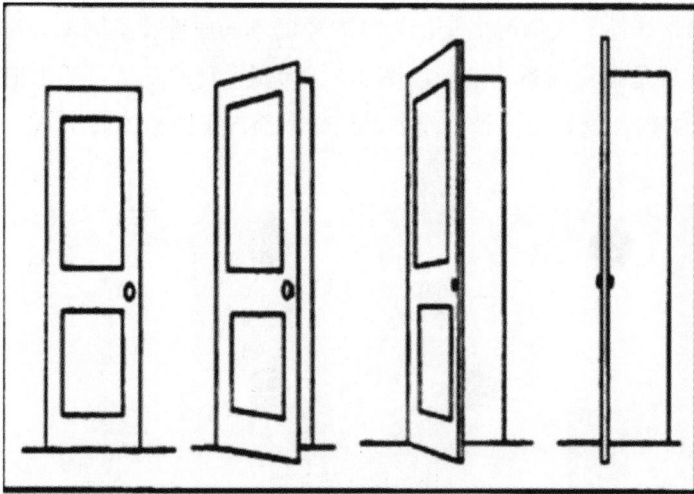

图 2-1-4　知觉的恒常性

（4）知觉的理解性。人在知觉的过程中总是以过去的知识经验为依据，力求对知觉对象做出某种解释，并用词把它提示出来，使它具有一定的意义，知觉的这一特性称为知觉的理解性。言语在知觉的理解中起了一定的指导作用。如图 2-1-5，我们看到的是一些黑色斑点，可能一下子分辨不出是什么，但当有人说出这是一只"狗"时，这些斑点在我们眼中便显示成一只"狗"的轮廓，这就是知觉的理解性。

图 2-1-5　斑点图

3．知觉的分类　根据事物都有空间、时间和运动的特性，可将知觉分为空间知觉、时间知觉和运动知觉。

（1）空间知觉。空间知觉是指人对物体距离、形状、大小、方位等空间特性的知觉。包括大小知觉、形状知觉、距离知觉和方位知觉。

（2）时间知觉。时间知觉是人对物质现象的延续性和顺序性的反映。人们对时间的知觉可以以钟表等计时器提供的信息为依据，也可以根据昼夜交替、四季或人体生理和心理活动周期的变化来估计时间。

（3）运动知觉。运动知觉是人对物体在空间中的位移产生的知觉。例如，鸟在天上飞、鱼在水里游等。通过运动知觉，人们可以分辨物体的运动和静止，以及运动速度的快慢。当物体位移的速度太快或太慢时，人们都不能知觉到运动。例如，人们看不到分针和时针的运动，也看不到光的运动。

4．错觉　错觉是在特定条件下产生的对客观事物的歪曲知觉，这种歪曲往往带有固定的倾向。生活中常见的错觉有大小错觉、形状错觉、方向错觉、形重错觉、倾斜错觉、运动错觉、时间错觉等。（图 2-1-6）

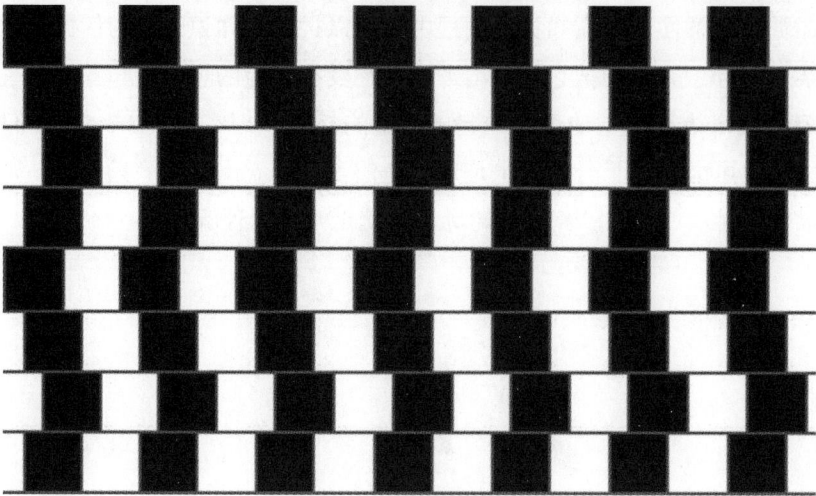

图 2-1-6　咖啡墙错觉

　　错觉产生的原因多种多样：有用眼肌运动来解释线段长短错觉的；有用对比的原因来解释面积大小错觉的；也有用知识经验的影响，即心理定式的作用来解释形重错觉的。无法用某一种原因来解释所有的错觉。

（三）记忆

　　1. 记忆的概念　记忆是过去的经验在头脑中的反映。人们感知过的事物、思考过的问题、体验过的情绪和做过的动作等都可以成为个体的经验，在一定条件下，都可以从大脑中提取出来，这个过程就是记忆。以信息加工理论的观点看，记忆就是人脑对输入的信息进行编码、存储和提取的过程。

　　2. 记忆的种类

　　（1）记忆按其内容可分为以下 5 种。

　　1）形象记忆。形象记忆是对感知过的事物形象的记忆。如对事物的大小、形状、颜色、声音、气味、软硬、冷热等的记忆。

　　2）情景记忆。情景记忆又称情节记忆，是对亲身经历过的，有时间、地点、人物和情节的事件的记忆。例如，很多损容的病人对发生事故的场景一直记忆深刻。

　　3）情绪记忆。情绪记忆是对自己体验过的情绪和情感的记忆。

　　4）逻辑记忆。逻辑记忆是对概念、公式、判断、推理等抽象内容的记忆，是对用词语概括的各种有组织的知识的记忆，是人类所独有的。

　　5）动作记忆。动作记忆是对身体的运动状态和动作技能的记忆，如对骑车、游泳等运动的记忆。一般来讲，获得动作记忆的速度十分缓慢，一旦获得则不易遗忘。

（2）记忆按信息加工的方式或保持时间的长短可分为以下 3 种。

1）瞬时记忆。瞬时记忆又叫感觉记忆或感觉登记，是个体的感觉器官感应到刺激时所引起的短暂的记忆，它直接以信息材料所具有的物理特性编码，具有鲜明的形象性。瞬时记忆的容量很大，但存储时间极短，为 0.25~2 秒，只有少量信息因受到注意被及时加工而进入短时记忆，其余则被遗忘。

2）短时记忆。短时记忆是保持在 1 分钟以内的记忆，它是信息处理的中间站，来自瞬时记忆的信息可以在短时记忆得到加工，进而进入长时记忆。短时记忆的容量有限，为 5~9 个组块，组合大的组块对于增强短时记忆的效率有重大意义。

3）长时记忆。长时记忆是指存储时间从 1 分钟以上到许多年，甚至到终生的记忆。长时记忆的容量没有限度，大部分信息来源于对短时记忆内容的加工和重复，也可因印象深刻而一次获得。长时记忆构成了个体关于外界和自身的全部知识经验。

3．记忆的过程　记忆包括"记"和"忆"两个方面，记忆的过程可分为识记、保持、再认或回忆 3 个基本环节。记忆是一个复杂的心理过程，这个过程的 3 个环节之间是密切联系且不可分割的，缺少任何一个环节，记忆都不可能实现。

（1）识记。识记是个体获取知识经验和记住事物的过程，是记忆活动的开端，是其他环节的前提和基础。从信息加工理论的观点来看，识记是信息输入和编码的过程。

（2）保持。保持是对识记的内容进行积累、加工和巩固的过程。保持是记忆过程的中间环节，没有保持也就不可能有再认或回忆，它是一个动态的过程。从信息加工理论的观点来看，保持是人脑对信息进行储存的过程。

（3）再认或回忆。这是记忆过程的最后一个环节，从信息加工理论的观点来看，再认和回忆都是人脑对长时记忆中信息的提取过程，只是程度不同而已。经历过的事物能在头脑中重现，叫作回忆；经历过的事物不能回忆，但它再度出现时能被确认，叫作再认。

4．遗忘

（1）遗忘的概念。识记的内容不能再认或回忆，或者再认或回忆有误，叫作遗忘。遗忘有各种情况：能再认不能回忆叫不完全遗忘；不能再认也不能回忆叫完全遗忘；一时不能再认或回忆叫暂时性遗忘；永久不能再认或回忆叫永久性遗忘。

（2）遗忘的规律。德国心理学家艾宾浩斯对遗忘的规律做了系统的首创性研究。他发现遗忘的进程是先快后慢。识记后的最初一段时间遗忘得快，随着时间的推移，遗忘速度渐渐减慢，最后稳定在一定水平上。（图 2-1-7）因此，对于学习者来说，及时复习、趁热打铁是防止遗忘的有效手段。

遗忘的进程不仅受时间因素的影响，还受识记材料的性质、数量、学习程度、序列位置，以及识记者的态度等因素影响。

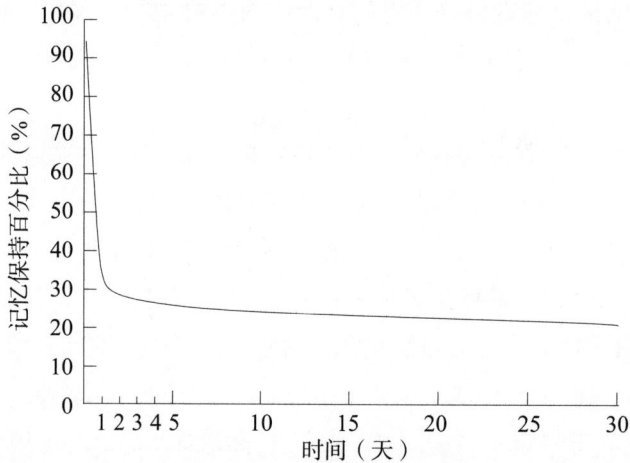

图 2-1-7　艾宾浩斯遗忘曲线

（四）思维

1. 思维的概念　思维是人脑对客观事物间接的、概括的反映。思维是认识的高级形式，是人脑对一类事物共同的、本质的属性和事物之间的内在联系的认识，主要表现在概念形成和问题解决的活动中。思维是心理发展的最高阶段。

2. 思维的基本特征　间接性和概括性是思维的基本特征。

思维的间接性是指人们借助一定的媒介和知识经验对客观事物进行间接的反映。思维的间接性表现为以下 3 个方面。一是人们可以通过一个事物认识其他事物，实现认识过程的由此及彼。例如，早起看到雪，就判断出昨天晚上下雪了。二是人们可以通过事物的外部现象认识其内在的、必然的、规律性的联系或变化，实现对事物认识的由表及里。例如，原子核的内部结构并不是用显微镜看到的，而是通过实验证明出来的。三是人们可以通过语言符号系统摆脱具体情景的束缚，间接地认识事物。例如，我们可以通过别人的讲解、书上的文字介绍来认识从未接触过的事物和现象。思维的间接性使人们能够摆脱感官和时空的局限，了解过去，预见事物的发展。

思维的概括性是指在大量感性材料的基础上，人们把一类事物的共同特征和规律抽取出来，加以概括。思维的概括性反映了人们对事物的本质、内在联系与规律性的认识。一切科学的概念、原理、定律和法则等都是经过思维的结果，都是人类对客观事物的概括反映。

3．思维的分类

（1）根据思维的形态，我们可以把思维分为动作思维、形象思维和抽象思维。

1）动作思维。动作思维是以实际动作或操作为支柱的思维过程。在个体的心理发展中，动作思维是1～3岁儿童的主要思维方式。成人有时也要依赖实际操作来解决问题，但成人的直观动作思维要比幼儿的水平高。

2）形象思维。形象思维是以直观形象和表象为支柱的思维过程。在个体的心理发展中，形象思维是3～6岁儿童的主要思维方式。例如，成人通过比较头脑中出现的若干条通往目的地的道路来选择最优路径，建筑师的设计、艺术家的创作等都离不开形象思维。

3）抽象思维。抽象思维是指运用抽象的概念和理论知识来解决问题的思维。小学高年级学生的抽象思维得到了迅速发展，初中生的抽象思维已经开始占主导地位。运用公式、定理解题，进行某种判断、推理等都要运用抽象思维。

（2）按照探索问题答案的方向的不同，可以把思维分为辐合思维和发散思维。

1）辐合思维。辐合思维又叫求同思维，是把与问题有关的各种信息集中起来，得出一个最佳答案的思维。例如，公司从某项目的多种提案中筛选出最佳方案。

2）发散思维。发散思维又叫求异思维，是沿着不同的途径寻求多样性答案的展开性思维。发散思维是更具创造性的思维。例如，词语联想、一物多用等。

（3）按照思维是否具有创造性，可以把思维分为再造性思维和创造性思维。

1）再造性思维。再造性思维是用已知的方法常规性地解决问题的思维。例如，学生按例题的思路去完成练习题，学生利用学过的公式解决同一类型的问题等。

2）创造性思维。创造性思维是用独创的方法去解决问题的思维。例如，在一次国际评酒会上，茅台酒的销售商在采用一般宣传方法未能使茅台酒受到青睐时，销售商别出心裁地将酒瓶摔碎，酒香四溢，最终茅台酒获得金奖。那些被称作发明天才的人都是擅长创造性思维的人。

4．思维与问题解决

（1）问题解决的定义。问题解决是指由一定情景引起的，按照一定的目标，运用各种认知活动、技能等，经过一系列的思维操作，使问题得以解决的过程。

（2）影响问题解决的因素。影响问题解决的因素包括迁移、原型启发、定势、动机和情绪、个性特征等。

1）迁移。迁移是指已有的知识经验对解决新问题的影响。迁移有两类，即正迁移和负迁移。正迁移是指一种学习对另一种学习起积极的促进作用。例如，会骑自行车有助于学习骑摩托车，练过体操的人学习舞蹈会更容易。负迁移是指一种学习对另一种学习起干扰或抑制的作用。例如，会骑自行车的人很难骑三轮车，拥有骑两个轮的交通工具的经验反而不利于掌握骑三轮车的技术。

2）原型启发。原型启发是指从现实生活的事例中受到启发而找到问题解决的途径或方法，对问题解决具有启发作用的事物叫原型。任何事物或现象都可以作为原型。原型启发在创造性地解决问题中起着很大的作用。例如，人们通过研究蝙蝠的超声波定位原理发明了雷达。

3）定势。定势是指人们在从事某种活动前的心理准备对后面所从事的活动的影响。定势是一种心理准备状态，它有时有助于问题的解决，有时则妨碍问题的解决。例如，《三国演义》中诸葛亮巧妙地运用了司马懿的思维定势，上演了一出精彩绝伦的"空城计"。定势既可由人的知识经验引起，也可由刚刚发生的事情引起。

4）动机和情绪。人在解决问题的过程中总会伴随一定的动机和情绪，它们在问题解决中有积极和消极两方面的影响。心理学研究表明，只有中等强度的动机和适度的情绪紧张状态才有利于问题的解决，过强或过弱的动机和情绪水平均不利于问题的解决。动机和情绪太强会使人处于高度紧张的状态，因而容易忽视解决问题的重要线索；而动机和情绪太弱则缺乏动力，个体容易被无关因素吸引。

5）个性特征。气质、性格等差异影响着问题解决的效率。独立性、自信心、严谨、敏捷性、灵活性及兴趣等个人特点均对问题解决产生一定的影响，富有理想、意志坚强、情绪稳定、刻苦勤奋等优良品质都会提高问题解决的效率。此外，智力水平、认知策略等也是影响问题解决的个性特征。

（五）想象

1. 想象的概念　想象是人对头脑中已有的表象进行加工改造，创造出新形象的心理过程。

想象以表象为素材，它创造出来的新形象往往是原型的升华，如文学作品中塑造的形象。有时想象出来的形象在现实生活中是不存在的，如《西游记》中孙悟空、猪八戒的形象；有时想象出来的形象不仅现实生活中没有，将来也不会有，如龙的形象。作为美容设计师，要有根据求美者的自身容貌状态想象出适合她们需求的新形象的能力。

2. 想象的种类　按照是否有意识、有目的，可以把想象分为无意想象和有意想象。

（1）无意想象。无意想象又称不随意想象，是没有预定的目的，在某种刺激作用下不由自主产生的想象。例如，把天空中变幻莫测的浮云想象成活动的羊群、嘶鸣的奔马。

梦是无意想象的极端情况，是人们在睡眠状态下的一种不由自主的、奇异的想象。做梦是没有目的、不受意识支配的，做梦时的无意想象比清醒状态下的无意想象更加随心所欲。梦的内容或不合逻辑，或脱离实际，或荒诞离奇，甚至在现实生活中是不可能发生的。

（2）有意想象。有意想象又称随意想象，是指有预定目的、自觉地进行的想象。在有意想象中，根据创造性水平和新颖程度的不同，可以把有意想象分为再造想象、创造想象和幻想。

1）再造想象。再造想象是指根据语言的描述或图表模型的示意，在头脑中形成相应形象的过程。例如，小说中描述的人物和情境，读者阅读时头脑中产生人物形象的过程是再造想象的过程，而作家写作时进行的是创造想象。

2）创造想象。创造想象是不依据现成的描述和图示，独立地创造出新形象的过程。例如，科学家在头脑中形成新假设和建筑师在头脑中酝酿建筑造型的过程。创造想象是人创造活动的必要组成部分。

3）幻想。幻想是与人的愿望相联系并指向未来的想象。例如，人们幻想在海底建造海底城市等。幻想是创造想象的一种特殊形式。根据与现实的关系及实现的可能性的大小，幻想又可分为理想和空想。符合事物发展的客观规律并能够实现的幻想是理想；违背事物发展的客观规律，不能够实现的幻想是空想。

（六）注意

1．注意的概念　注意是心理活动或意识活动对一定对象的指向和集中。

2．注意的功能　注意对人类生活的意义是十分重要的，它对人们的一切活动起着积极的维持和组织作用。注意是一种复杂的心理活动，一般来说有以下3种功能。

（1）选择功能。注意能使心理活动选择有意义的、符合需要的、与当前活动任务相一致的各种刺激。如果心理活动没有注意的选择功能，就不可能将有关的信息检索出来，意识会处于混沌状态。

（2）保持功能。注意可以使注意对象的映象和内容在意识中保持下来，直到完成活动为止。没有注意的保持功能，头脑中的信息会很快在意识中消失，智力操作就不可能完成。

（3）调节和监督功能。注意能使人调节和控制自己的心理过程、监督所从事的活动，使心理活动朝着一定的方向和目标进行。

3．注意的种类

（1）无意注意。无意注意又称不随意注意，是没有预定目的、不需要意志努力就能维持的注意，就是我们经常说的不经意。例如，开会时忽然有人推门进来，大家都不由自主地转过头去看他，这就是无意注意。强度大的、对比鲜明的、突然出现的、变化运动的、新颖的、令人感兴趣的、有价值的刺激容易引起无意注意。

（2）有意注意。有意注意又叫随意注意，是有预定目的、需要付出一定意志努力才能维持的注意。上课认真听讲、下课专心复习，这些都是意志努力的结果，都是有意注意。有意注意是在无意注意的基础上发展起来的，是人所特有的一种心理现象。有意注意能保证较高的学习和工作效率。

（3）有意后注意。有意后注意又叫随意后注意，是一种既有预定目的又不需要意志努力的注意。刚学骑自行车时，注意力高度集中，这是有意注意；学会以后，每天骑车上班，渐渐地，骑车就成了熟练的技能，这时骑自行车就成了有意后注意。有意后注意是在有意注意的基础上发展起来的一种高级状态的注意，这种注意兼有前两种注意的部分特点，它是从事创造性活动的必要条件。

4. 注意的品质

（1）注意广度。注意广度又称注意范围，是指在同一时间内一个人所能知觉到的对象的数量。注意广度也表明知觉的范围。注意广度越大，知觉的对象就越多，反之，则知觉的对象越少。

（2）注意稳定性。注意稳定性是指对选择对象的注意能稳定地保持多长时间的特性。一个人在长时间地注意一个对象的过程中，感受性发生周期性增强或减弱的变化现象，叫作注意的起伏。例如，把一只机械表放在刚好能听到嘀嗒声的地方，集中注意力认真听，你会发现，嘀嗒声听起来时而强、时而弱，表现出周期性的起伏变化。

（3）注意转移。注意转移是指人能根据任务的变化，主动地把注意从一个对象转移到另一个对象上的现象。一个训练有素的飞行员在飞机起飞和降落的 5~6 分钟，注意转移多达 200 余次。注意转移的速度和质量取决于前后两种活动的性质和个体对这两种活动的态度，也受个性特征的影响。

（4）注意分配。注意分配是指在同一时间内把注意指向不同的对象或活动，如边吃饭边看电视。注意分配是有条件的：在所从事的活动中，必须有一些是非常熟练的，例如，写字得心应手后，才能边听讲边记笔记；所从事的几种活动应该有内在的联系，如自弹自唱的只能是同一曲调；两种活动不能在同一感觉道，不能用同一种心理操作来完成，例如，一手画圆，一手画方，没有经过训练的人画出来的圆一般不圆，画出来的方也不方。

二、情绪与情感过程

❀ **案例导入**

有一个坏脾气的男孩，他的父亲给了他一袋钉子，并且告诉他，每当他发脾气时，就钉一根钉子在后院的围篱上。第一天，这个男孩钉了 37 根钉子。慢慢地，他每天钉钉子的数量减少了，因为他发现控制脾气要比钉下那些钉子来得容易些。终于有一天，这个男孩再也不会乱发脾气了，他把这件事告诉了父亲，父亲对他说，每当他能控制自己的脾气时，就拔出一根钉子。时间一天天过去了，最后男孩告诉父亲，他终于把所有的钉子都拔了出来。父亲说："你做得很好，我的孩子。但你看看那些围篱上的洞，围篱将永远不能恢复成从前的样子。你生气的时候说的话将像这些钉子一样给人留下疤痕。话语引发的伤痛就像真实的伤痛一样，令人无法承受。"

思考：

这个案例给我们带来了哪些启示？

（一）情绪与情感概述

1. 情绪与情感的含义　人在认识周围世界的同时，会产生喜与悲、乐与苦、爱与恨等主观体验。情绪与情感是人对客观事物是否符合自身需要而产生的态度体验。这一概念包括 3 层含义。首先，客观事物是产生情绪、情感的来源，包括发生在主体周围的人或事，也包括主体自身的生理状态等。其次，情绪、情感的产生是以客观事物是否满足自身的需要为中介的。当客观事物满足了自身的需要时，就会产生快乐、满意等积极、肯定的情绪、情感；反之，则会产生苦闷、不满、憎恨等消极、否定的情绪、情感。当客观事物只能部分满足自身的需要时，就会出现喜忧参半、百感交集等多种情绪、情感交织的情况。最后，情绪、情感是一种主观的态度体验，即大脑的一种感受状态。主观的态度体验只有个人的内心才能真正地感受到或意识到，如我知道"我很高兴""我很痛苦"等。

2. 情绪与情感的联系和区别　情绪和情感紧密联系、彼此依存。情感是在情绪的基础上形成的，通过情绪反应得以表达，离开情绪的情感是不存在的。情绪的变化反映了情感的深度，而且在情绪变化的过程中常常饱含着情感。情绪与情感的区别表现在以下 3 个方面。

（1）从需要的角度看差异。情绪更多地与人的物质或生理需要相联系，如由于饮食需要满足或不满足而感到满意或不满意、在危及生命时所产生的恐惧等。情感更多地与人的精神或社会需要相联系，例如，友谊感的产生是由于交往的需要得到了满足，当人们获得成功时会产生成就感，友谊感和成就感就是情感。

（2）从发生早晚的角度看差异。情绪产生得早，人出生时就有情绪反应。情绪是人与动物所共有的。情感产生得晚，人刚出生时是没有诸如道德感、成就感、美感等情感的，这些情感是随着人的社会化过程而逐渐形成的。情感是人类所特有的高级心理现象。

（3）从反应特点看差异。情绪具有情境性、激动性、暂时性、冲动性与外显性，它往往随着情境的改变或需要的满足而减弱或消失。情感则具有稳定性、深刻性、持久性与内隐性，是人们对人和事稳定态度的反映。长辈对下一代深沉的爱就体现了情感的多种特性。

3. 情绪与情感的生理变化和外部行为

（1）生理变化。情绪反应和情感反应会引起一定的生理上的变化，包括心率、血压、呼吸和血管容积上的变化。例如，激动时血压升高、愤怒时浑身发抖、紧张时心跳加快、害羞时满脸通红等。这些生理反应常常是伴随着不同情绪产生的，是通过内分泌腺的作用实现的。

（2）外部行为。当情绪产生时，人们会出现相应的身体姿态和面部表情，这就是情绪的外部行为。例如，悲伤时痛哭流涕、激动时手舞足蹈、高兴时开怀大笑。外部行为经常成为人们判断和推测情绪的外部指标。但由于人类心理的复杂性，有时人们的外部行为会出现与主观体验不一致的现象，如在一大群人面前演讲时，尽管内心非常紧张，还要表现得镇定自若。

（二）情绪与情感的种类

1. 情绪的基本形式　快乐、愤怒、悲哀和恐惧是人类情绪的基本形式，又叫原始情绪。在这4种基本情绪的基础上，可以派生出众多的复合情绪，如厌恶、羞耻、悔恨、抑郁、嫉妒、喜欢、同情、敌意、焦虑等。

2. 情绪状态　情绪状态是指在某种事件或情境的影响下，在一定时间内所产生的某种情绪。根据情绪发生的强度、紧张度及持续时间的长短，可以将情绪状态分为心境、激情和应激3种。

（1）心境。心境是一种微弱、持久而又具有弥漫性的情绪体验状态，通常叫作心情。心境并不是关于某一事件的特定体验，而是一定时间内的情绪基调。心境是人们内心世界的背景，每时每刻发生的心理事件都受这一情绪背景的影响。良好的心境可以振奋人心、增强信心、提高效率，有益于健康；不良的心境使人意志消沉、悲观失望，有损健康。心境所持续的时间为几小时、几周、几个月，甚至更长时间。

（2）激情。激情是一种爆发性的、短暂的、比较猛烈的情绪状态。这种情绪状态具有明显的生理反应和外部行为表现。激情往往由重大的、突如其来的事件或激烈的意向冲突引起。激情既有积极的，也有消极的。

（3）应激。应激是出乎意料的紧迫与危险情境所引起的高度紧张的情绪状态。应激的最直接表现是精神紧张。当遇到某种危险或面临某种突然事变时，人们必须集中自己的智慧和经验、动员自己的全部力量迅速做出选择，采取有效行动，此时人的身心处于高度紧张状态，即应激状态。

3．社会性情感　人的社会性情感包括很多种，主要有道德感、理智感和美感，此外还有宗教情感、母爱等。

（1）道德感。道德感是根据一定的道德标准评价人的思想、观念和行为时所产生的主观体验。道德感是一种高级形式的社会情感，包括集体荣誉感、责任感等。

（2）理智感。在智力活动过程中，认识和评价事物时所产生的情感体验叫作理智感。理智感包括好奇心、求知欲和认知的兴趣等。理智感是在认识过程中产生和发展起来的，它反过来又推动人们去学习知识、认识事物的发展规律和探求真理。

（3）美感。美感是根据一定的审美标准评价自然界、社会生活及文学艺术作品时所产生的情感体验。美感体验的强度受人的审美能力和知识经验的制约。人的审美标准既反映事物的客观属性，又受个人的认知和价值观念的影响。

（三）情绪与身心健康

1．情绪的功能

（1）适应功能。情绪是有机体生存、发展和适应环境的重要手段。婴儿通过情绪反应与成人交流，同时表达自己的各种需要和要求。婴儿饿了、渴了就哭，吃饱了、舒服了就笑。在日常生活中，人们用微笑向对方表示友好，通过察言观色了解对方的情绪状态以调整自己的行为，维护正常的人际关系。恐惧的情绪则使人回避危险，以保证自身安全。由此可见，情绪可以使我们更好地适应环境的变化。

（2）组织功能。情绪和情感对其他心理活动具有组织作用。正性情绪和正性情感对活动起协调和促进作用，充实人的体力和精力，提高工作效率；负性情绪和负性情感则起破坏、瓦解或阻碍的作用，降低人的体力和活力，影响工作效率。组织作用的大小还与情绪和情感的强度有关：中等强度的愉快情绪和兴趣有利于认知操作；痛苦、恐惧等负性情绪则降低认知操作的效果。

（3）信号功能。情绪和情感在人与人之间具有传递信息、沟通交流的功能。这种功能是通过情绪的外部表现（即表情）来实现的。表情包括面部肌肉的运动、身体姿态、声调的变化等，表情既是思想的信号，又是言语交流的重要补充手段。有些不便"言传"的场合，人们可以通过表情而"意会"。从信息交流的发生时间来看，表情交流比言语交流要早得多。

（4）调节功能。情绪可以调节社会生活和人际关系。情绪、情感是人与人之间交往和联系的纽带，是评价和判断人际关系的主要指标。积极的情绪和情感带来良好的行为，有利于人际关系的发展；消极的情绪和情感影响人与人之间的沟通和人们对信息的理解，甚至令人产生误解，从而导致不良的行为，不利于人际关系的发展。在人际交往中，对自我情绪、情感的控制和调节，对他人情绪、情感的觉察和把握，有助于进行良好的人际沟通。情绪、情感在人际关系中具有非凡的力量。

2. 情绪与身心健康　有心理学家把情绪称为"生命的指挥棒""健康的寒暑表"。

（1）情绪对心理健康的影响主要有 3 个方面。首先，情绪会影响人的个性的发展。长期生活在抑郁、焦虑或恐惧状态下的人性情古怪，情绪不稳，敏感多疑，人际交往能力差，易出现社会适应不良。其次，情绪会影响人们的认知与评价。例如，人在消极情绪状态下会降低对自我的评价，更易得出"我总是失败"或"我没有能力"等负性结论。最后，不良人格特征者在负性情绪的长期作用下易患心理疾病。

（2）情绪对身体健康的影响有 3 个方面。首先，情绪影响机体的免疫力。现代医学认为，良好的情绪使机体的生理机能处于最佳状态，使免疫抗病系统发挥最大效应，抵抗疾病的袭击。其次，情绪可以治疗或导致疾病。愉快、喜悦等正性情绪可以加快伤口愈合，促进疾病痊愈。在不良情绪的长期作用下，个体易患心身疾病。在紧张或愤怒时，皮肤会苍白冰冷。如果情绪波动剧烈，可导致皮肤过敏等。最后，情绪可以影响或改变内分泌系统和神经系统的功能。经常紧张忙碌、不顺心，易出现神经衰弱、月经不调等神经内分泌系统失调的症状。

（四）情绪的调节与控制

人不可能永远处在积极的情绪状态下，生活中既然有挫折和烦恼，就会有消极的情绪。一个心理成熟的人，不是没有消极情绪的人，而是善于调节和控制自己情绪的人。

1. 人际调节　与人分享快乐，快乐就会加倍；与人分担忧愁，忧愁就会减半。人际交往有助于人们释放压力，获得心理支持。另外，积极的心态还可以相互影响，当你与乐观、幽默的人交往时，无论是注目倾听，还是交谈，都能分享到他们的欢乐。

2. 认知调节　面对同一件事，不同的观点和解释会产生不同的情绪。我们可以通过改变认知来改变我们的情绪。当我们为某件事而烦躁时，可以对它重新进行评价，换个角度看问题，就会有截然不同的心态。

3. 意识调控　人在愤怒情绪即将爆发而失去理智时，如果马上自我提醒——"别气，别急""急躁是无能的表现""别发火，发火会伤身体"，在焦虑、紧张时自我提醒——"别怕""别慌"，可以降低情绪的强度，使情绪逐渐趋于平稳。

4. 适当宣泄　从心理健康角度而言，宣泄可以消除挫折带来的精神压力。当心情不佳时，向信任的人倾诉自己的无助和不快将有助于保持心理平衡。哭泣、运动、书写、唱歌、跳舞、呼喊等都是常见的宣泄方式。

5．环境调节　当心情不好时，你可以多亲近大自然，青山绿水令人赏心悦目。登上高山，你会顿感心胸开阔；面朝大海，你会有超脱之感。优美的景色使人心情轻松、愉悦。

6．放松训练　选择舒适的体位，均匀、缓慢地呼吸，微闭双目，放松全身肌肉，并体会放松后全身舒适的感觉，能够起到疏解情绪的作用。候诊时、课间休息时、考前几分钟等都可做放松训练。

7．表情调节　心理学上有一个很重要的发现，愤怒或快乐的面部表情可以使个体产生相应的情绪体验。也就是说，要有愉快的情绪，先要有愉快的表情和动作。当我们烦恼时，用微笑来调节自己的情绪可能是个不错的选择。

8．暂时回避　面对某些引起情绪的问题，如果既不能改变自己的观点，又不能解决它，那么可以暂时避开它，待情绪稳定时再着手解决。有时问题会随着时间的推移而逐渐淡化，有时解决方案会在做其他事情时不经意地被找到。

三、意志过程

❀ 案例导入

开学第一天，学生们就问古希腊大哲学家苏格拉底，如何才能成为像他一样伟大的哲学家。苏格拉底没有直接回答，而是对学生们说："今天咱们只学一件最简单的事。每个人把胳膊尽量往前甩，然后再尽量往后甩。"说着，苏格拉底示范了一遍。"从今天开始，每天做 300 次。大家能做到吗？"

学生们都笑了，这么简单的事，有什么做不到的？

过了 1 个月，苏格拉底问学生们："哪些同学坚持做了？"有 90％的学生骄傲地举起了手。

又过了 1 个月，苏格拉底问了同样的问题，这回，只有 80％的学生举起了手。

1 年过后，苏格拉底再一次问大家："还有哪几位同学坚持做了？"这时，整个教室里只有 1 个学生举起了手。这个学生就是后来成为古希腊另一位大哲学家的柏拉图。柏拉图继承了苏格拉底的哲学思想并创建了自己的哲学体系，培养出了堪称"西方孔夫子"的大哲学家亚里士多德。

思考：

这个故事给我们带来了哪些启示？

（一）意志的概念

意志是有意识地确立目的，调节和支配行动，并通过克服困难和挫折，实现预定目的的心理过程。受意志支配的行动叫意志行动。

（二）意志行动的特征

并非人类的所有行动都属于意志行动，意志行动有以下 3 个方面的特征。

1. 意志行动有明确的预定目的　明确的目的性是意志行动的前提。并非所有的人类行为都是有预定目的的，那些本能的活动，下意识的动作，盲目的、偶发的行动都不属于意志行动。意志总是在有目的的行动中表现出来，如学生为掌握知识而努力学习、运动员为获得奥运奖牌而刻苦训练、科学家为攻克难关而废寝忘食等，都属于意志行动的范畴。

2. 意志行动以随意动作为基础　随意动作是指可以由人的主观意识控制的动作，通常是一些已经熟练掌握了的动作，如看电视、吃东西等。意志行动以随意动作为基础，将随意动作组合成复杂的行动。运动员自如地运球上篮就是意志行动的展现。随意动作越熟练，掌握的程度越高，意志行动就越容易实现。所以，同样坐在钢琴前练习 2 个小时，一个钢琴家要比一个初学弹琴的孩子弹得更好。

3. 意志行动与克服困难相联系　克服困难是意志行动的核心特征。在实际生活中，不与克服困难相联系的行动就不属于意志行动。没有双手的残疾人练习写字就是意志行动，其意志特征非常鲜明，因而残疾人往往具有多数健全人不具有的坚强意志。

（三）意志品质

1. 意志的自觉性　意志的自觉性是指对行动的目的有明确的认识，能自觉地支配自己的行动，使行为服从于行动目的的品质。

2. 意志的果断性　意志的果断性是指迅速地、不失时机地采取和执行决定的品质。意志的果断性表现如下：①遇到机会能当机立断；②当情况发生变化时能够随机应变；③有深入的思考，善于观察，能够抓住机会。

3. 意志的坚韧性　意志的坚韧性是指坚持不懈地克服困难，是永不退缩的品质。这种品质又叫毅力、坚持性或顽强性。意志的坚韧性是最能体现人的意志的一种品质。所谓"锲而不舍，金石可镂"，就是意志坚韧性的表现。

4. 意志的自制性　意志的自制性是指善于管理和控制自己情绪和行动的能力，又叫自制力或意志力。自制性强的人，不受无关因素的干扰，能控制自己的情绪，坚持完成意志行动，同时能制止不利于达到目的的自身行动。

知识链接

逆商

逆商（AQ）是逆境商数的简称。逆商指人们面对逆境时的反应方式，即面对挫折、摆脱困境和克服困难的能力。逆商的概念由美国职业培训师保罗·斯托茨提出，是除了智商（IQ）、情商（EQ）外，近年来较流行的一个新概念。IQ、EQ、AQ并称"3Q"，"3Q"成为人们获得成功的不二法宝。有专家甚至断言，100%的成功等于20%的IQ加80%的EQ和AQ。在智商、情商都跟别人相差不大的情况下，逆商对一个人事业的成功起着决定性的作用。高逆商是可以培养的，并且最好是从小培养，所以现在许多教育机构都在提倡挫折教育。

第二节 人格

案例导入

有个10岁的男孩不小心把自家的花瓶打碎了，他的母亲走过来，不问青红皂白地将他一顿猛打。这个男孩长大后做事畏首畏尾，最终一事无成。母亲晚年叹息说："为什么人家养的孩子都有出息呢？"

有个10岁的男孩不小心把自家的花瓶打碎了，他的母亲走过来，哈哈大笑，说："只要我儿子高兴，打碎一个小小的花瓶算得了什么呢？"这个男孩后来败光了家产，他就是民间传说中的沈万三的儿子。

有个10岁的男孩不小心把自家的花瓶打碎了，他的母亲走过来对他说："为何不从打碎的花瓶中得到启示呢？"男孩开始关注和思考打碎了的东西。终于有一天，男孩发现：无论是大碎片与中碎片，还是中碎片与小碎片，它们的重量比都是16∶1，后来他把这一发现应用于恢复陨石和文物的全貌上，他就是科学家雅各布·博尔。

有个8岁的男孩不小心把姑妈家的花瓶打碎了，母亲知道儿子撒谎后，鼓励他做一个诚实的、敢于负责的孩子。这个孩子后来成了革命导师，他就是列宁。

思考：

通过对这几则故事的思考，我们得到哪些启示？

一、人格概述

（一）人格的概念和特征

1. 人格的概念　在现实生活中，有人冲动莽撞，有人则谨慎细致；有人泼辣开朗，有人则性情温柔；有人主观武断，有人则谦让依赖……所有这些心理差异都是人格差异的表现。

人格是指一个人整个的精神面貌，是构成一个人的思想、情感和行为的特有统合模式，这个独特的模式包含了一个人区别于他人的稳定而统一的心理品质。

2. 人格的特征

（1）独特性。每个人的遗传素质、所处的环境和教育等因素都不尽相同，每个人都有自己独特的心理特点。"人心不同，各如其面"，这句俗语为人格的独特性做了最好的诠释。但生活在同一社会群体中的人也会有一些相同的人格特征。人格特征的独特性和共同性的关系就是个性与共性的关系。

（2）整体性。人格是由多种成分构成的有机整体，具有内在的一致性，受自我意识的调控。人格的整体性是心理健康的重要指标。当一个人人格结构的各方面协调一致时，他就会呈现出健康的人格特征；反之，就会产生心理冲突，出现适应困难，甚至发生人格分裂。

（3）稳定性。人的某种人格特点一旦形成，就相对稳定下来了。"江山易改，禀性难移"即指人格具有稳定性。那些在行为中偶然表现出来的一时性的心理特性不能称为人格特征，例如，性格内向的人因为喝了些酒比较兴奋，一时话多了点，并不表明这个人具有活泼外向的人格特点。当然，人格的稳定性并不是一成不变的，随着生理的成熟和环境的变化，人格特征也会发生或大或小的变化。

（4）功能性。外界环境的刺激是通过人格的中介才起作用的。同样面对挫折，性格坚强的人百折不挠，怯懦的人则一蹶不振。可见，人格对个人的行为具有调节功能，一个人的行为总会打上他的人格的烙印。所以，人格能决定一个人的生活方式，甚至能决定一个人的成败。

（5）自然性和社会性的统一。心理是脑的机能，一个人人格的形成是以神经系统的成熟为基础的。人格又是在一定的社会环境中形成的，一个人的人格必然会反映出他所处的社会环境的文化特点，并且被他受到的教育所影响，这说明了人格的社会制约性。所以，人格是人的自然性和社会性的统一。

（二）人格的结构

人格的概念和个性的概念既有密切的联系，又有一定的区别。这种区别反映了不同的心理学家对人格概念理解上的差异。苏联心理学界常用"个性"这个概念，它强调个体之间的差异，认为个性是一个人不同于他人的心理特点的综合。西方心理学界常用"人格"这个概念，把人格看作个性中除能力以外的部分。本书在分析人格构成的时候，基本上把人格等同于个性。

人格是一个复杂的结构系统，它由人格心理特征、人格倾向性和自我意识 3 个部分组成。

1. 人格心理特征　人格心理特征是指个体在心理活动中表现出来的比较稳定的心理特点，包括能力、气质和性格。

2. 人格倾向性　人格倾向性是决定人对客观事物的态度和行为的基本动力，是人格中最活跃的因素，主要包括需要、动机、兴趣、理想、信念和世界观等。

3. 自我意识　自我意识是指个体对自己作为客体存在的各个方面的意识，包括自我认识、自我体验和自我调控 3 种心理成分。

（三）人格形成的影响因素

1. 生物因素　生物因素是人格形成和发展的自然基础，包括遗传、神经系统的特性、体态和容貌等。

2. 环境因素　环境因素决定了人格的后天发展，包括家庭、学校和社会文化环境等。

3. 实践活动　个人从事的实践活动是影响人格形成和发展的又一大要素，如登山活动锻炼人的顽强性，救护活动锻炼人的机敏性。

4. 自我教育　人在受环境影响的同时，个人的主观能动性也起着积极的作用。一个人从环境中接受什么、拒绝什么，希望成为什么样的人、不希望成为什么样的人，是有一定的自主权的，是可以进行选择的。从某种意义上说，人格也是自己塑造的。

二、人格的心理特征

（一）能力

1. 能力的概念　能力是顺利、有效地完成某种活动必须具备的心理条件，是一种心理特征。能力与活动紧密联系。一方面，人的能力在活动中形成、发展和表现出来；

另一方面，完成某种活动又必须以一定的能力为前提。

2. 能力的分类

（1）按照能力发展的高低程度，可把能力分为能力、才能和天才。顺利完成某种活动所需要的心理条件是能力；多种能力的有机结合称为才能；一个人不仅具有才能，而且能力所需要的各种心理条件达到了完美的结合，又对人类做出了杰出的贡献，叫天才。天才往往结合着多种高度发展的能力。

（2）按照能力的结构，可把能力分为一般能力和特殊能力。一般能力是指完成各种活动都必须具备的最基本的条件，如观察力、记忆力、抽象概括力、想象力、创造力等。智力是一般能力的综合，抽象概括力是智力的核心。特殊能力是指从事某种专业活动或某种特殊领域的活动所表现出来的能力，如画家的色彩鉴别力、形象记忆力等。

（3）按照能力所涉及的领域，可把能力分为认知能力、操作能力和社交能力。认知能力是获取知识的能力；操作能力是支配自己的肢体以完成某种活动的能力，如体育运动、实验操作等能力；社交能力是在社会交往活动中表现出来的能力，如判断和决策的能力、协调人际关系的能力等。

（4）按照创造的程度，可把能力分为模仿能力、再造能力和创造能力。模仿能力是指通过仿效他人的言谈举止而做出与之相似的行为的能力；再造能力是指遵循现成的模式或程序来掌握知识技能的能力；创造能力是指不依据现成的模式或程序，独立地掌握知识和技能，发现新的规律、创造新的方法的能力。

知识链接

流体能力和晶体能力

　　根据能力在人的一生中的不同发展趋势，以及能力和先天禀赋与社会文化因素的关系，可把能力分为流体能力和晶体能力。流体能力（流体智力）指在信息加工和问题解决过程中所表现出来的能力。例如，对关系的认识，类比、演绎推理能力，形成抽象概念的能力等。流体能力较少地依赖于文化和知识的内容，而决定于个人的禀赋。20岁时，流体能力的发展达到顶峰，30岁以后，流体能力开始下降。流体能力属于人类的基本能力，受教育和文化的影响较小。晶体能力（晶体智力）指获得语言、数学等知识的能力，它决定于后天的学习，与社会文化有密切的关系。在人的一生中，晶体能力一直在发展，只是25岁以后发展的速度渐趋平缓。晶体能力的发展依赖于流体能力。

3．能力的形成和发展　能力的形成与发展是遗传、环境和教育等许多因素共同作用的结果，这些因素在不同时期起着不同的作用。

（二）气质

1．气质的概念　气质是表现心理活动的强度、速度、稳定性与指向性等方面动力性质的心理特征，即我们日常生活中所说的脾气、秉性或性情。人的气质差异是先天形成的，受神经系统活动过程的特性制约。人的气质差异有如下表现：有的人生来好动，有的人生来好静；有的人脾气温和，有的人性情暴躁；有的人动作麻利，有的人行动缓慢。

2．气质的类型　古代西方"医学之父"希波克拉底根据人的体液类型（黄胆汁、血液、黏液和黑胆汁）将气质分为 4 种类型。黄胆汁被称为胆汁质，血液被称为多血质，黏液被称为黏液质，黑胆汁被称为抑郁质。

巴甫洛夫通过对动物进行的条件反射实验的研究，提出了高级神经活动学说。他的学生又运用条件反射的方法在人身上做了大量的印证性实验，证明这一学说也适用于人，并且发现人只存在 4 种最基本的高级神经活动类型，即兴奋型、活泼型、安静型和抑制型。4 种高级神经活动类型恰好与希波克拉底的 4 种气质类型一一对应，可以说高级神经活动类型学说为气质类型学说奠定了生理基础，提供了科学依据。（表 2-2-1）

表 2-2-1　气质类型、高级神经活动类型与特性、行为特征

气质类型	高级神经活动类型与特性	行为特征
胆汁质	兴奋型 强、不平衡、灵活 感受性低而耐受性高	反应敏捷，精力旺盛，动作迅速有力，外倾明显，态度直率，热情，但由于心境变化剧烈，很容易出现意志消沉和性情急躁，易冲动，不易自制，情绪体验强烈且外露
多血质	活泼型 强、平衡、灵活 感受性低而耐受性高	喜交际，善言语，活泼好动，外倾，情绪稳定，适应性强，可塑性强，敏捷但不持久，热情易消退，注意力易转移，兴趣易变化，情绪体验不深刻且外露
黏液质	安静型 强、平衡、不灵活 感受性低而耐受性高	安静沉着，注意力集中，自制力强，内倾，情绪稳定，善于忍耐，可塑性差，做事有条不紊但容易循规蹈矩，因循守旧，情绪反应慢、持久且不外露
抑郁质	抑制型 弱、不灵活 感受性高而耐受性低	做事认真仔细，善于观察小事和细节，内倾明显，敏感怯懦，易伤感，孤僻，多愁善感，不善于与人交往，反应迟缓，行为刻板，情绪体验深刻、持久且不易外露

真正属于典型气质类型的人并不太多，大多数人是中间型或倾向于某种气质类型，或是不典型的某种气质类型。

3. 气质的意义　气质主要表现为心理活动的动力和方式，而不涉及心理活动的方向和内容。气质无好坏之分，任何气质都有积极方面和消极方面，任何气质类型的人都可以在事业上获得成功。

气质的类型能影响工作效率。在特定的条件下，选择气质特征合适的人员从事某项工作，可以提高工作效率，减少失误。气质对于职业的选择和工作的调配等具有一定的意义。

不同的气质类型对人的心身健康有不同的影响。情绪不稳定、易伤感、过分性急、冲动等不利于心理健康，有些可成为心身疾病的主要因素。

（三）性格

1. 性格的概念　性格是一个人对现实的稳定的态度和习惯化了的行为方式中表现出来的人格特征。性格是一种与社会相关最为密切的人格特征。性格主要体现在对自己、对别人、对事物的态度和所采取的言行上。性格受社会文化的影响，有明显的社会道德评价的意义，直接反映了一个人的道德风貌。

2. 性格的特征　性格是一个复杂而完整的系统，它包含着各个侧面，具有各种不同的特征。从性格的组成结构来分析，可以把性格分为态度特征、意志特征、情绪特征和理智特征 4 个组成成分。

（1）性格的态度特征。性格的态度特征是指个体在处理社会各方面的关系时表现出来的一般特征，即个体对社会、集体、工作、学习、劳动、他人及自己的态度的性格特征。良好的态度特征是热爱集体、关心社会、乐于助人、严于律己、认真负责、谦虚谨慎等；不良的态度特征是为人冷漠、拈轻怕重、敷衍了事、因循守旧、狂妄自大等。

（2）性格的意志特征。性格的意志特征是指一个人在自觉调节自己行为的方式和水平上表现出来的心理特征。良好的意志特征是独立、果断、坚韧不拔、有毅力、自制力强；不良的意志特征是冲动、优柔寡断、放任自流、固执己见、怯懦、虎头蛇尾等。

（3）性格的情绪特征。性格的情绪特征是指一个人在情绪活动中经常表现出来的强度、稳定性、持久性及主导心境方面的特征。良好的情绪特征是善于控制自己的情绪，情绪稳定，常常处于积极乐观的心境状态；不良的情绪特征是情绪波动明显，而且对身体、工作或学习的影响较大，心境容易消极或悲观。

（4）性格的理智特征。性格的理智特征是指个体在认知活动中表现出来的心理特征。在感知方面，有主动观察型与被动观察型之分；在想象方面，有主动想象和被动想象之分；在记忆方面，有善于形象记忆与善于抽象记忆之分；在思维方面，有独立思考与依赖他人之分。

以上性格的 4 个组成成分不是孤立存在的，它们相互联系、相互影响，构成一个统一体。要了解一个人，就应对他性格的各个方面做全面分析，性格的态度特征和意志特征在性格结构中占主导地位。

3. 性格的意义　性格的差异是个体之间人格差异的核心。性格是在后天社会环境中逐渐形成的，更多地体现了人格的社会属性，性格的可塑性较强，环境对性格的塑造作用较为明显。性格在社会评价上有好、坏、善、恶之分。性格体现了一个人的道德风貌，受人的世界观、人生观和价值观的影响，如有的人大公无私，有的人自私自利。

三、人格的倾向性

（一）需要

1. 需要的概念　人对自身与外部生活条件有各种各样的要求，如对空气、食物、水、阳光等自然条件的依赖，对交往、劳动、学习、运动等社会条件的需求。需求反映在个人的头脑中就形成了需要。需要激发人去行动，朝着一定的方向去追求，以求得到自身的满足。当原有的需要获得满足后，又会产生新的需要，需要是不会被彻底满足的。正因为如此，需要才能成为推动有机体活动的动力和源泉。需要是有机体内部的一种不平衡状态，表现为有机体对内、外环境条件的需求。

2. 需要的分类

（1）按照起源的不同，需要可分为生理需要和社会需要。生理需要是为保存和维持有机体生命和种族延续所必需的需要，如对饮食、睡眠等的需要。社会需要是反映社会要求而产生的需要，如求知、交往等的需要。社会需要是人独有的，生理需要是人与动物共有的。

（2）按照对象的不同，需要可分为物质需要和精神需要。物质需要是指人对物质对象的需求，包括对与衣、食、住有关的物品的需要。精神需要是对各种社会精神产品的需要，如对知识、文化艺术等的需要。

3. 需要层次理论　美国著名的人本主义心理学家马斯洛提出了需要层次理论，他认为，人的需要由低级到高级可以分为 5 个层次。（图 2-2-1）

（1）生理需要。生理需要是维持人类自身生存和种系发展的需要，是人类最原始、最基本的需要。在一切需要中，生理需要是最优先的，如衣、食、住、行、性的需要。

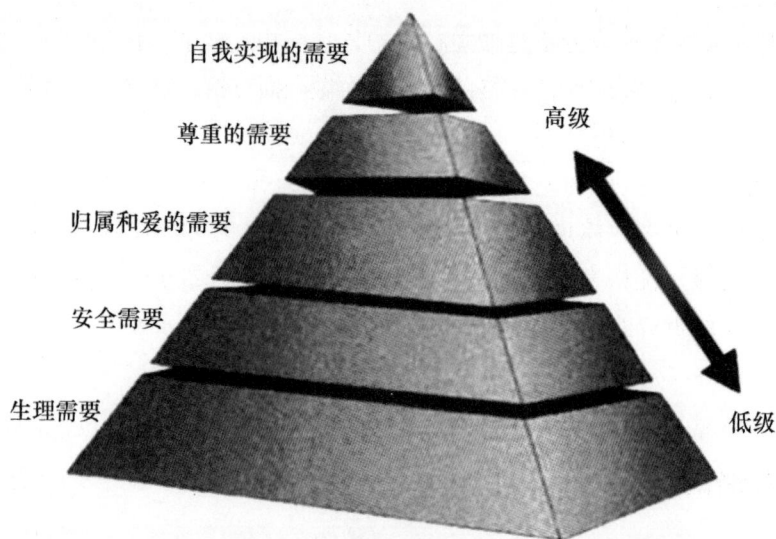

图 2-2-1　马斯洛的需要层次理论

（2）安全需要。安全需要是人对生命财产的安全、秩序、稳定，以及免遭痛苦、威胁和疾病等的需要，它是在生理需要得到满足的基础上产生的。安全需要得不到满足，人就会感到焦虑和恐惧。安全需要表现为人人都希望摆脱失业的威胁，解除对年老、生病、职业危害、意外事故等的担心，以及希望摆脱严厉的监督和避免不公正的待遇等。

（3）归属和爱的需要。归属和爱的需要是在生理需要和安全需要得到满足的基础上产生的更细致、更难以捉摸的需要，主要包括社交的需要、归属的需要及对友谊、情感和爱的需要。比如，人们通常都希望得到别人的理解和支持，希望同伴、同事之间关系融洽，希望保持友谊与忠诚，希望得到信任和爱情等。另外，人们在归属感的支配下，希望自己隶属于某个集团或群体，希望自己成为其中的一员并得到关心和照顾，从而使自己不至于感到孤独。

（4）尊重的需要。尊重的需要是人希望有稳定的地位，得到他人的高度评价，受到他人尊重并尊重他人的需要。这种需要得到满足会使人体验到自己的力量和价值，增强自己的自信，而得不到满足则会使人感到沮丧和自卑。尊重的需要很少能够得到完全的满足，但基本上的满足就可产生推动力。

（5）自我实现的需要。自我实现的需要是指人希望最大限度地发挥自己的潜能，不断完善自己，完成与自己能力相称的一切事情，实现自己理想的需要。自我实现的需要也是人类最高层次的需要。自我实现的目标往往因人而异，而且达成自我实现的途径和方式也各不相同。

马斯洛认为，层次越低的需要出现得越早，层次越高的需要出现得越晚。只有当较低层次的需要相对满足之后，较高层次的需要才能出现。当所有较低层次的需要都得到满足时，人们才受到自我实现需要的支配。

人的需要是复杂的。现实中也会有这样的人：在温饱尚未解决的情况下，却一味地追求个人价值的实现。对于这种特别的情况，就要具体问题具体分析，而不要盲目照搬需要层次理论。

（二）动机

1. 动机的概念　动机是指激发和维持个体活动，使活动朝向一定目标，以满足个体某种需要的内部动力。动机不能被直接观察到，但可根据个体的外部行为表现加以推断。

动机和行为之间有着复杂的关系。同一行为可以由不同的动机引起，不同的行为也可由相同的或相似的动机引起。

2. 动机的种类

（1）按照需要产生的根源，动机可分为生理性动机和社会性动机。由有机体的生理需要产生的动机叫生理性动机，这种动机又叫驱力或内驱力，如吃饭、穿衣、休息、性欲等的动机。以人类的社会文化需要为基础而产生的动机属于社会性动机，如交往的需要引起交往动机。兴趣、爱好等都是人的社会性动机。

（2）按照是否能意识到自己活动的目的，动机可分为有意识动机和无意识动机。能意识到自己活动目的的动机叫有意识动机。没有意识到或没有清楚地意识到自己活动目的的动机叫无意识动机。心理学上的许多体系都假设心理结构中存在一个无意识的部分，虽然在当时不可觉察，但却对行为有明显的影响。定势往往是一种无意识动机。

（3）根据动机的引发原因，动机可分为内在动机和外在动机。由个体内在需要引起的动机叫内在动机。在外部环境影响下产生的动机叫外在动机。由于认识到学习的重要意义而努力学习的动机是内在动机。

3. 动机冲突

（1）双趋式冲突。当无法兼顾对个体都具有吸引力的两种需要时，人们所表现的矛盾冲突叫双趋式冲突。例如，"鱼与熊掌不可兼得"。

（2）双避式冲突。必须在希望回避的两种事物间回避一种时所表现的矛盾冲突就是双避式冲突。例如，"前怕狼，后怕虎"或"前有悬崖，后有追兵"的情形。

（3）趋避式冲突。趋避式冲突是指个体对于某一目标同时具有趋近和逃避的矛盾心态。例如，想吃糖又怕胖；大学生既想担任学生干部使自己得到实际锻炼，又怕占用太多时间，影响学习。

（4）双（多）重趋避式冲突。有两（多）个目标，每个目标对自己既有利又有弊，反复权衡拿不定主意时的矛盾心情就是双（多）重趋避式冲突。例如，有两种工作选择：一种收入高但很辛苦，另一种收入低但很轻松。

求美者通常在美容项目的选择上会出现动机冲突，工作人员应该帮助求美者认真分析美容项目，让求美者自己做出选择。

（三）兴趣

兴趣是认识、探究某种事物及爱好某项活动的心理倾向，它以需要为基础，是推动人认识事物、探求真理的重要动机。当兴趣发展到从事某种确定活动的倾向时，就成了爱好。培养良好的兴趣和爱好是推动人努力学习、积极工作的有效途径。

（四）理想、信念、世界观

理想、信念、世界观是人的精神生活的最高层面，是人个性倾向的高级成分。

四、自我意识

（一）自我意识的概念

自我意识是人对自己及对自己与他人的关系的认识。自我意识包括以下内容：①对自己的生理状况、心理倾向、个性心理特征和心理过程的认识；②对自己与他人关系的认识；③对自己在集体中的位置与作用的认识。

自我意识在个体发展中有着十分重要的作用。首先，自我意识大大地提高了人的认识功能，使人的认识活动更加自觉、合理和有效。其次，自我意识使人的感情世界更加丰富，人们逐渐产生了孤独、羞涩、苦闷、彷徨等不同情感。再次，自我意识大大地促进了人的意志的发展，是人的自觉性、自控力的前提，对自我教育有推动作用。最后，自我意识是道德的必要前提，一个人的自我意识包含了道德、信念、责任、义务、使命、荣誉等价值观念的内容。

正是自我意识的存在，人们才能对自己的心理和行为进行控制和调节，进而形成完整的个性。自我意识是人类特有的反映形式，是人的心理区别于动物心理的一大特征。

（二）自我意识的结构

自我意识也叫自我认知或自我，是一种多维度、多层次的复杂心理现象，它由自我认识、自我体验和自我调控 3 种心理成分构成。

1. 自我认识 自我认识是对自己的洞察和理解，包括自我感觉、自我概念、自我观察、自我分析和自我评价等。自我评价是自我认识的核心成分，是对自己能力、人格特征、行为等方面的评估。正确的自我评价是自我调节和人格完善的重要前提。自我评价最能代表一个人自我认识的水平。

2. 自我体验 自我体验是伴随自我认识而产生的内心体验，是自我意识在情感方面的表现。自我体验包括自我感受、自尊、自卑、自信、自豪、自满、内疚、羞愧、责任感、义务感、优越感等。自我体验往往与自我评价有关，良好的自我体验有助于自我调控的发展。

3. 自我调控 自我调控是自我意识的意志成分，是个人对自己的行为、活动和态度的调控。自我调控包括自我检查、自我监督、自我调节、自我控制、自我激励等，表现为自立、自主、自制、自强、自律等。

自我认识、自我体验和自我调控这 3 种心理成分相互联系、相互制约，统一于个体的自我意识之中。因此，自我意识也叫自我调控系统。

（李小静）

思考题

1. 生活中哪些现象体现了感觉和知觉的特性？

2. 根据学过的记忆及遗忘的知识，思考如何提高记忆能力。

3. 影响问题解决的因素有哪些？

4. 情绪有什么功能？调节情绪的方法有哪些？

5. 气质与性格的区别是什么？了解气质与性格对我们有什么帮助？

6. 马斯洛的需要层次理论对我们的工作和生活有什么指导意义？

7. 了解动机冲突的知识可以帮助我们解决什么问题？

8. 学习了自我意识的结构以后，你对自我意识又多了哪些理解？

第3章　求美动机及求美行为的心理学与社会学基础

知识要点

1. 掌握容貌与第一印象的关系。

2. 掌握容貌的价值与作用。

3. 了解容貌与社会知觉的关系。

4. 熟悉美感和美欲。

5. 掌握求美动机的特点。

6. 熟悉求美动机产生的原因。

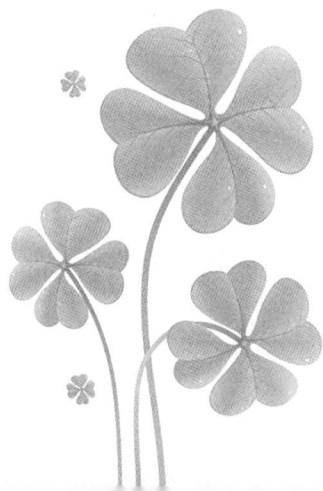

第一节 容貌的社会心理价值

❀ **案例导入**

在社会交往中，人们往往认为男性爱看美女是道德层面的问题，是应该克制和避免的。人类行为学家经过研究发现，男性爱看美女并不是道德败坏，而是一种十分自然的条件反射。阿姆斯特丹自由大学的人类行为学家哈妮·范霍夫教授发现，当一名美女进入男人的视线范围时，男人的目光立刻就会被这名女子吸引过去，无一例外，这个过程完全是人体的自然机能在起作用，是一种条件反射，根本不经过任何思考。教授说："观看一位有吸引力的女性对男人来说十分重要，因为女性能向男人提供许多信息，如她是否年轻和健康，如果答案是肯定的，接下来，这名女子能为男人提供许多想象的空间。"

男性的这种条件反射过程在半秒钟之内就能全部完成，这是由生物进化决定的，这也从一个方面保证了人类物种的延续和进化。同样，女性也愿意看健康的男性。由于进化的需求，女性更在意的是男人将来能否为她和孩子的生活提供足够的保障，因此，对女性来说，最重要的是这个男人是否有地位、有志向。

思考：

经过对以上内容的了解，分析男性爱看美女是社会道德问题吗？

一、容貌与社会知觉

社会知觉是指个体觉察到社会性事物的刺激，从而表现出自己的对应性态度或行为。社会知觉是我们试图了解和理解其他人的过程，既包括对人的外部特征的知觉，也包括对人的个性特点的理解、行为的判断和解释。

社会知觉的分类有3种，包括对人的知觉、对人际关系的知觉和对角色的知觉。在对人的知觉中，人们主要通过对他人外部特征的知觉，如人的外貌、体形、言谈举止等，取得对他人的动机、情感、意图等的认识。因此容貌在社会知觉中显得尤为重要，容貌美是人体美的核心部分，面部及五官形态展现着一个人的生命活力，能够凸显出人体美的社会属性。

此外，人还是富有表情的动物。除了美好的面容外，人的表情也反映了身心状态。在诸多表情中，面部表情是一种重要的社会刺激物，它既有先天因素，又有后天习惯的因素。关注的眼神、微笑的表情、和善的面容，这些都持续表达着人们的情绪、态度、意向等。相同的面部表情表达相同的情绪状态，人们对此深信不疑。面部表情是人们在社会交往中知觉他人的重要途径。

社会知觉中还包含一些效应，这些效应也都与容貌相关。

1. 首因效应与近因效应　在社会心理学中，最初获得的信息比后来获得的信息影响更大的现象被称为首因效应。在总的印象形成上，新近获得的信息比原来获得的信息影响更大的现象被称为近因效应。最初获得的信息及由此信息形成的第一印象在总的印象形成过程中的作用比近因效应更大。

我们在最初接触陌生人时，注意的投入完全而充分，此时印象最为鲜明、强烈。随着时间的推移，我们的注意会游离，第一印象对我们的影响下降。因此，在交往中，人们非常重视第一印象。在首次见面时，人们会在容貌、发型、服饰等方面刻意装扮自己，以便给对方留下良好的印象。

2. 晕轮效应　晕轮效应是从一种已知的特征推知其他特征的普遍倾向的效应，也称光环效应。晕轮效应的积极方面是人们能通过某一方面的信息建立对他人的印象，此效应帮助人们尽快适应多变的外部世界；晕轮效应的消极方面在于它可能会令人以偏概全，使人们对别人的印象与真实情况相去甚远。

外表的吸引力有着明显的晕轮效应。当一个人的外表充满魅力时，与外表无关的特征也会得到更好的评价，这便是"以貌取人"的心理效应，也是当今人们不断追求容貌美、希望自己能以更完美的容貌示人的原因之一。

3. 定势效应　定势效应是指人们头脑中存在的某种固定化的意识，这种意识影响着人们对人和事物的认知与评价。定势效应会使人们在与他人接触时常常不自觉地产生一种有准备的心理状态，即用一种固定了的观念或倾向进行评判。与陌生人交往时，人们会借助定势效应，并将有准备的心理状态用于待人接物上。最常见的情况就是小朋友见到穿白大褂的人就会害怕，因为他们怕穿白大褂的医生给他们打针。在美容行业中，穿着白大褂的美容咨询师或顾问会给人一种专业性很强的认知；求美者在接受手术前，也常会因为对手术痛苦的恐惧而产生顾虑。

正因为人们存在以上思维定势，医疗机构及美容机构已经尝试做出改变。医院最先选择改变儿科医生和护士的服装颜色，以减少儿童的恐惧心理；医美工作也加强了术前咨询、沟通与心理疏导的工作，帮助求美者减少定势效应产生的负面影响。

4. 刻板效应　人们会机械地将交往对象归于某一类人，不管他是否表现出该类人的特征，人们都认为他是该类人的代表，并总是将对该类人的评价强加于他，这种心理效应叫刻板效应，又称刻板印象。刻板效应会影响人的正确认知，特别是当这类评价带有偏见时，会损害人际关系。人们会认为容貌姣好的人有更强的能力和更好的性格，不修边幅、不注意卫生的人是性格怪异的人。

刻板印象主要是在亲身经历和社会学习中形成的，其优点是能帮助人们快速地了解一个陌生的或不太熟悉的人或群体的特征，但其缺点也很明显：它会夸大群体内成员间的相似性，从而令人对个体的知觉产生先入为主、以偏概全的偏差；它也会夸大群体间的差异性，容易让人产生偏见与歧视。

二、容貌在人际交往中的价值

（一）容貌与人际吸引

人际吸引是个体之间在情感方面相互亲近的状态，是人际关系中的一种肯定形式。人际吸引是人与人关系开始的第一步，人与人之间的互相喜欢和接纳可以推动友情和爱情的发展。

在人际交往过程中，人们会通过语言和非语言两种方式进行信息的沟通和传递。非语言方式指容貌、面部表情、手势等。容貌作为个体最有辨识度的基本特征，在人际交往和人际吸引中起着非常重要的作用。我们常说的"以貌取人"是具有人的心理审美特性的，英俊、美丽的面容具有更好的人际吸引力，能提高人们对个体能力的判定。因此，人们才会热衷于通过各种各样的美容和整容手段来提高自己的容貌美感，从而提升自身人际吸引的程度。

容貌美为什么会增加人际吸引力呢？主要是容貌美的形式美感给人们带来愉悦，光环效应也对人们产生了影响。从社会学和心理学角度分析，能产生良好吸引力的原因有如下 4 个方面，这 4 个方面可以帮助我们认识容貌美与人际吸引的关系。

1. 美好的容貌会产生积极交往的效果　美好的容貌既可以给人带来视觉上的美感享受，又可以让人产生愉悦感，还能够激发他人的积极态度，从而促使个体产生想进一步接近目标人物的动机，产生积极交往的效果。这种效果在与异性的交往中尤其显著，漂亮的女性或帅气的男性更容易给对方带来美好的情绪体验，他们在人际交往中更具人际吸引力。

2. 美好的容貌会产生晕轮效应（光环效应）　1972 年，戴恩、沃尔斯特和伯斯奇德等做过一个实验，结果证明了"美的就是好的"的光环效应，人们会认为容貌美的人也同时具有其他优良品质。个体的容貌越美，他就越容易被理解为是聪明、善良、成功、重要和有价值的人，人们把美好的品质与美貌联系起来，形成了一种思维定势。连亚里士多德这样的哲学家也说过："美丽好比一封介绍信，更具有推荐力。"

3. 美好的容貌是人们对美的需求　俗语说，"爱美之心，人皆有之"，在人类进化的过程中，容貌始终是影响人际吸引的重要因素。即便是不同的文化背景，某些容貌特征对人的高吸引力也存在高度的一致性，甚至连婴儿也会表现出对于容貌美好者的偏好，这说明容貌吸引力是根植于人类的进化过程中的。

4. 美好的容貌会提升人际吸引力　同容貌美好的异性在一起时，人们常感觉自身的人际吸引力也会随之提高。男性更愿意寻求容貌姣好、身材窈窕的女性，而女性也愿意寻求身材健硕、面容俊朗的男性，这会使人们在心理上产生更多的荣耀感和满足感。许多研究也证明，男性与面容姣好的女性进行交往和与相貌平庸的女性进行交往，得到的社会评价是不同的，人们更愿意给予同容貌姣好的女性进行交往的男性以更高的评价。

（二）容貌与第一印象

第一印象，也称初次印象，是两个素不相识的人第一次见面时所获得的印象。第一印象是明显的首因效应，即最初获得信息的影响比后来获得信息的影响更大。第一印象在人际交往中的影响往往是最鲜明和最牢固的，是印象形成的重要依据，对之后的交往过程起到积极或消极的作用。尽管第一印象并不都是正确的，但一定是影响最大的。

案例链接

林肯"以貌取人"

美国总统林肯的一位朋友曾向他推荐一位议员，但林肯却由于相貌的原因拒绝了这位议员。朋友非常不解，责怪林肯以貌取人，说任何人都无法为自己天生的面孔负责。林肯却说："一个人过了 40 岁，就应该为自己的相貌负责。"虽然林肯的"以貌取人"也有其主观因素，但是我们却不能忽视第一印象的巨大影响。我们可以将故事中的"相貌"理解为先天容貌与后天气质、风度的综合。我们应该通过提升气质和修养来改善个人形象，为自己的人际交往奠定良好的基础。

影响第一印象的主要因素是外貌和性格，如人们的表情、态度、谈吐、姿态、容貌、身材、年龄、服饰等，其中外貌最为直观，所以对人的第一印象影响最大。在与异性第一次见面时，外貌的影响尤为显著，容貌美好的人会有更好的人际吸引力，也更容易获得异性的青睐。人们会根据第一印象对对方做出初步的判断与评价，并根据第一印象判断自己是否喜欢对方。两个素不相识的人初次见面，第一反应就是用眼睛去看，先

观察彼此的相貌、穿着、仪态和风度。这些用眼睛获得的视觉信息在第一印象中起到先入为主的作用。

著名心理学家弗洛姆曾说过："漂亮的脸蛋就像一张好的介绍信。"沃尔斯特曾做过一项实验，他邀请了700名刚入学的男女大学生参加舞会，并随机匹配舞伴。舞会开始前，他对每一名学生做了性格测定、能力调查及各种对问题态度的调查。舞会结束后，在回答是否希望再次同对方约会时，决定性因素不是对方的智力程度或对方与自己的相似程度，而仅仅是对方的容貌。在交往中，若想给对方留下良好的第一印象，可从穿着、仪态、风度等方面修饰自己，以提高自身的人际吸引力。得体的穿着、举止和优雅的风度会给人一种美的享受，能给人以美的愉悦，让人感到与有魅力的人交往是一种需要的满足。人们通过这些外部的表现去体会对方的精神世界，把握对方内在的特质，因此，容貌美在人际交往中起着举足轻重的作用。

实验链接

第一印象效应

一位心理学家曾做过这样一个实验：他让2名学生都做对30道题中的一半。但是，学生A要做对的题目尽量出现在前15题；学生B要做对的题目尽量出现在后15题。他让被试者通过查看2名学生的答卷对他们进行评价——谁更聪明一些？

结果发现，多数被试者都认为学生A更聪明，这就是明显的第一印象效应。

沃尔斯特还有另一项研究，他选出一些学生的照片让被试者看，照片有很有魅力的、有很一般的、也有完全没有魅力的，被试者要对照片上的这些学生的品质进行评价。结果是：学生越有魅力，就越被认为有好的个性品质。但当被试者与学生面对面接触时，或者当双方有了更多的交往时，美貌的吸引力会逐渐减弱。研究结果表明，在第一印象方面，美貌比内在的智慧、性格、态度等更容易使人做出判断，尤其是在恋爱、约会的关系中，美貌有着深远而积极的影响。但随着交往的深入、了解的加深，容貌的作用会不断降低，并且因为近因效应的影响，第一印象也会逐渐淡化。所以，相比熟悉、亲密的人，第一印象的影响在不熟悉的人或见面少的人之间更容易出现。

（三）容貌的价值与作用

1. 容貌的正价值　在特定的社会情境中，容貌能对人的社会心理产生重要的影响。

容貌美的社会心理价值会对人有非常积极的正向作用。

实验链接

乞讨的小女孩

　　国外某电视台曾经做过一个实验，让同一名小女孩穿着不同的衣服在广场上乞讨，看路人的反应如何。第一次，小女孩穿着很得体的服装，一看就是富裕家庭的孩子，她跟人们说她与父母走散了，想要一些钱去坐车，路人听了纷纷围上来，或是问小女孩的家庭住址，或是问小女孩父母的联系方式，大家都希望能尽快帮小女孩跟家人团聚。第二次，工作人员给这个小女孩换上了破旧的脏衣服，还把她的脸故意弄脏，让她看起来像个乞讨的小孩。小女孩再次回到原来的地方请求路人给她一些钱坐车，但是路人都是看了一眼小女孩就走开了，只剩下小女孩孤零零地站在那里。

　　（1）容貌对他人及自我评价的影响。人们在社会生活中常常"以貌取人"。在对个体的评价和态度上，美好的容貌会起到积极的作用，反之，不具备美感的容貌则会有消极的作用。人们常会把对美好容貌的好印象扩大到不相关的人格特征上，认为那些外表有吸引力的人一定具有高尚的品格，而且聪明、热情、机智、心理健康、善于交际。有魅力的人有更多的朋友，工作机会比别人多，更容易得到别人的帮助。学生的相貌的吸引力会显著影响教师对学生的期望值，教师会认为相貌吸引力高的孩子成绩更好，并且会比相貌吸引力低的学生有更好的行为表现，尽管相貌与实际成绩及行为表现之间的关系相当微弱。总之，容貌越美的人越惹人喜欢，面部造型越是符合美学原理的人，就越富有吸引力，也越能获得好的评价。

　　个体的自我评价意识是在社会生活中通过交往逐渐形成的。个体以别人对自己的评价为参照点，在他人对自己的态度和评价，以及与他人相对照的基础上进行自我分析、观察、体验，最终形成自我评价。在这个过程中，美好的容貌有助于个体自我体像的良好建立，能够帮助个体形成良好的自我概念和自我评价。因此，容貌的美感不仅能影响他人的评价，还能成为人格中所具备的社会标记，对人产生重要的影响。

　　（2）容貌对人际关系的影响。容貌美具有一种社会心理力量，可以提升一个人的人际吸引力。从古至今，在与异性的交往中，美好的容貌都会起到增强两性吸引力的重要作用。

　　（3）容貌对职业的影响。容貌美在第一印象的形成过程中有着举足轻重的作用。很多招聘启事中常会出现"容貌好""气质佳"等优选词汇，这种现象在服务性行业中最为常见。相关调查显示，97.2%的招聘者承认，对应聘者的第一印象会影响自己的录用决策。企业的人力资源部门主管也坦言，面对诸多的女性应聘者，他们首先审查应聘者是否符合职位条件，在同等条件和同等能力的应聘者中，企业确实会偏向选择容貌姣好的求职者。

2. 容貌的负价值　容貌的社会心理价值并不总是正价值，美好的容貌也可能产生消极的作用。在某些特定环境下，如果人们感觉到有魅力的人在滥用自己的美貌，那么此人的美貌不但不会起到好的作用，反而会产生不良的结果，人们甚至会反过来倾向于对他们实施更为严厉的惩罚，这就形成了消极的社会心理效应。

西格尔和奥斯特夫（1975）等人的研究证明了容貌的社会心理价值并不总是正价值。他们给被试者一套详细的案件材料，罪犯均为女性，被试者要设想自己就是法官，并对罪犯进行判决。实验分为3组：①魅力组，附有照片；②无魅力组，附有照片；③对照组，没有照片。案件有2种被指控类型：夜盗和诈骗。实验的结果表明，与外貌无明显关系的夜盗罪行，其判定结果为：有魅力的罪犯得到了更多的同情，平均刑期远短于其他2组，无魅力组和对照组则没有显著差异。与美貌有明显相关性的诈骗罪行，被试者普遍倾向于认为，有魅力的女性罪犯在利用美貌进行诈骗，因而明显给予重判，平均刑期明显长于其他2组，而其他2组则没有差别，即漂亮的诈骗者要比不漂亮的诈骗者受到更严厉的惩罚。这说明如果被告的犯罪行为在某种程度上直接与人的魅力有关，人们实际上会希望美貌的罪犯受到更重的惩罚。

第二节　美容与社会态度、社会影响

❀ 案例导入

罗森塔尔效应是由美国著名心理学家罗森塔尔在小学教学上予以验证后提出的。罗森塔尔效应指出：人的情感和观念会不同程度地受到别人下意识的影响，人们会不自觉地接受自己喜欢、钦佩、信任和崇拜的人的影响和暗示。罗森塔尔考察某小学，从每班随意抽3名学生，共18人，他将学生的名字写在一张表格上交给校长，并且极为认真地说："经过科学检测，这18名学生全都是智力型人才。"过了半年，罗森塔尔又来到该校，发现这18名学生的确进步很大。后来这18名学生全都在不同的岗位上取得了非凡的成绩。罗森塔尔效应就是期望心理中的共鸣现象。

思考：

社会态度对人的影响有哪些？

一、社会态度与美容观

（一）态度

态度是个体对特定对象（人、观念、情感或者事件等）所持有的稳定的心理倾向，这种心理倾向蕴含着个体的主观评价及由此产生的行为倾向性。

态度作为一种重要的社会心理现象，具有以下 3 种特性。

1. 社会性　态度不是与生俱来的，是个体在社会实践过程中通过不断学习而获得的。个体对美容的态度多是后天通过社会学习和与人接触而逐渐形成的，具有明显的社会性。受不同环境和社会文化的影响，人们会形成完全不同的美容观。20 世纪 80 年代，中国人与韩国人对待化妆、整形的态度截然不同；随着社会的发展，与 80 年代美容刚刚兴起时相比，中国人当代的美容观有着非常显著的变化。

2. 双重性　人们对待同一个问题可以有内隐和外显 2 种态度。内隐的态度是我们自然而然产生的，有时是无意识的。外显的态度是能够明确意识到的、易于报告的。

3. 动力性　态度对个体自身内潜的心理活动和外显的行为表现都具有一种动力性的影响，表现为一种激发、始动和调整的作用。人们会将自身审美观念转化成求美的行为，即态度具有动机的功能，是态度动力性的体现。

（二）态度的结构

迈尔斯（1993 年）指出，态度的结构涉及 3 个成分：认知、情感和行为意向。

认知是指个人对态度对象带有评价意义的叙述。叙述的内容包括个人对态度对象的认识、理解、相信、怀疑，以及赞成或反对等。态度的对象可以是人、物、团体或事件，也可以是代表具体事物本质的一些抽象概念，如善与恶、美与丑等。态度必须有明确的对象，如"公众对于明星做整形手术的态度"或"大学生对于整形手术的态度"，这些问题就是将整形手术作为认知对象，个体的赞成、反对或理解都是个体产生的态度，且一定不会全部相同。

情感是指个人对态度对象的情感体验，如尊敬或蔑视、同情或漠视、喜欢或厌恶等。人对态度对象有了认知后，会形成某种态度，随即会有一种情绪上的反应，如"我喜欢高挺的鼻梁""我讨厌有皱纹""我喜欢瘦一点，不喜欢胖"等。

行为意向是指个人对态度对象的反应倾向，也就是个体准备对态度对象做出何种反应，如"我眉形不理想，我想去绣眉""有皱纹了，我想做注射除皱"等。意向不是行为本身，而是做出某种行为之前的准备状态。行为意向会使人产生动机，动机会激励和维持人的行动，并使行动导向某一目标，以满足个体的某种需要，如在除皱的求美动机的激励和维持下，个体终究会采取注射类微整形的行动，以满足自身的求美需要。

在态度的结构中，3个成分之间是相互协调一致的，如果出现了矛盾，个体会采用一定的方法进行调整，重新恢复协调一致的状态。但有时候三者之间会发生不一致的情况，这时情感成分会起主要作用。

知识链接

杜根定律

杜根是美国橄榄球联合会前主席，他提出：强者未必是胜利者，而胜利迟早都属于有信心的人。

美国哈佛大学进行了一次调查，一个人能否胜任一件事，85%取决于他的态度，15%取决于他的智力。如果一个人自信，事情肯定会办好。所以一个人的成败取决于他是否自信，假如这个人不够自信，那自卑就会扼杀他的聪明才智，消磨他的意志。

二、美容与偏见

（一）偏见

偏见是对某一个人或团体所持有的一种不公平、不合理的消极、否定的态度。偏见是不以事实为根据而建立的对人、对事的态度，它往往是不正确或怀有敌意的。偏见不同于误解，误解根源于对象的复杂性，而偏见则根源于认知者的偏颇心理。

偏见是社会生活中的一种独特的态度，也是个体社会化的结果。偏见也包括态度的3个主要成分，即认知、情感和行为意向。偏见的认知成分往往较少，情感成分较多。偏见受情感成分的影响很大。

偏见形成之后常带有固执的、刻板的和泛化的性质。例如，从事美容行业相关工作的人关注自身的形象和气质，并且在意妆容、服装等的修饰，他们常被认为收入很高，人们甚至得出"美容行业是暴利行业"的推断。再如，20世纪80年代美容业刚刚兴起之时，如果有人热衷于化妆、染发或美容，就会被人联想到不安分守己，甚至人品不佳，当时的社会还没有完全接受求美活动，人们常认为品行不端的人才会如此热衷于求美活动。

关于偏见，一般来说，负面的评价更多，但也有正面的偏见。所以，人们对于美容的偏见也呈现两种态度：持赞同、积极偏见的人，会使用更多美容、整形的手段改变自己，能够接受各种新的美容形式或方法；持抵触、消极偏见的人，则更关注美容投诉、美容产品价格虚高等信息，拒绝接受任何形式的美容手段。

（二）偏见的成因和特点

偏见不是与生俱来的，作为一种态度，它也是个人在社会化过程中逐渐形成的结果。我们可以从以下 2 个方面了解偏见形成的原因。

1. 社会角度　在社会发展的影响下，人们在不同时期、不同背景中会产生不同的偏见。

（1）不同时代的人会产生不同的偏见，但偏见也会随着社会的发展而得到纠正。人们会从他们的家庭、伙伴、大众媒体及所处的社会中学会偏见，如整容手术刚刚兴起时，人们对明星整容往往存在偏见，每当明星的容貌发生变化时，就会有大量新闻进行批评，人们也认为整容明星的美是不真实、不自然的美。但随着社会的发展，人们已经能够很好地接受整容这一现实了。

（2）不准确的信息也会造成偏见，如"道听途说""人云亦云"等。在网络信息泛滥的今天，会有人未经检验或没有认真分析便相信虚假宣传的信息而产生偏见，如通过大量广告进行宣传的保健品或化妆品，常有人因坚信其效果而盲目购买使用。

（3）在相同的生活方式和文化背景下，不同区域的人能够融洽地生活在同一个群体中，久而久之就形成了一种独有的人文环境。这种人文环境有利于提升人们对于这个群体的认同感，增强群体的凝聚力。但当不同区域的人进行交流时，往往会由于彼此的信仰和意识形态不同导致互不相容的状态，尤其是双方有利益冲突时，彼此间就产生了偏见。例如，人们常认为南方人精明、办事圆滑、善于经营，北方人直爽、蛮横，这都是区域间产生的偏见。

2. 心理学角度　由于人格等心理因素不同，个体在认知上会有所偏差，因而偏见的倾向也存在一定的差异性。

（1）刻板印象。偏见是一种独特的态度，其在态度的认知成分上对应的即是刻板印象。刻板印象是人们适应环境的一种智慧的表现，人们往往根据事物的特征对事物进行分类。人们把同一个特征归属于群体中的每一个人，而不考虑群体中成员的差异，一旦这种思维固定下来，就会形成偏见。人们经常会认为爱打扮的人生活奢侈，经济条件好，做事不踏实；不讲究穿着的人生活朴素，经济条件一般，为人朴实，好相处。

（2）过度类化。过度类化是指个体肯定或者否定人或物的某一方面，并将这种肯定或否定覆盖到人或物的其他方面，例如人们常认为容貌姣好的人是聪明、善良、友好、可爱的人，而容貌丑陋的人是笨拙、凶恶的人。

（3）先入为主。偏见的态度情感成分参与较多，因此人们更容易受到先入为主的印象影响。在印象形成的过程中，先入为主（即第一印象）的影响很大，人们常会过早地下结论，从而产生偏见。人们对负面信息具有更大的敏感性，因此，负面信息在印象形成的过程中更容易使人做出先入为主的判断。一旦有了负面偏见，有些人即使面对事实也不愿意改变或修正原来的判断。因此，人们非常重视人际交往中的第一印象。

知识链接

美容行业最大的偏见——"10年毁了20万张脸"

"10年间已有20万张脸被毁掉！"这组最早出现在2004年的数字，依然是悬在中国医疗美容行业头顶的"达摩克利斯之剑"。有报道称，据中国消费者协会统计，美容行业连续多年是消费者投诉的焦点，中国美容整形业兴起的近10年中，平均每年因毁容、毁形的投诉近2万起，10年间已有20万张脸被毁掉。

但事实确实如此吗？2012年，叶少奇在《中国医疗美容》杂志发表论文《十年毁了"20万"张脸？谁的臆测》，详细分析了这一美容行业最大的偏见。

首先，这个数据是2004年前统计的，其真实性并不一定可靠。据中国消费者协会公布，全国医疗类案件在2011年的投诉数量为1593件，2010年为2328件，2009年为2970件，2008年为3850件，2007年为3137件，2007年之前暂无数据记录，并且这些数据是医疗类投诉的总体统计数据，并非医疗美容的投诉统计数据。

其次，何为毁容？医疗美容具有艺术性，美丑并无统一标准，对美容术后效果的判定多为求美者的主观性判断。在统计的医疗美容类投诉中，到底多少是"毁容"，多少是"不满意"，无从得知，所以"毁容"这种说法并不严谨。

三、美容与社会影响

个体的求美行为看起来是个人行为，但实际上任何个体的行为都受到社会的影响。社会影响是指在社会力量的作用下，引起个体思想、情感、态度和行为变化的现象。社会力量是指影响者用以引起他人思想、情感、态度和行为变化的各种力量。社会力量的来源非常广泛，既可以来自个体，也可以来自群体；既可以是强制性的法律、法规，也可以是自发的流行、时尚等。

（一）美容与从众

从众是个体在真实或想象的群体压力下，改变知觉、判断、信仰或行为，使之与群体中的大多数人一致的一种倾向。个体由于受到群体一致性的压力，为了解除自身和群体之间的冲突，会采用与群体保持一致的手段，以获得心理上的平衡，减少内心的冲突。从众是个体受到社会影响之后产生的一种适从性行为或反应。

从众行为是人类社会生活中普遍存在的一种现象。从众行为具有双重性，而双重性本身并无好坏之分。从美容角度看，从众行为积极的一面是：人们会通过学习他人获得求美经验，增长美学知识，拓宽视野，增强审美能力，以满足人们的某种精神需要和社会安全感的需要。但从众行为也有消极的一面：在社会审美的浪潮中，人们容易在"随大流""赶时髦"的审美意识中失去个性，这不利于个体独立思维的发展，也容易使人在盲目从众中失去自身的个性美。如锥形脸，为了上镜好看，锥形脸在娱乐圈中备受追捧，这导致锥形脸成了人们竞相追逐的脸形，以至于出现了大量的"蛇精脸"和"网红脸"，使人失去了个性美。随着社会审美的进步，近年来人们追求这种脸形的热度也在降低。

（二）美容与模仿

模仿大致可分为直接模仿、间接模仿和创造模仿，模仿是个体在榜样的作用下主动地追求一致性。模仿从本质上说是一种学习，即通过学习榜样的行为而产生模仿行为。亚里士多德曾提出："模仿是人的一种自然倾向，人之所以异于禽兽，就是因为善于模仿。"

模仿与从众是不同的，从众是在社会压力下的被动服从，而模仿是主动追求同榜样保持一致。它们的目的也不同，模仿是为了获得群体的关注，而从众是为了获得群体的认同。

模仿的内容是极其广泛的，不仅限于行为举止，而且包括思维方式、情感取向、风俗习惯和个人性格等。模仿是人类学习的最基本方式，几乎是人的一种天性，是人通过观察和效仿其他个体的行为而改进自身技能和学会新技能的一种学习类型。中国人的服饰上的外国元素一度十分流行，就是由于当时外国电影、电视剧被大量引进，人们纷纷模仿剧中主人公的服饰搭配造成的。

（三）美容与流行

流行是一种普遍存在的社会现象，它具有鲜明的时代特点，是指社会上相当多的人在短时间内追求某种行为方式，使这种行为方式在整个社会中到处可见，使人们相互之间发生连锁性的社会感染。

流行的表现是流行内容在某一时间段迅速地扩展与蔓延，过了这一时间段就不再流行，若长时间持续，就会转化为人们的习惯。流行的特点是：流行内容必须是新近出现的，不同于现有样式；流行能够突出反映当时的社会和文化背景；流行是对财富的享受和消费，会引导大众出现新的消费浪潮；流行从形成到消失时间较短，但又会周而复始地出现，在服饰方面表现尤其突出；流行可由人们自由选择，没有强制力；流行还必须有一定数量的社会成员参加，才能实现连锁性的社会感染。

在美容领域，文眉、文眼线曾是流行，且颜色、形状也都相近。但随着时间的推移，当年的款式便会过时，人们觉得不流行了，甚至觉得难看，接下来便又兴起了洗眉、绣眉、切眉等新的美容方式，如今人们更愿意选择半永久的方式进行美容文饰。

第三节　心理需要与美感、美欲

❀ **案例导入**

初中女孩小美最近有个困扰：她发现班里有男生在偷偷地注视自己，刚开始她并未在意，后来发现男生的眼神好像总是盯着她的胸部，这令她非常尴尬。于是，她便把心事告诉已经工作、快要结婚了的表姐，表姐认为，女孩身体发育得好，有曲线美，是会让男孩子欣赏的。初中的男孩因为好奇，盯着她看也属正常。如果乳房发育不良，将来还需要手术干预来实现女性的曲线美呢，小美这样子应该高兴才对。

思考：

尝试分析姐妹两个人的美感和美欲的不同之处，以及产生差异的原因。

一、美感概述

美感，即审美感受，是客观事物的美的属性被人的感觉器官所接收，并通过神经系统把信息输送到大脑所引起的感受。美感有广义和狭义之分。广义的美感指人的审美趣味、审美能力、审美观念、审美理想、审美感受等。狭义的美感则专指审美感受，是审美意识的核心部分。

美感具有直觉性、愉悦性、非功利性3种基本特征。美感的直觉性针对的是审美对象的感知、接受方式的角度；美感的愉悦性针对的是主体对客体的情感体验所达到的审美效果的角度；美感的非功利性针对的是审美活动的内容和目的角度。在具体的审美活动中，这3个基本特征是融合在一起的，不能分开。

（一）美感的直觉性

当美的事物出现时，人们没有经过特定的思考，在瞬间产生的美的感受，即是美感的直觉性，它具有直接性、瞬间性、无意识性和无期待性的特点。美感的直觉性会受到审美客体的形象性特征和主体的审美经验的影响，也具有一定的理性因素。

（二）美感的愉悦性

美感会给人带来一种赏心悦目的精神快感。人们面对各种美好的事物时，往往会全身心地沉浸到该事物中去，被深深地感动，从而感到愉快、喜悦、惬意、舒畅、满足、陶醉，甚至销魂，这就是美感的愉悦性。美感的愉悦性源于美的感染性和审美主体的特定心境及修养。

（三）美感的非功利性

美感的非功利性是在审美活动中，审美主体对对象采取一种凝神静观的态度，即无实际功利性追求、无欲望、无所为的态度。在审美活动中，如果人们带着某种欲望、某种功利性眼光去看事物，美感就不可能发生。马克思曾说："贩卖矿物的商人只能看到矿物的商业价值，而看不到矿物的美和特性。"

二、美欲概述

（一）美欲的概念

美欲，即人的审美需要，是人对美的欲望，是人最基本的精神需要，是求美行为的原动力。美欲也有广义与狭义之分：广义的美欲是泛指人的一切审美需要，包括自然美、社会美、艺术美及自身美；狭义的美欲专指自我审美需要。

美欲是人在社会生活中逐步学会的高级需要，是一种社会需要，而不是本能需要。美欲包含人对客观世界自然美的追求及对自身美的塑造两个方面。俗话说，"爱美之心人皆有之"，但人的爱美之心主要是人对自身容貌美化的心理需求。

（二）美欲的种类

就审美对象来说，美欲可分为内向美欲和外向美欲。

1. 内向美欲　内向美欲是指个体对自身的审美需要，又可分为原发性美欲和从属性美欲两种。单纯地为美而美为原发性美欲，从属于其他心理需要的美欲为从属性美欲。

2. 外向美欲　外向美欲是指个体对自身以外一切事物的审美需要，即对客体的审美，包括实用性美欲和艺术性美欲两种。实用性美欲是人们对生活环境、生活资料等的审美需求，是对物质与精神结合的美的需要；艺术性美欲则是指人们创造艺术品和欣赏艺术品的需要，是一种比较纯粹的精神需要。

三、美欲与其他心理需要的关系

美的需要是伴随着人的一些社会性需要而存在的，人的许多心理需要都与美有一定的关系。

（一）美欲与尊重和自尊

此前我们学习过，容貌美在社会吸引力、他人评价和自我评价中发挥着举足轻重的作用。人类的许多行为都是为了表现自我、取悦他人，并从中获得他人的赞许，这是获得尊重与自尊的前提。美恰恰能满足人的这种心理需求，因此，个体在社会中受尊重的程度多多少少与个体的容貌有关。人们在初次见面时，对于不熟悉的人会通过容貌来进行直接判断，对一个人容貌的肯定会连带对他的智力、能力和品格产生肯定性评价，得到肯定性评价的人更容易得到别人的尊重。有研究表明，美容受术者术后的自尊心和自信心都有大幅度提高。

（二）美欲与爱和被爱

爱与被爱是一个人的心理需要。几乎所有的动物都把外貌当成择偶的第一要素，人类的动物性本能也决定了容貌是人择偶时相当重要的因素。"女为悦己者容"便反映了女性打扮自己与热心美容的一种心态，同时也说明了美是寻求爱的需要。人们会为了获得他人的爱而采取诸多美化自己、塑造自身的行为，如选择时尚服饰、接受美容服务、进行医学美容整形等。所以，美欲与爱和被爱有着内在联系。

（三）美欲与性的需要

美欲可以引起性欲，美的需要与性的需要有时交织在一起。这一点在与性征有关的美容手术方面表现得更为明显，如隆乳术便与性及婚姻有着密切的关系。选择隆乳术的女性试图通过手术使自己变得更性感、更富有魅力，希望自己能对性伴侣更有吸引力。许多女性的配偶对她们做隆乳术也持支持态度。多数情况下，隆乳术的实施也对性生活产生了积极的影响。接受隆乳术的女性觉得自己比术前更具魅力，有更好的体像；她们的丈夫也认为她们变得更有吸引力，夫妻关系更加和睦，婚姻更为美满。

第四节　求美动机与求美行为

❀ 案例导入

张某，男，25 岁，本科毕业 1 年，在校时学习成绩优秀。5 年前因车祸致面部组织缺损，瘢痕挛缩导致口角歪斜，容貌不佳。虽然交往过女朋友，但因容貌问题分手。毕业后多次求职失败，自卑心理严重。半年前，张某在家人的支持下到医院就诊，主治医生为他实施了瘢痕松解加连续 "Z" 成形术，术后恢复良好。4 个月前，他找到了心仪的工作。后来由于工作出色，他成了部门的业务骨干。

思考：

尝试分析此求美者的求美动机和求美行为。

一、求美动机的特点

动机是引发人从事某种行为的力量和念头，一般是指由特定需要引起的、欲满足各种需要的特殊心理状态和意愿，它可以反映一个人主观的、内在的心理状态和精神境界。求美动机是源于审美需求的动机，一方面来自对美的需要，另一方面来自外界的求美刺激或诱因。

动机的产生会受到理想、信念、人格特征等因素的制约，也会受到外界环境的影响。因为动机产生的原因不同，所以，求美动机也相应具有层次性、多样性和复杂性的特点。

（一）层次性

求美动机与人的多种心理需要（如交往的需要、爱的需要、尊重的需要等）相关联，这就使得求美动机有了不同的层次，如有的求美者对美的要求很高，有的求美者则对美的要求很低。在美容实践中，求美动机的层次性还与审美观的差异有关，如同样是鼻部整形手术，有的求美者只要求鼻与眼、额、颧骨相协调，有的求美者则因个人喜好而对鼻梁、鼻尖及轮廓有特殊要求。层次性在服饰美上更为明显，有人认为整洁、合身即为美，而有人则追求款式、材质、色彩搭配等。

（二）多样性

求美动机因美欲的差异而具有多样性。不同性别、年龄、文化背景、职业、身份的人会产生不同的求美动机。如有的人单纯为了身体曲线的美感而做隆乳术，有的人则因为职业或婚姻而做隆乳术。即使是同一个体，在不同时期和环境下，也会产生不同的求美动机。如某求美者在过去的 20 年间曾先后做过 3 次面部美容手术，求美者最初是认为脸部太瘦而做胖脸手术，之后又选择做瘦脸手术，随着年龄的增长，求美者最后选择了填充术式。

（三）复杂性

求美动机的复杂性表现在，它既可由内部需求引起，又可由外在诱因引起；既有生理求美动机，又有心理求美动机。除此之外，还可能由于体像障碍而出现病态的求美动机。美容医生在接诊和沟通过程中应认真了解求美者的求美动机。如果求美者的求美动机是正常的，求美者可以较好地克服对美容手术的恐惧心理，能比较客观地对待手术效果，一般术后的满意度也较高；如果求美者有病态的求美动机，想借助整形手段达到不切实际的或非人力所能及的效果，则美容医生应拒绝求美者的手术要求，避免引发不必要的医疗纠纷。

二、求美动机产生的原因

（一）内部求美动机

由人的内在需要而引发的求美动机称为内部求美动机。内部求美动机不仅仅源于爱美的需求，还源于恋爱、维持婚姻、求职及适应环境等需要。

（二）外部求美动机

由外部刺激或诱因引发的求美动机称为外部求美动机。例如，求美者初期并没有求美的需要，但是受周围朋友或环境的影响萌发出求美欲望，便到美容医院进行了美容手术，面容得到美化后，求美者得到了心理满足，这就是外部求美动机引发的求美行为。

由于求美动机的多样性和复杂性，在美容实践中，有时很难区分求美者的动机是内部动机还是外部动机。例如，一位女性要求做隆鼻术，可能是求职的需要，但也不能排除她受到如今西化的鼻部审美观的影响。

三、求美行为的表现

求美行为，即个体为追求外表的改善而采取的思想和行为。求美行为是由求美动机所驱使的，而求美动机则是建立在对美的心理需要的基础上的。

不同的求美动机会产生不同的求美行为。从了解美容知识到实施美容手术都是求美者的行为表现。求美行为既可以是化妆、烫染发、选择服饰和发饰这些简单的行为，也可以是瘦身、文饰、整形手术等这些复杂的行为。

四、审美趋势

随着物质文化生活水平的不断提高，人们的审美意识日益强化，审美需要从日常的实用功利观念中独立出来，并形成独特的审美创造活动。现如今，人们更关注健康和有个性的美。

（一）追求自然之美

如今，人们开始倡导回归自然的理念。在求美行为中，人们也开始追求自然美的风格，并更多、更广泛地采用自然美容的方法。

人们更多地选择遵循自然规律，不再追求违背自己生理年龄的样貌和装扮，避免在外表与年龄上产生令人反感的不协调。余秋雨曾说过："没有皱纹的祖母是可怕的，没有白发的老者是让人遗憾的。"真正的美源于健康和自然，那些以损害身体为代价的人造美，以及那些违背自然规律的伪装美，已经逐渐不被提倡。

人们还会选择自然美容的方法，如采用针灸、按摩、体育运动、文化娱乐、瑜伽、催眠等手段，或利用自然界中对人体有利的物质，如矿物质、有机物质、天然维生素等帮助延缓衰老，维持身体健康。因此，近年来，中医美容十分流行。在中医看来，养生、健体和美容是浑然一体的。中医美容强调人的整体美，讲究阴阳平衡、由内而外的美。中医美容有数千年的历史，美容方法丰富，手段多样，副作用小，如中药美容、针灸美容、按摩美容和刮痧、拔罐等自然疗法，都能够帮助人们进行整体调适，以内养外，维系自然健康之美。

（二）崇尚健康之美

美是精神享受，现代人越来越懂得不能以健康为代价追求美。健康是美的基础，也是美的前提。健康美的观念深入人心，并成为社会中主流的审美趋势。

所谓健康美，就是要避免伤害，提倡无伤美容。例如，想要避免副作用大的减肥药或因减肥造成的身体其他器官的损伤，可考虑创伤性小的吸脂术；想要避免不良假体带来的身体损伤和并发症，可选择自体脂肪移植的术式；此外，现今流行的微整形也在逐渐代替创伤性大的整容手术，并且更容易被求美者选择。随着高科技的不断发展和美容技术的不断提高，美容的创伤会越来越小，效果会越来越好。无伤美容和无伤性美容用品将大有市场。

健康美还要关注心理美容。人的情绪变化会直接影响身体的健康和容貌的改变，即人们常说的"相由心生"。情绪稳定的人，面容温和，常带微笑。笑能使人的面部和眼部血液循环加速，面颊红润光滑，两眼明亮有神；笑能使人消除紧张和忧虑，增强免疫力，使人体的心理和生理机能处于最佳状态，延缓衰老，有利于健康长寿。实践证明，心理健康的人大多身体健康，看起来比实际年龄小得多，可谓"心宽愉悦身自健，润泽光滑好容颜"。反之，情绪不稳定的人常伴有焦虑、抑郁、烦躁和易怒等表现，这会使面部肌肉紧缩，血液流通不畅，容易出现皱纹；愤怒会使头颈部血管剧烈收缩，导致颜面苍白呈缺血状态，皮肤色泽变暗，失去弹性，细胞角化加快，面容衰老而松弛。最重要的是，不良情绪容易导致内分泌功能失调，机体的生理状态及新陈代谢会出现异常，疾病也会随之而来。

知识链接

世界卫生组织提出的健康美的标准

- 体重适当，身体匀称，站立时头、肩和臀的位置协调。
- 肌肉丰满，皮肤富有弹性。
- 头发有光泽，无头屑。
- 眼睛明亮，反应敏捷。
- 牙齿整洁，无龋齿，牙龈色泽正常。
- 能抵抗一般性感冒和传染病。
- 精力充沛，能从容不迫地应付日常生活及担负繁重的工作，并且不感到过分紧张和疲劳。
- 态度积极，处世乐观，乐于承担责任，事无巨细且不挑剔。
- 善于休息，起居规律。
- 善于用脑，应变能力强，能适应外界环境的各种变化。

（三）展现个性之美

没有个性的美只能算是平庸的美，只有个性美才能给人留下深刻的印象。

审美观成熟的人，穿着打扮能够扬长避短，充分展现自己的个性之美。他们能拒绝从众心理，理性对待商业宣传，做到既能彰显个性又能跟上时代潮流，同时还不让潮流淹没自己。例如，美容整形刚开始流行时，很多人愿意模仿"明星脸"进行手术，如今，人们会更愿意从美学的角度为自己量身打造，选择符合自身气质、风格和追求的最佳美容方案，成就独一无二、经久耐看的美丽。因此，拒绝模仿，追求个性美是未来美容整形的趋势。

现代社会崇尚个性自由，尤其是"90后"和"00后"，会更大胆地表现自己张扬的个性，引领个性化美容新时尚。非主流的流行便是个性美的又一特征，这种反叛的个性美也不失为现代美的一种新趋势。如今，人们对美的选择凸显了自身的个性，强调了个人的审美选择，这也是历史性的进步。

（刘 波）

思考题

1. 简述容貌与第一印象的关系。
2. 简述容貌的价值与作用。

3. 简述社会态度对美容观的影响。

4. 简述美欲和美感的概念，以及二者的区别和联系。

5. 简述求美动机的特点。

6. 简述求美动机产生的原因。

第4章　容貌形体审美

知识要点

1. 掌握人体美的概念、特征及审美特点。

2. 掌握容貌美的概念、特征及审美特点。

3. 了解审美的心理机制。

4. 熟悉审美与审美关系。

5. 掌握美容中的审美主体与审美客体。

6. 了解容貌审美的标准。

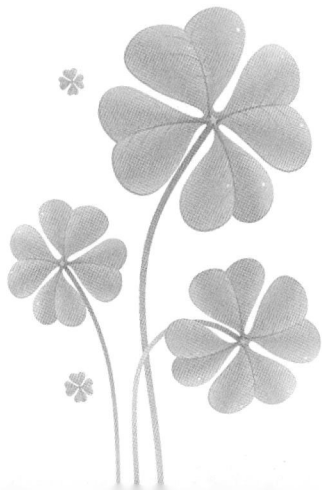

第一节 美感

❀ 案例导入

吕燕，中国名模，于 2000 年代表中国参加世界超级模特大赛并获得亚军。吕燕是中国早期时尚圈知名度最高的模特，获得过很多国内外奖项，是中国第一个走向国际的名模。

吕燕在获得各项荣誉的同时，也因她的塌鼻梁、圆脸盘、小眼睛、厚嘴唇、高颧骨、短下巴和雀斑脸（这些并不符合国人传统的审美）而饱受争议，一度被称为"最丑名模"。

吕燕虽不属于亚洲人传统审美意义上的美女，却也绝对会让人一眼难忘。她的眼睛很有特点，嘴唇也很性感，高挑曼妙的身材加上从容淡定、率真大方的个性，使她在 T 台上大放异彩。她特有的个性美可以穿透人的心灵，也征服了评委和观众。她既可以像天使一样笑得灿烂而纯净，也可以像魔鬼一样展现出冷酷与野性，因此，国外媒体评价吕燕"一半是天使，一半是魔鬼"。

思考：

容貌美有统一的标准吗？它的标准是什么？

一、审美意识与美感

（一）审美意识

1. 审美意识的概念 审美意识是客观存在的审美对象在人们头脑中的能动反映，是具有审美观点的主体在接受美的事物的刺激后所引起的一种综合了感知、理解、想象、情感等因素的复杂心理现象。审美意识可被理解为广义的美感，其核心部分为审美感受。

2. 审美意识的形成和发展 审美意识是人类在长期社会劳动实践的基础上产生的，是社会实践中审美主体与审美客体相互作用的结果，并随着人类社会实践和审美活动的发展而发展。健全的感官和神经系统是审美意识的生理基础，审美的知、情、意相互作用的复杂心理活动是审美意识的心理基础，人们在审美实践活动中建立起来的、特有的、把握现实的感性方式则是审美意识的认知基础。

3．审美意识的特点　审美意识是以一种感性认识的方式对审美对象进行直接的把握。审美意识是感性的，融理性于感性之中，看似是未经思考的直觉感悟，实则是思想与情感、理性与感性的高度和谐统一。

因时代、民族、文化背景、个性等差异，人们的审美意识存在一定的差异性，但也同时存在超越一切的全人类的共同性。

（二）美感

美感是审美意识的核心部分，即审美感受，它是客观事物美的属性被人的感官所接收，并通过神经网络把信息输送到大脑所引起的感受。这种感受会融入人的情感因素，是一种复杂的心理活动。

美感有广义和狭义之分。狭义的美感专指审美感受，是审美意识的核心部分；而广义的美感即审美意识，包括人的审美趣味、审美能力、审美观念、审美理想、审美感受等。

二、人体美概述

（一）人体美的概念

人体美是将人体作为审美对象，是人的自然美和社会美的高度统一。人体美是人对自身的深层次的认识，也是人对美的自我欣赏和追求。

我们常说的人体美是狭义的人体美，主要指人的形体和容貌的形态美，如英俊、靓丽等词汇都是对狭义人体美的形容；广义的人体美不仅包括人的身材、相貌、肤色、发型、体态、装饰的美，还包括人的风度、举止、言谈所表现出来的精神风貌和内在气质的美，是人体在正常状态下的形式结构、生理功能和心理过程的协调和统一。

另外，人体美还可以分为内在美和外在美。外在美即人的生理形态之美，属于自然美；内在美则是人的思想、性格中的美，有深刻的社会内涵，属于社会美的范畴。

因此，人体美是自然美和社会美相统一的美。人体有柔和的线条、适当的比例和匀称的体态，有富有弹性的肌肉和光洁的皮肤，有充满韵律和变化的姿态，有喜怒哀乐的表情，这些使得人体美成为自然美的最高形态。

（二）人体美的特征

对人体美的把握应关注 3 个方面，人体美的基础是健康，人体美的必备条件是比例匀称、整体和谐，而精神美是更高层次的美。英国学者莫里斯曾说："人体既是生物体，也是文化现象。"人体美的特征可以归纳为以下 3 点。

1. 人体美是健康生命的活力之美　人体是生命的载体，生命赋予人体现实的美。人体的组织结构、生理节律和活动规律也是富有节奏的，节奏不但能引起人们心理上的愉悦，还能引起生理上的快感。一旦生理和心理上有缺陷，这种节奏就会被破坏，人体也丧失了生命活力的美感。

人体机体组织复杂多样，各器官组织又互有内在联系和影响，均统一于生命。因此可以说，凡是有健康生命之人，机体功能都在发挥生命的活力，这更能体现人的本质美。

2. 人体美是比例协调、均衡匀称的整体形态之美　人体左右对称、比例均衡、体形匀称、动作协调，形成整体的和谐统一。

对称是指环绕一个轴心组成的事物，轴心两边的重量和距离大体相等。对称是一种规则的均衡，人体就符合这种均衡。人体通常都是对称的，如面容、身体的结构都是左右对称且均衡的。

现代美学研究证实，人体除了具有对称之美外，还是多种黄金律的结合。例如，脐为头顶至足底的黄金分割点，膝关节为脐至足底的黄金分割点，喉结为头顶至脐的黄金分割点，眉峰点是眉毛长度的黄金分割点。此外，还有黄金矩形、黄金三角等美学规律。另外，人体的曲线之美使人类对人体形成了以 S 形曲线变化为核心的共同的审美情结。

以上种种，都使人们认识到人体的上下、左右、前后的整体关系，感受到曲与直、方与圆、软与硬的对比与和谐所产生的整体协调之美。

战国时期的宋玉在《登徒子好色赋》中写道："东家之子，增之一分则太长，减之一分则太短；著粉则太白，施朱则太赤。"这说明人体美的重要因素是人体各部分之间的比例要协调。比例协调是构成美的形象的必要条件之一，五官端正就是五官之间的比例协调，属于人的容貌之美。黑格尔曾指出：各种因素之间的协调一致就是和谐。就人体而言，在正常情况下，人的机体组织的各部分能和谐地组合在一起，任何缺损和畸形都会破坏这种和谐。人体美是和谐统一的整体美。

知识链接

人体的黄金分割美

黄金分割，又称黄金律，是一种分割比例关系，即把一个整体分成 2 份，使其构成一定的比例关系，如小：大 ＝ 大：全，比值为 1：1.618。黄金分割在数学中扮演着神奇的角色，而在建筑、美学、艺术、军事、音乐等方面也可以找到这个

神奇数字的存在。我国医学美学专家彭庆星曾提出"人体美是黄金律的天然集合"的论点。

　　人体的黄金分割点如下。①喉结：头顶→脐的黄金分割点。②两乳头连线的中点：锁骨正中垂直线上，锁骨→腹股沟的黄金分割点。③脐：头顶→足底的黄金分割点。④膝关节：脐→足底的黄金分割点。⑤肘关节：肩峰→中指中点的黄金分割点。⑥眉峰点：眉毛长度的黄金分割点。

　　3．人体美是气质风度雅而不俗的精神之美　人的各种姿态与长期形成的较为稳定的个体性心理特征和精神风貌的融合即为人的气质风度。气质风度是每个生命个体散发出来的人格与人品的魅力，也是一件穿不烂的"外包装"，是颜值、服饰不能掩盖的综合形象。气质风度通过一个人的职业形象、生活态度、言行举止、兴趣爱好和性格等综合反映出来，是人类特有的天赋和智慧、文化素养和心理品质的集中。人的气质风度往往蕴含在形体之中，又通过形体、动姿和神态表现出来，是人的生理素质与社会实践相结合的产物。美好的气质风度是生活的积淀，是内在美与外在美的有机结合，是个体和环境的相互适应。美好的气质风度应表现为热情而不轻浮，豪爽而不粗俗，潇洒而不傲慢，文雅而不做作。

（三）人体审美的特点

　　1．直觉性　审美主体对审美客体表现出来的一种原始而又直接的心理意识形态，即审美的直觉性。审美的直觉性是审美主体对审美客体表现出的直接的感性领悟和理解，如对声、色、形等的感知。

　　审美的直觉性有直观性、整体性和感官愉悦3个层次。当人们直接通过自己的感官感知审美对象的存在，并进行欣赏、品评时，整个审美过程都是形象的、具体的，此为第一个层次——直观性。当人们从整体上感知审美对象时，要通过大脑去感知个别属性，再对审美对象的完整形象进行整体把握，甚至还包含着对这一完整形象所具有的多种含义和情感表现的把握，即是第二个层次——整体性。如果人们在美的欣赏中不需要借助抽象的思考与判断，面对审美对象时可不假思索地感受到美或不美，即能够直接产生感官愉悦性，这就是审美直觉性的第三个层次——感官愉悦。

　　2．情感性　情感性是人对客观存在的美的体验和态度。例如，人们欣赏傲雪寒梅时，虽然红花白雪的视觉冲击使人们产生了生理上的愉悦感，但人们还会联想到梅花不畏严寒的顽强生命力和报春不争春的高尚品格，因此产生一种喜欢、敬佩、满足的积极情感体验。

3. 愉悦性　审美的愉悦性是在审美过程中产生的喜悦和愉快的感情。罗丹的雕塑《欧米哀尔》塑造了一个很丑的老娼妓，人们却认为她"丑得如此精美"，原因是这个雕塑唤醒了人们对失去的美妙青春的追念。审美的愉悦性是人们对生命力的追求，是对人的本质力量的肯定。

三、容貌美概述

（一）容貌美的概念

在形态结构、生理功能和心理状态的综合作用下，人的头面部与五官会展现出协调、匀称、和谐统一的整体之美，即容貌美。容貌美是人体美的重要组成部分。决定容貌美的因素包括头型、脸型、五官形态、头发的色泽和质地，以及面容质感、气色和神态等，容貌美是以上诸多因素完美和谐的统一。容貌美是人体审美的核心和主要对象，是评价人体形象美的最重要的方面。

此外，容貌美还是人们内心活动的外化形态，故有"相由心生"一说。

（二）容貌美的特征

1. 比例美　容貌美的特征之一是面部的局部与整体之间具有一定的比例关系，并且符合比例美的原则。我国古代用"三庭五眼"来定义面容比例之美。"三庭"是指将人脸分为 3 等份，即额发际缘至眉之间的垂直距离＝眉至鼻基底的垂直距离＝鼻基底至颏部的垂直距离。"五眼"是指将脸在眼水平线上的面宽分为 5 等份，每份为一只眼的长度，即除两眼外，两内眦角之间的水平距离与外眦角至同侧耳部的水平距离均为一只眼的长度。

2. 对称美　对称是容貌美的重要形态标志之一，人的容貌以鼻梁中线为轴，处处体现着对称美的原则。例如，眉、眼、面颊、耳都是左右对称分布的，鼻翼、口角也以面中线为轴，呈对称之态。人的动态表情也常是协调一致的，如微笑时眼睛、口唇的开合等。

3. 和谐美　和谐美即多样性统一的美，是容貌美的基本形式。和谐美体现在面部结构的各个形态从差异对立转化为协调一致。但这又绝非指在一个标准之下千人一面的统一格式，而是在差异中求统一，在统一中又存在变化，这样才能体现出人的容貌美的独特风采和魅力。

4. 曲线美　人体美的一大特点是曲线美，曲线具有强烈的动态感，具有修饰、软化其他线条和角形的作用，曲线的多样性变化可以给人以美感和愉悦感。

（三）容貌审美的特点

1. 整体性　容貌的生理结构是先天的，而气质风度则是人体活动的一种内心体验和精神本质，是通过后天习得、修养而成，是人的内在美的一种外显形式。心身医学认为，一个完整的人体应包括心、身两部分，二者是相互影响的，心理反应会引起一定的躯体变化，躯体变化也总是伴随着相应的心理反应。因此，容貌审美不仅要关注生理感官的感受，也要关注人的精神体验，是"灵"与"肉"的有机统一。

2. 社会性　人既是自然的人，也是社会的人，人体的美也是介于自然美与社会美之间的一种特殊形态的美。人的容貌随年龄增长会反映出个体的经历、品质和性格，即反映出深刻的社会内容。爱尔兰诗人叶芝曾在诗中写道："多少人爱你青春欢畅的时辰，爱慕你的美丽、假意或真心，只有一个人爱你那朝圣者的灵魂，爱你衰老了的脸上痛苦的皱纹。"这便反映出了人类容貌审美的社会性。

3. 差异性　容貌美是符合形式美的法则的，是具有一定普遍性的美，一般表现为左右对称、比例均衡、线条柔和等，但这并不意味着"千人一面"，人的容貌比例也存在一定的差异性。正常情况下，差异比例在 5% 以下，若差异比例为 5%～10%，就能形成脸部魅力的异化；若差异比例大于 10%，脸部的吸引力就会大大降低，并且随着差异比例的不断提升，"美"逐渐向"丑"转化，转化到一定程度就出现畸形状态。

容貌的差异性可以表现在以下几个方面。

（1）性别的差异。由于解剖学和生理上的明显差异，人们对男人和女人的审美标准并不一致。对男性强调阳刚之美，体现为雄伟矫健，以面部轮廓清晰、棱角分明、有刚毅之感为美；对女性则侧重于阴柔之美，体现为温柔典雅，以面容娇小、线条柔和、肤质细腻为美。

（2）年龄段的差异。少年、青年、中年人和老年人，由于发育、生理和心理的不同而表现出不同的审美特征，人们对于不同年龄段的人也会产生不同的审美意识。

处于青春期的人身体发育迅速，并逐渐达到成熟阶段。由于性功能趋于成熟，性激素分泌量增多，男孩开始长出胡子，喉结突出，体格变得高大；女孩则乳房隆起，声调变高，皮下脂肪增多，体态丰盈。处于青春期的男女能量充足，运动有力，精力旺盛，身强力壮，朝气蓬勃。进入中年后，机体开始衰老，皮肤张力和弹性降低，额前部出现皱纹，鼻唇沟加深，毛发开始稀疏变白……因此，在修复和塑造人体美时，必须考虑不同年龄段的审美特征。

（3）种族、地区的差异。不同地区的环境参数，如气温、气压、日照、降水等差别较大，人类为了适应当地的自然环境，在进化的过程中形成了不同的人种。根据皮肤颜色、头发颜色、眼睛颜色等特征，人类学家将人类分为黑种人、白种人、黄种人等多个人种。

生活在非洲赤道附近的是黑种人，由于光照强烈，紫外线强，气温高，人的皮肤多为黑色，黑色皮肤可以抵挡强烈阳光的损害，有着积极抵御非洲酷热气候的能力。此外，黑种人唇大且厚，鼻宽扁而短，这是因为宽而扁的鼻子和厚厚的嘴唇利于散热；有趣的是非洲人的头发几乎都是短而卷的，每一卷头发周围都留有空隙，当炽热的阳光向头顶照射时，这种卷发就好比一顶凉帽。

生活在寒带及温带高纬度地区的是白种人，由于这些地区气候较寒冷，光照弱，紫外线弱，因此人们的皮肤颜色浅淡，个子高大，易于吸收弱的紫外线，有利于身体发育。白种人金发，蓝眼，头发呈波状，薄唇，高鼻。之所以有较高的鼻梁，是由于他们的鼻道较长，吸入的冷空气经过长长的鼻道就会有一个"预温"过程，有利于人体恒定体温。

生活在气候温和的低纬度温带的是黄种人，其特点介于上述两者之间，肤黄，发直而黑，眼珠黑色，颧骨高，面部较扁平。中国人大都属于黄种人。然而，我国地域辽阔，南北方日照时长不同，气候差异较大，故可见我国南方人一般身材较矮小，肤色较深，北方人一般身材高大，皮肤颜色也白一些。

（4）情绪状态的差异。情绪是大脑皮质边缘系统、丘脑、脑干网状结构共同活动而产生的结果，它会影响内分泌、神经调节和免疫功能，并通过神态、肤色的变化反映出来。例如，人们高兴时，心情愉悦，大脑内神经调节物质乙酰胆碱分泌增多，体内会产生有利于血液通畅、皮下血管扩张的物质，此时血液涌向皮肤，表现为面色红润、容光焕发，给人以精神抖擞、神采奕奕、充满自信的感觉。反之，当人们过度紧张、情绪低落时，体内肾上腺素分泌增加，动脉血管收缩，供应皮肤的血液骤减，面色便会显得苍白或蜡黄，给人以精神萎靡、状态不佳的感觉。如果一个人长期郁郁寡欢、忧愁苦闷，会使神经内分泌系统功能失调，上皮细胞合成过多的黑色素并堆积在皮肤细胞之中，还会导致神经衰弱、失眠，影响到皮肤的血液供应，使皮肤变得晦暗无光，出现黑眼圈、黄褐斑或痤疮等问题。

4. 个性化　个性化就是审美个性，是指人在审美活动中所呈现的独特性，也可以说是审美感受的差异性。个性因个人生活环境、文化背景、成长经历的不同而不同，也会由于个体情绪、心境的不同而形成不同的审美感受。容貌审美由于个性化而变得丰富多彩，避免了审美标准的千篇一律。

第二节　审美的生物学与心理学基础

案例导入

我们都听过盲人摸象的故事：4个盲人看不到大象的样子，只能通过手的触摸去感受大象的形状。第一个人高大魁梧，站在大象的旁边，摸它的身体，觉得是平整宽广的样子，他说大象像一堵墙；第二个人又矮又小，摸到的是象腿，他说大象像树干；第三个人握着大象的鼻子，说大象像水管；第四个人只摸了大象的牙齿，他说大象像一根长棍。4个人因此争论不休，旁观的人都哈哈大笑。

这个故事告诉我们：看待事物要全面，不能以偏概全。

从审美角度来说，审美是需要一定的生物学和心理学的基础才可以实现的，否则就不能产生完整、准确的审美认识，也就不能真正感受到事物带来的美感。

思考：

审美需要什么基础才能实现？

一、审美的生物学基础

健康的人体，各器官发育良好、功能正常，强壮，精力充沛，人体比例、曲线符合形式美学，这便是人体之美。人体审美是人们对人体美的一种关于美感的感受。美感是美的事物通过感官作用于大脑引起的一种高级神经活动。目前，关于美感产生的生理机制还没有统一的说法，一般认为皮层下中枢神经和自主神经在美感产生过程中具有显著作用，而大脑皮质则起着调节作用。研究发现：美感的激发和定向很大程度取决于丘脑、下丘脑和边缘系统的功能，那里存在着"美感中枢"和"快乐中枢"。

审美的生理基础主要是人的感觉系统和大脑。人们通过视、听、触、嗅等感觉（多以视觉、听觉为主）获取外界各种各样的美的信息，这类信息再经视觉、听觉等渠道通过神经通路传导至人的大脑高级神经中枢，人就会产生美的感受。

> **知识链接**
>
> **美的基本形态**
>
> 　　美的形态是千差万别的，从哲学角度看，美的形态分为现实美和艺术美两部分。
>
> 　　现实美包括自然美和社会美。自然美是具有审美价值的客观自然界中的自然事物之美，是自然界原有的感性形式引起的美感。社会美是社会事物、社会现象和社会生活中的美，它来源于人类的社会实践。
>
> 　　艺术美包括各种艺术形态的美，是存在于一切艺术品之中的美。艺术家按照一定的审美理想、审美观念、审美趣味对现实生活中的自然事物和社会事物进行选择、集中、概括，再通过一定的物质材料和艺术技巧将头脑中形成的审美意象物化成艺术作品，通过艺术作品集中表现出自然美和社会美。艺术美是美的重要存在形态，是美学研究的主要对象。

二、审美的心理学基础

（一）审美的心理机制

审美是一种高级的社会性情感，审美过程中，人的心理活动是相当复杂的综合反映，是大脑整体功能的发挥。审美是通过感知、思考、理解、想象、联想和情感的相互联系、互相促进而形成的心理机制。

1. 感受和理解　客观事物之所以能成为审美对象，是因为它给了审美主体的感觉器官一个美的形象刺激，这会给审美主体带来不同感官、不同程度的生理上的快感和精神、情感的愉悦。

审美主体将审美对象的内容联系起来，从而获得对审美对象的深刻理解。但因个人已有的经验和知识体系不同，人们在认知不同对象时所经历的心理过程并不相同。由于审美主体的审美能力会出现差异性，因此每个人对同一审美客体的理解也不相同。

2. 联想和想象　因为审美主体面对的是很富有吸引力的、启发性的美的形象，所以审美主体会自然地对事物产生种种联想和想象。这些联想和想象是在对审美对象感受和理解的基础上产生的，同时，又会加深对审美对象的感受和理解。

3. 情感活动　情感活动是审美心理极为重要的组成部分。在审美过程中，如果不能以情动人，就不能使人产生美感，至少这种美感是不深刻的。例如，人们因阅读文学作品而动情，或怦然心动，或潸然泪下，这就是审美的情感活动。

（二）审美的心理学评定

审美的心理学评定主要采取外表吸引力评定。外表吸引力是一种较为主观的人体美的判定方式，通常没有具体的客观标准，而是根据被测定者对审美对象的主观、笼统的综合感觉来判别。例如，Hay's 评分表（Hay's Rating Scale）就是容貌吸引力的一种通用心理量表，该量表将容貌的好坏分为 9 个等级，1 级表示十分完美，9 级则表示有明显不足。很显然，这种评分标准非常主观，不会像人体美的美学评定那样有专业、客观、具体的标准。

第三节　美容中的审美与容貌审美心理

案例导入

某女士其貌不扬，不修边幅，且不善与人交往，参加聚会时常被人忽视，朋友对她容貌的评价也较低。某日，电视台邀请该女士参加一档心理实验类的真人秀节目，让她同一名外籍男士每日进行一次中文口语交流，帮助男士提高中文口语水平。研究人员安排这名外籍男士每次见到这位女士时都要夸奖她，要从容貌、着装和谈吐等各个角度进行赞美。

随着同这名外籍男士的交流，该女士开始关注自己的穿着打扮。1 个月后，她从精神状态到外貌都不一样了，每次外出都装扮得十分得体，并乐于同周围的人交流。2 个月后，她的形象气质也发生了惊人的变化，甚至连性格也变得更加积极外向，几乎变成了另外一个人。她的朋友对于她的巨大改变感到非常惊讶。

思考：

审美关系对人的审美有哪些影响？

一、审美与审美关系

（一）审美

审美是指主体对客观事物的审美意识，是主体对客观事物产生的美的感受和体验，是人们在社会实践中逐步形成和积累起来的审美情感、审美认识和审美能力的总和。审美包括审美感受、审美趣味、审美观念、审美能力和审美理想等。

1. 审美感受　审美感受是指客观事物的美的属性被人的感觉器官所接收，并通过神经系统把信息输送到大脑所引起的感受。审美感受是一种以感受和体验为基础，以情绪和情感为动力，以想象和幻想为主要方式的、直观的、丰富而复杂的、由理性制约的精神活动。在这种特殊的精神活动中，审美主体获得的各种各样的关于美的心理感受称为美感。

2. 审美趣味　审美趣味是指人们在审美活动中表现出来的具有一定稳定性的审美倾向和主观爱好。审美趣味是审美主体欣赏、鉴别、评判美丑的特殊能力，它是审美知觉力、感受力、想象力、判断力、创造力的综合。审美趣味总是与对不同事物的喜爱和厌恶相联系，带有主动的选择性，具有明显的定向功能。

3. 审美观念　审美观念是由审美经验积累和归纳而成的概念形态。审美观念是人在社会实践活动（主要是审美活动）中形成的对美、审美和美的创造发展等问题的基本观点，其核心是审美标准和审美理想。

4. 审美能力　审美能力是指个人具有的与审美活动相关的主观条件和心理能力。一般来说，审美以视觉、听觉两种感官为主，先天的条件和后天的训练也起着很大的作用。例如，先天失明的人无法有绘画的审美感受，先天失聪的人也无法有音乐的审美感受。每个人后天的生活条件、学习背景和经验不同，对感官的培养、锻炼程度也不同，从而导致每个人的审美能力都不尽相同。

5. 审美理想　审美理想是人们对社会审美经验的概括和升华，同时也是对社会审美需要和审美利益的反映。因此，审美理想与社会的各种理想和价值观念是相互关联、相互影响的。审美理想存在于人们的主观意识之中，具有审美的普遍性，是人们在审美活动中鉴别和创造的最高尺度、最高标准。

（二）审美关系

1. 审美关系的概念　人们在社会审美交往和审美活动中所发生的一种涉及美丑问题的具有情感倾向性的关系，即审美关系。可以从以下两个方面理解审美关系。

（1）审美关系是一种社会行为。审美关系伴随着人的社会行为，随时都会出现审美心理活动。审美关系是人在自觉或不自觉的状态下出现的。

（2）审美关系具有情感倾向性。情感倾向性来自审美感受，如美感让人愉悦、丑恶让人厌恶。因此，审美关系既是一个影响过程，又是一个心理活动的交流过程。

2. 美容中的审美关系　美容中的审美关系是人们在美容审美交往和审美活动中发

生的一种涉及美丑问题的具有情感倾向性的关系。美容中的审美关系是审美关系的一个组成部分，有着特定的主体和客体。

美容中的审美关系包含两个方面。

（1）人与人的关系。

1）审美主体（即美容工作者）与审美客体（即求美者或社会人群）之间的审美关系。美容工作者是关系中的主导方，是美容审美的主体；求美者或社会人群是美容工作者的服务对象，但是接受服务的对象也是有意识和主观能动性的人，他们并不是作为纯粹的审美客体而存在。

美容工作者具有自身的美容审美需要、审美动机、审美意识、审美选择和审美评价能力，他们将掌握的美容医学规律和美容的内在尺度运用到审美客体的容貌和形体的维护、修复、塑造上。求美者或社会人群也不完全是被动的审美客体，在一定情况下，他们也会以审美主体的姿态出现，并根据自己的审美观点和需要进行审美评价和审美选择。

因此，美容中的审美关系是一种特殊的审美关系，需要美容工作者和求美者共同参与整个审美过程，并达成共识。在美容的审美关系中，处于主导地位的美容工作者要耐心听取求美者的意见，积极协调审美关系，求美者或社会人群也要积极协作与配合，这样才能更好地满足审美需求和完善美容实践过程。

2）美容工作者之间的医学审美关系。在审美实践中，美容工作者之间要互相尊重，形成和谐的审美关系。

（2）人与物的关系。人与物的关系是指审美关系中人与客观事物间的关系，即美容工作者、求美者、社会人群将美容机构、医疗卫生机构等的基本设施、布局及能影响人体健美的自然和社会环境等作为审美对象，在美容审美活动中出现的关系。

二、美容中的审美主体与审美客体

（一）美容中的审美主体

审美主体指在社会实践活动中进行审美创造和欣赏的人，因此，审美主体需要具有一定的审美能力，并不是任何主体都能成为审美主体。主体只有在具有敏锐的感知能力，能对客体对象的审美特性做出特殊的反应，具有一定的意象生成能力和形象创造能力的情况下，才能成为审美主体。

美容医学实践中的审美主体由美容治疗师与求美者共同组成，因此，两个审美主体之间的审美关系有着十分重要的意义。

一般来说，美容医学的审美关系可以划分为 3 个阶段。

第一阶段：求美者提出容貌审美的要求，美容治疗师做出审美判断，并与求美者沟通，力求达成一致。第二阶段：根据与求美者达成的审美共识，美容治疗师设计美容方案、实施美容项目或手术。第三阶段：求美者对美容结果做出初步判断，得出满意或不满意的结论，美容治疗师对求美者做好解释和说明，尽量使求美者满意。每个阶段都需要两个审美主体的沟通和配合，只有达成共识，才能取得最终满意的结果。否则，即使美容项目或手术本身很成功，但没有得到求美者这一审美主体的认可，也不能算是圆满地完成了这个项目或手术。

（二）美容中的审美客体

审美客体又称审美对象，与审美主体相对。审美客体和审美主体共同处于审美关系中，审美客体是能引起人的美感的客观对象。例如，秀丽的自然景观、精美的艺术品等，它们在被人欣赏时便成了审美客体。审美客体是客观存在的，具有满足主体需要的审美价值。

美容中的审美客体是医学美容行为涉及的对象，一般来说，就是求美者的容貌与形体。美容审美客体的容貌与形体不同于一般的审美客体，它是一个具体而又具有特殊性的人的容貌与形体，而求美者既是审美主体，又是审美客体，他们的审美感受和审美需求与美容治疗师有所不同。美容治疗师不能单纯凭借自身的审美能力对求美者的容貌或形体进行判断，而要根据求美者的不同需求进行审美活动。

三、美容中的审美判断与审美标准

（一）审美判断

审美判断是对客观事物审美属性的评价。审美判断由人的主观感受做出，以情绪反应为特征。审美判断是由审美认识所产生的必然或直接的心理效果，通过简单地肯定事物美与丑的形式或理论上的评价表现出来。审美判断在不同的时代、社会、民族、国家具有一定的普遍性和共同性，也有明显的相对性，在不同生活经历、审美修养、审美趣味、审美能力的人身上会表现出一定的差异性。

在美容实践中，美容治疗师的审美判断相对客观，但也会受自身主观因素的影响；而作为客体的求美者，对自身审美判断的主观色彩就更为突出，个别人甚至会十分离奇。二者在审美判断中始终存在着矛盾与统一的问题。

（二）审美标准

审美标准，即审美评价的标准。人们在审美评价中总会自觉或不自觉地运用某种尺度去衡量审美对象，这种用以衡量对象审美价值的尺度就是审美标准。

审美标准是随历史与文化环境的变化而改变的。客观的审美标准是对人类审美经验的科学概括和总结，是人类在各个历史时期的社会实践和艺术实践的产物，是必然会随着历史的发展而发展的。审美标准具有时代性、民族性、阶级性的特点，不会永恒不变。随着历史的发展与进步，人类自身的审美观念也在不断发展，人体审美标准也在不断变化：一方面淘汰那些有害人体健康的审美标准；另一方面又要对正确的审美标准进行调整和完善。

四、容貌审美的标准与判断

人的头、面、颈和五官的轮廓、形态、质感，以及神态和气色，都属于容貌。容貌不仅是人生命活力的体现，也是人内心活动的外化形态。容貌美集中体现着人体美的个性，是评价人体美的主要部分。

人类工程学家研究发现，人们对容貌是十分看重的。人们对容貌的审视，按照眼睛、口唇、面部轮廓、鼻、额、耳的顺序依次移动。人们也总结出容貌美的外在评价标准：端正的五官，形态正常的眉、眼、颊、口唇、额；轮廓清晰、富有立体感的面型；健康、润泽的皮肤；自然闭合的双唇，微笑时不露牙龈，鼻、唇、额曲线适宜；面部双侧对称，颧、颊及腮腺咬肌区无异常肥大或凹陷；牙齿整齐、洁白，咬合关系正常等。

知识链接

医学人体审美的特点

医学人体审美具有次序性。研究发现，人们对面部容貌审美的次序是眼睛、口唇、面部轮廓、鼻、额、耳的顺序。"一目摄人"指的就是眼睛在审美中的优先次序。在医学美容整形中，最先被人们追捧、最多被人们接受的也是重睑术。

医学人体审美具有层次性。一般来说，是按照自然美、精致美、个性美、极致美这 4 个层次标准来进行的。

美学家也给容貌的判断标准总结出了各种形式的美的规律，但在所有的规律和标准背后，我们会发现人们对于容貌美的审美评价并不是整齐划一的，人们不只关注容貌美

的外在表现，还会关注容貌的内在美。容貌的内在美反映出人的性格、气质、经历和文化修养等，投射出人的内在生命力。人们在判定美丑时，还会从性格和气质方面进行考察：儿童的魅力来自朝气蓬勃的生命力；青少年的魅力是充满青春活力；中年人的魅力是更成熟、更有风度、更有文化素养；老年人的魅力则在于自我超越。

容貌审美的判断还与不同人的审美观念、审美趣味有关，它是人们在审美认识的基础上不断累积而形成的一定的审美心理定势，这种稳定的心理定势使人们产生了美感的偏爱，也形成了审美标准的多样性。

（刘　波）

思考题

1. 何为人体美，人体美的特征和审美特点是什么？
2. 何为容貌美，容貌美的特征和审美特点是什么？
3. 简述审美的心理机制。
4. 简述美容活动中的审美关系。
5. 美容中的审美主体与审美客体分别指什么？
6. 简述容貌审美的标准。

第5章 美容心理评估与美容心理咨询

知识要点

1. 熟悉美容心理评估、美容心理咨询的作用。

2. 熟悉美容心理评估的研究方法。

3. 掌握几种常见的临床心理量表的使用方法。

4. 掌握美容心理咨询的实施过程。

5. 了解几种主要的人格测验。

6. 了解标准化心理测验的主要技术指标；了解美容心理咨询师应具备的基本条件。

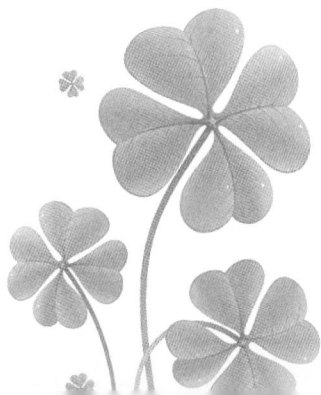

医学美容是指当个体的审美需求无法通过自我修饰等非医学手段获得基本满足时，就需要求助于医学手段来实现身体形象局部或整体的某种改变。求美者的认知、人格和心理状态对医学美容的需求有重要影响，因此，对求美者进行常规的心理评估和必要的心理咨询，是医学美容实践中必须考虑的首要问题。本章主要介绍医学美容实践中对求美者进行心理评估和心理咨询的相关知识内容。本章的学习能够使大家了解美容心理咨询的原则、形式及过程，掌握及运用美容心理评估的方法、常用的美容心理测验。

第一节　美容心理评估

❀ **案例导入**

小李，女，19岁，大二学生，独生子女，家教严格，自尊心强，追求完美。上了大学后，周围的女同学经常谈论化妆、美容、减肥等话题，于是小李也开始关注自己的容貌。她觉得自己的长相不够出众，甚至有些丑：鼻子不高，眼睛不大，身材也有点胖。她听有些同学说现在用人单位都看外貌，身材、相貌比能力更重要。于是小李对自己的形象产生了焦虑，觉得自己的外形条件不够好，会影响未来找工作和找男朋友，从而引发了自卑、担忧、烦躁的情绪，甚至影响了学习成绩。小李想通过整容来改变容貌，所以来到医院的美容整形门诊进行咨询。

思考：

你怎么看待小李出现的心理困扰？是否需要对小李进行心理评估，应该采用哪些方法对其进行心理评估？

一、美容心理评估概述

（一）心理评估

心理评估就是应用心理学的理论和方法对个体的某一种心理现象进行系统、全面、深入的客观描述。

（二）美容心理评估

1. **概念**　美容心理评估是在美容医学实践过程中，运用心理学的理论和方法对求美者的心理特点和心理健康水平进行评价和估计的过程。美容心理评估的目的不同，评估的程序也有所不同，但基本程序是相似的。首先，要明确评估的目的是什么，希望通过评估达到什么目标；其次，要详细了解求美者心理问题的起因及发展、可能的影响因素、早年的生活经历、家庭背景等资料；再次，对求美者的一些特殊问题和重点问题进行深入了解和评估，这个过程常常要应用心理测验的方法；最后，将所获得的资料进行分析、处理，做出评估结论，并对相关人员解释评估结果。

2. 美容心理评估的作用

（1）鉴定和筛选求术者。求术者对美容手术效果的认同不是以单纯的症状解除、功能改善为标准，而是与求术者的心理因素密切相关的。术前期望值过高、医护人员与求术者之间缺乏沟通或沟通不当，都会导致求术者对手术效果不满意。如果单纯以完成手术为目的，而不充分考虑求术者的心理需求与客观条件的差距，可能会造成手术成功但美容失败的结局，并容易导致术后纠纷。因此，通过心理评估可以科学地分析求术者的心理状态，了解其求美需求及该需求与客观条件之间的差距，有利于美容工作者根据评估结果采取不同的对策，进行客观具体的形态美学引导，最终使求术者的求美需求得到满足。

另外，通过心理评估可以鉴别美容手术的心理学禁忌对象，出现以下情况的求术者是不能进行美容手术的：①心理过程不正常者，如因各种心理精神疾病导致的感觉、知觉、记忆、情绪、意志等出现障碍的求术者；②人格障碍病人，如偏执型人格障碍、冲动型人格障碍、强迫型人格障碍等；③求美动机不纯者，如企图通过面部整形逃避法律制裁者；④重度精神病病人，如心理异常者或经治疗后心理社会功能仍有严重损伤者。因此，美容医生在实施手术前应做好美容心理评估工作，避免为以上所述的美容手术的心理学禁忌对象进行手术，这将有效减少很多不必要的麻烦或纠纷。

（2）对求术者实施针对性的心理护理。在护理工作中，医护人员要了解求术者的心理活动和人格特征。单靠医疗护理而忽视对求术者的心理护理是做不好美容医疗护理工作的，要从根本上满足求术者的美容愿望，心理疏导往往更为有效。大多数求术者的求美动机较为强烈，他们常常会由于容貌的缺陷而忧虑不安、悲观失望。在求职、求学、恋爱中遭遇挫折时，求术者往往表现出情绪障碍，如易怒、悲观、懊恼、急躁，甚至出现焦虑、抑郁等负性情绪。在做好手术期常规护理的同时，医护人员应高度重视求术者的心理状态，做好沟通，遵循"护患共商"的原则，有针对性地做好个体化的心理护理。因此，医护人员应该搜集、整理、评估求术者的心理活动和人格特征，以便准确了解求术者的心理状态，同时制订相应的心理护理方案，以促进求术者心理和生理同期康复。

二、美容心理评估的方法

美容心理评估的方法主要有观察法、访谈法、心理测验法和个案法。

（一）观察法

观察法是在自然或接近自然的条件下，有目的、有计划地对求术者的行为和活动进行系统的观察，从而研究和了解其心理状态和活动规律，是为美容心理评估提供客观依据的方法。

观察法的优点是所获得的材料具有真实性、客观性、直接性和可靠性。观察法对被观察者的合作程度要求不高。观察法的缺点是观察结果的有效程度受观察者自身能力（如临床经验、敏感程度、观察态度、洞察能力和分析综合能力等）的制约，容易造成不同观察者得出的结果差异较大的情况。因此，在应用观察法时，观察者需要有一定的专业基础知识和经验，能从文化背景和社会风俗中观察行为和理解行为背后的意义。

观察法可以分为自然观察和控制观察、直接观察和间接观察。

1. 自然观察和控制观察　前者指在不加任何干涉的自然情景中对研究对象的行为直接进行观察和记录。后者指在预先设置的情景中进行观察。

2. 直接观察和间接观察　前者指直接通过观察者的感官进行观察。后者指观察者借助一定的仪器设备（如单向观察屏、摄像机、录音机、照相机等）进行观察。

观察的内容主要包括求术者的仪表（穿戴、举止、装束、表情等）、身体特征（高矮、胖瘦、畸形或其他特殊体形等）、情绪特征、语言特点、思维内容、人际沟通风格、言谈举止、兴趣爱好、在困难情景下的应对行为和策略等。

观察法的主要步骤：①确定观察内容；②明确观察的记录指标；③确定观察的先后顺序；④预先估计观察重点，必要时还需要补充观察。

（二）访谈法

访谈法又称交谈法、会晤法，是指访谈者围绕某一问题，通过会谈、访问、座谈等方式对求术者的心理特征和行为进行调查，获得求术者的资料并加以分析和研究的方法。访谈法是临床美容心理评估最基本的技术，它要求评估者有很好的访谈技术，能够通过语言沟通和非语言沟通与被评估者互动。

访谈的基本形式分为结构式访谈、非结构式访谈和半结构式访谈。结构式访谈是根据访谈目的预先编制好访谈提纲或者问题表，访谈时据此依次进行访谈。使用该方法进行访谈时重点突出、方法固定、省时高效；但是过于程序化，缺乏灵活性，容易遗漏相关信息。非结构式访谈是开放式谈话，访谈氛围轻松，被访谈者较少受到约束，能自由随意地表达，访谈者易于了解到一些额外的重要信息；但是交流话题比较松散，费时，效率较低。半结构式访谈介于结构式访谈和非结构式访谈之间，既有这两种方法的优点，又能较好地克服其不足，是临床应用较多的一种访谈方法。美容心理评估标准化访谈提纲见表 5-1-1。

表 5-1-1　美容心理评估标准化访谈提纲

内容	问题	目的
背景	你喜欢打扮得美丽而得体吗？	了解求美的背景
动机	你为什么要做生活美容或美容手术？	了解内在和外在的动机
期望	你希望达到何种美容效果？	了解期望值的高低
审美观	你认为什么样的人是最美的？	了解审美观念
容貌自我评价	你对自己的体态和容貌是如何评价的？	了解自我体像
情绪和容貌	你为自己的容貌烦恼过吗？	了解缺陷的影响
人际关系	你喜欢与他人交往吗？	了解容貌对行为和社会功能的影响

（三）心理测验法

1. 心理测验法的概念　心理测验法是定量的心理评估方法，需要依靠各种心理测验工具（即心理量表）对个体的心理特征（如人格、情绪、行为等）进行心理评估。心理测验法在心理评估中占有十分重要的地位，具有其他方法不可取代的作用。心理测验法可对心理现象的某些特定方面进行系统评定，测验一般采用标准化、数量化的原则，所得到的结果可以参照常模进行比较，避免了一些主观因素的影响，使结果更为客观。

2. 标准化心理测验的基本特征　标准化是心理测验最基本的要求。标准化体现在以下 2 个方面：一是对测验的编制、实施过程、计分方法和测验结果的解释都有明确一致的要求，如统一的指导语、测验内容、评分标准和常模材料；二是在实施过程中，不论谁使用测验量表，都要严格按照程序进行。

标准化心理测验的主要技术指标如下。

（1）常模。常模是指某种心理测验在某一人群中的测查结果的标准量数，即提供一个可比较的标准。某个人的某项测验的结果只有与这一标准比较，才能确定测验结果的实际意义。常模的形式主要有以下几种：均数、标准分、百分位、划界分、比率（或商数）等。

（2）信度。信度又称可靠度，指的是测量的一致性程度。一个好的测量工具必须稳定可靠，即多次测量的结果要保持一致，否则便不可信。信度检验结果用信度系数表示，数值为 –1 ~ +1。绝对值越接近 1，表明误差越小，测验结果越可靠；绝对值越接近 0，表明误差越大，测验结果越不可靠。信度检验有重测信度、分半信度和复本信度等。

（3）效度。效度指测验结果的有效性、正确性，即某种测验是否测查到所要测查的内容，在何种程度上测查了所要测查的内容。一个智力测验，若测验结果表明的确测到了被试者的智力，而且测准了被试者的智力水平，那么这个测验的效度就好，反之则不好。效度检验有内容关联效度、效标关联效度和结构关联效度等。

3. 心理测验的分类　无论是进行美容心理评估、美容疗效判断，还是进行心理咨询和治疗，都必须以心理测验为基础。在临床美容中，常用的心理测验包括能力测验、人格测验、症状评定量表和自我体像心理测验。

（1）能力测验。能力测验包括智力测验、发展量表和特殊能力测验等，是心理测验的一个重要方法。常用的智力量表有韦氏量表，比奈量表。适用于 3 岁以下儿童的发展量表有盖泽尔和贝利婴儿发展量表等。此外，还有对特殊能力（如绘画、音乐、手工等能力）的测验。本章仅介绍临床上常用的智力测验。

（2）人格测验。人格测验用于评定被试者的性格、气质、情绪、动机、兴趣、态度和价值观等人格方面的特点，如卡特尔 16 种人格因素问卷（Cattell 16 Personality Factor Questionnaire，16PF）、艾森克人格问卷（Eysenck Personality Questionnaire，EPQ）等，有的人格测验用于测验个体的病理性人格特点，如明尼苏达多相人格调查表（Minnesota Multiphasic Personality Inventory，MMPI）等。

（3）症状评定量表。症状评定量表主要用于评定个体的心理状态水平。常用的症状评定量表有 90 项症状自评量表（Symptom Checklist 90，SCL-90）、焦虑自评量表（Self-Rating Anxiety Scale，SAS）和抑郁自评量表（Self-Rating Depression Scale，SDS）。

（4）自我体像心理测验。目前，国内外主要使用的是田纳西自我概念量表（Tennessee Self-Concept Scale，TSCS）、女性肖像测试等。

4. 心理测验应遵循的原则　为了确保心理测验结果的准确性，在实施心理测验时应遵循以下原则。

（1）保密原则。保密原则是心理测验的道德标准，这一原则使得被试者的个人利益和隐私得到充分保护，主要包括测验工具保密和测验结果保密。

（2）标准化原则。在实施心理测验时，应选取标准化程度高和结构化强的心理量表。在选用国外引进的测验时，应尽可能选择经过我国修订的心理量表。

（3）目的性原则。应根据测验的目的和要求来选择测验量表。在实际工作中，也可能需要采用多种测验来满足不同的要求。

（4）客观性原则。测试者应选用自己熟悉并具有一定使用经验的测验量表。在给出评定结果时，测试者应综合所掌握的资料全面而慎重地进行考虑。

（四）个案法

个案法是以个人或个人组成的团体为对象的一种美容心理评估方法。个案法最早是医生通过了解病人病情及病人生活史来研究疾病的一种方法。个案法是研究美容心理学的重要工具，现广泛用于心理学、伦理学及社会学的研究。个案资料包括评估对象的家族史、疾病史、教育背景、人格发展、个人经历、工作情况、社会关系和当前心理状态等。个案研究是通过对个案进行系统而全面的研究，探寻隐藏在个案背后的规律性的东西。个案法的优点在于研究对象少，便于进行全面、系统及深入的研究。个案研究重视从一个个案结果推出有关现象的普遍意义。在临床研究中，典型病例的个案研究意义重大，有时可作为大规模抽样研究的准备阶段。当然，个案研究也有不足之处，因为个案研究的对象数量较少，所以研究结果是否具有代表性常受到质疑。

在美容实践中，美容心理评估所采用的方法常常是几种方法的综合。

知识链接

乔治·盖洛普——美国民意调查创始人

乔治·盖洛普是美国民意调查研究的创始人之一。他在 1935 年成立了美国民意调查研究所。盖洛普民意调查一般随机调查 1000 人左右。盖洛普认为，只有随机选择被提问的人，才能确保提问结果真正反映公众的意愿。使盖洛普一举成名的是 1936 年的总统大选，当时许多民意调查结果都显示罗斯福无法连任总统，只有盖洛普预测罗斯福能够连任。在 50 年的时间里，盖洛普民意调查研究所进行了 12 次总统选举调查，结果显示，盖洛普民意调查的准确率非常高。盖洛普民意调查之所以成功，在于他们深知并正确地运用了一个社会心理学原理——通过一个人的态度可以预测他的行为。

第二节　常用的美容心理测验

一、智力测验

1. 定义　智力是一般能力的综合。智力测验是评估个人一般能力的方法，它是根据有关智力概念和智力理论经标准化过程编制而成的。智力测验在临床上用途很广，不仅用于研究智力水平，而且用于研究其他病理情况（如神经心理）。

2. 智商（IQ）　智商是智力测验结果的量化单位，是用于衡量个体智力发展水平的一种指标。智商的计算方法有如下 2 种。

（1）比率智商。比率智商最初由 Terman 提出，计算方法是 $IQ = MA/CA \times 100$。公式中的 MA 为智龄，指智力所达到的年龄水平，即在智力测验上取得的成绩；CA 为实龄，指测验时的实际年龄；设定 MA 与 CA 相等时，IQ 为 100。例如，某儿童智力测验的 MA 为 10，CA 为 8，那么 IQ 为 125，说明该儿童的平均能力比同龄儿童的平均能力高。比率智商有一定的局限性，它不能应用于实龄为 16 岁以上的人，这是因为人们的实际年龄会与年俱增，而智力年龄并不会与年俱增，特别是到了一定年龄以后，智力年龄会产生稳定不前甚至下降的趋势，这样计算的结果就是 IQ 逐年降低，不能正确地反映出实际的智力水平。所以有人提出将公式中的实际年龄限制在 15 岁或 16 岁。

（2）离差智商。为了解决上述问题，韦克斯勒提出了离差智商，离差智商是用统计学中的均数和标准差计算出来的，表示被测验对象的成绩偏离同年龄组平均成绩的数量（以标准差为单位）。每个年龄组 IQ 的均值为 100，标准差为 15，这是依据测验分数的常态分配来确定的，计算公式是：$IQ = 15（X - M）/SD + 100$。公式中的 X 为被测验对象的实得分数，M 为被测验对象所在年龄组的平均分数，SD 为该年龄组分数的标准差。因此，韦克斯勒智力量表中的 IQ 实际上不是一个商数。当被测验对象的 IQ 为 100 时，表示他的智力属于中等智力水平；IQ 为 115，他的智力比一般人高一个标准差，为中上智力水平；IQ 是 85，表示他的智力比一般人低一个标准差，为中下智力水平。离差智商克服了比率智商受年龄限制的缺点，已成为通用的智商计算方法。

3. 智商与智力等级的关系　目前主要采用 IQ 分级方法对智力水平进行分级，这也是国际常用的分级方法。智力水平的等级名称与划分见表 5-2-1。

表 5-2-1　智力水平的等级名称与划分（按智商值划分）

智力水平的等级名称	韦氏量表（SD = 15）	比奈量表（SD = 16）
极优秀	130 以上	132 以上
优秀	120 ~ 129	123 ~ 131
中上	110 ~ 119	111 ~ 122
中等（平常）	90 ~ 109	90 ~ 110
中下	80 ~ 89	79 ~ 89
边缘（临界）	70 ~ 79	68 ~ 78
轻度智力缺损	55 ~ 69	52 ~ 67
中度智力缺损	40 ~ 54	36 ~ 51
重度智力缺损	25 ~ 39	20 ~ 35
极重度智力缺损	< 25	< 20

4. 常用的智力测验量表　智力测验是一种重要的心理诊断技术，它不仅能够对人的智力水平做出评估，还可以在某种程度上反映出病人的其他病理状况。因此，智力测验在临床工作中十分重要。

（1）比奈量表。1905 年，法国的比奈和助手西蒙编制了比奈量表，而比奈测验也是世界上第一个智力测验。我国目前正式使用的比奈量表是 1981 年北京大学吴天敏教授第三次修订的中国比奈测验量表，该量表的适用年龄是 2 ~ 18 岁，整个量表共 51 道题，每一岁有 3 道试题，该量表使用起来比较方便，测试所用的时间比较短。

（2）韦氏量表。该量表由美国的大卫·韦克斯勒编制，共有 3 套：韦氏成人量表，适用于 16 岁以上的成人；韦氏儿童量表，适用于 6 ~ 16 岁的儿童；韦氏幼儿量表，适用于 4 ~ 6 岁的幼儿。这 3 套量表是目前国际心理学界和医学界公认的最具权威性的智力测验工具。这 3 套量表已由我国心理学家龚耀先、张厚粲教授分别修订。其中，中国韦氏成人量表和中国韦氏幼儿量表由龚耀先教授修订完成，中国韦氏儿童量表由张厚粲教授修订完成。3 套量表均属于个别测验。

二、人格测验

人格测验多达数百种，由于所依据的人格理论不同，人格测验所采用的方法也有所不同。但总的来说，主要分为两大类：一类是结构明确的自陈量表，另一类为没有结构的投射量表。由于投射技术的实施、计分方法和结果解释太过复杂，非专业心理测试人员很难准确掌握，这里仅介绍几种常用的自陈量表。

（一）艾森克人格问卷（EPQ）

艾森克人格问卷（EPQ）是由英国心理学家艾森克夫妇共同编制的，它有成人问卷和儿童问卷2种。1983年，龚耀先主持修订了儿童和成人2套全国问卷，成人问卷（适用于16岁以上的成人）和儿童问卷（适用于7~15岁儿童）均为88个项目。与此同时，北京大学的陈仲庚也建立了EPQ的成人北京常模，陈仲庚修订的EPQ有85个项目。

EPQ由3个人格维度量表（E量表、N量表、P量表）和1个效度量表（L量表）组成。

E量表：外向或者内向。分数高表示人格外向，如好交际、渴望刺激和冒险、易冲动。分数低表示人格内向，如好静、富于内省、不喜欢刺激、喜欢有秩序的生活方式等。

N量表：神经质。N量表用于测试情绪的稳定性。分数高表示焦虑、情绪不稳定、忧心忡忡、郁郁不乐，有较强烈的情绪反应，甚至出现不够理智的行为。分数低则表示情绪反应一般，迟钝。

P量表：精神质。精神质并非指精神病，精神质在所有人身上都存在，只是程度不同。但如果某人表现出明显的高分，则易发展成行为异常，如孤独、不关心他人、难以适应外部环境、不近人情、对别人不友好、喜欢寻衅搅扰、喜欢干奇特的事情、不顾危险。

L量表：测定被试者的掩饰、假托或自身隐蔽，或者其朴实、幼稚水平。在国外，高分表明掩饰、隐瞒；在我国，高分的意义仍未明了，但如果分数过高，则证明此次测验的可靠性较差。

（二）明尼苏达多相人格调查表（MMPI）

为了调查精神病人的病前个性特征，人们编制了明尼苏达多相人格调查表（MMPI），后来经过不断修订，发展成为人格量表。

MMPI共包括566个自我报告形式的题目，其中1~399题是与临床量表有关的，其他题目与一些研究量表有关。在临床工作中，MMPI分为4个效度量表（包括疑问量表、说谎量表、诈病量表、校正量表）和10个临床量表（包括疑病量表、抑郁量表、癔症量表、精神病态量表、男子气或女子气量表、妄想量表、精神衰弱量表、精神分裂量表、轻躁狂量表、社会内向量表）。MMPI在临床中的作用主要是协助医生了解病人的精神状态及病情的轻重。在实际应用中，MMPI 也可用于评估和研究正常人群的心理卫生与人格特征。

（三）卡特尔 16 种人格因素问卷（16PF）

卡特尔 16 种人格因素问卷（16PF）是美国人格心理学家卡特尔根据人格特质学说，采用因素分析法编制而成的。他将特质看作建造人格的砖块，并认为根源特质是人格的元素。经过多年研究，他确定了 16 种人格因素，通过这 16 种人格因素就可以了解一个人的人格。16PF 由 187 道题目构成，可对人的 16 种性格特质进行测量，可作为了解心理障碍的个性原因及心身疾病诊断的重要手段之一。16PF 对人才的选拔和培养也具有参考价值。16 种人格因素的名称与特征见表 5-2-2。

表 5-2-2　16 种人格因素的名称与特征

因素	名称	低分者的特征	高分者的特征
A	乐群性	缄默、孤独、冷漠	乐群、外向、热情
B	聪慧性	迟钝、浅薄、抽象思考能力弱	聪慧、富有才识、善于抽象思考
C	稳定性	情绪激动、易烦恼	情绪稳定、成熟、能面对现实
E	恃强性	谦虚、顺从、通融、恭顺	好强、固执、独立
F	兴奋性	严肃审慎、冷静寡言	轻松兴奋、随遇而安
G	有恒性	敷衍、缺乏奉公守法的精神	有恒负责、做事尽职
H	敢为性	畏缩退却、缺乏自信	敢于冒险、少有顾虑
I	敏感性	理智、看重实际、自食其力	敏感、感情用事
L	怀疑性	信赖随和、易与人相处	怀疑、刚愎自用、固执己见
M	幻想性	现实、合乎常规、力求妥善和合理	幻想、狂放不羁
N	世故性	坦白、直率、天真	精明能干、世故
O	忧虑性	安详、沉着、有自信	忧虑、抑郁、烦恼多
Ql	实验性	保守、服从传统	自由、不拘于常规
Q2	独立性	依赖、随群附众	自主、自强、当机立断
Q3	自律性	矛盾、不明大体	知己知彼、自律严谨
Q4	紧张性	心平气和	紧张、困惑、激动挣扎

三、症状评定量表

（一）90项症状自评量表（SCL-90）

90项症状自评量表（SCL-90）由德若伽提斯编制，由90个反映常见心理症状的项目组成，主要包含感觉、情感、思维、人际关系、生活习惯等内容。该量表可评定一个人在特定时间（通常是最近1周）有无各种心理症状及其严重程度。每个项目均采用5级评分制，分别是没有、很轻、中度、偏重、严重，由被试者根据自己最近1周的情况和体会对各项目选择恰当的评分。

评定结果的分析以总平均水平、各因子的水平及表现突出的因子为依据，借以了解被试者问题的范围、表现及严重程度等。SCL-90可进行追踪性测查，以观察被试者的病情发展或评估治疗效果。

SCL-90的具体分析指标如下。①总分：将所有项目评分相加所得到的分数。②阳性项目数：大于或等于2的项目数。③因子分：将各因子的项目评分相加得到因子粗分，再将因子粗分除以因子项目数，即得到因子分。根据总分、阳性项目数、因子分等评分结果可判定被试者是否有阳性症状及其严重程度，或是否需要进一步检查。因子分越高，反映的症状越多，则被试者的障碍越严重。

SCL-90的因子分和总分的解释：根据全国常模结果，如果总分超过160分，或阳性项目数超过43项，或任一因子分超过2分，可考虑筛查结果阳性，需进一步检查。

10个因子的名称、项目数及含义如下。

（1）躯体化。躯体化包括1、4、12、27、40、42、48、49、52、53、56、58，共12项，主要反映主观的身体不舒适感。

（2）强迫。强迫包括3、9、10、28、38、45、46、51、55、65，共10项，主要反映强迫症状。

（3）人际敏感。人际敏感包括6、21、34、36、37、41、61、69、73，共9项，主要反映个人的不自在感和自卑感。

（4）抑郁。抑郁包括5、14、15、20、22、26、29、30、31、32、54、71、79，共13项，主要反映抑郁症状。

（5）焦虑。焦虑包括2、17、23、33、39、57、72、78、80、86，共10项，主要反映焦虑症状。

（6）敌意。敌意包括11、24、63、67、74、81，共6项，主要反映敌对表现。

（7）恐怖。恐怖包括13、25、47、50、70、75、82，共7项，主要反映恐怖症状。

（8）偏执。偏执包括 8、18、43、68、76、83，共 6 项，主要反映猜疑和关系妄想等精神症状。

（9）精神病性。精神病性包括 7、16、35、62、77、84、85、87、88、90，共 10 项，主要反映幻听、被控制感等精神分裂症症状。

（10）附加项。附加项包括 19、44、59、60、64、66、89，共 7 项，主要反映睡眠和饮食情况。

90 项症状自评量表（表 5-2-3）

指导语：下面有 90 个测验项目，列出了有些人可能会有的问题，请仔细阅读每一个项目，然后根据自己最近 1 周以内的实际感觉选择适合的答案，请不要漏掉问题。

SCL-90 的每一个项目均采用 5 级评分制，具体如下。

（1）没有。自觉无该项问题。

（2）很轻。自觉有该项症状，但对被试者并无实际影响，或者影响轻微。

（3）中度。自觉有该项症状，对被试者有一定影响。

（4）偏重。自觉有该项症状，对被试者有相当程度的影响。

（5）严重。自觉该症状的频度和强度都十分严重，对被试者的影响严重。

表 5-2-3　90 项症状自评量表

项　目	选　择
1. 头痛	1-2-3-4-5
2. 神经过敏，心中不踏实	1-2-3-4-5
3. 头脑中有不必要的思想或字句盘旋	1-2-3-4-5
4. 头昏或昏倒	1-2-3-4-5
5. 对异性的兴趣减退	1-2-3-4-5
6. 对旁人求全责备	1-2-3-4-5
7. 感到别人能控制您的思想	1-2-3-4-5
8. 责怪别人制造麻烦	1-2-3-4-5
9. 忘性大	1-2-3-4-5
10. 担心自己衣饰不整及仪态不端庄	1-2-3-4-5
11. 容易烦恼和激动	1-2-3-4-5

续表

项　目	选　择
12．胸痛	1-2-3-4-5
13．害怕空旷的场所或街道	1-2-3-4-5
14．感到自己精力下降，活动减慢	1-2-3-4-5
15．想结束自己的生命	1-2-3-4-5
16．听到旁人听不到的声音	1-2-3-4-5
17．发抖	1-2-3-4-5
18．感到大多数人都不可信任	1-2-3-4-5
19．胃口不好	1-2-3-4-5
20．容易哭泣	1-2-3-4-5
21．同异性相处时感到害羞、不自在	1-2-3-4-5
22．感到受骗、中了圈套或有人想抓住您	1-2-3-4-5
23．无缘无故地突然感到害怕	1-2-3-4-5
24．自己不能控制地大发脾气	1-2-3-4-5
25．害怕单独出门	1-2-3-4-5
26．经常责怪自己	1-2-3-4-5
27．腰痛	1-2-3-4-5
28．感到难以完成任务	1-2-3-4-5
29．感到孤独	1-2-3-4-5
30．感到苦闷	1-2-3-4-5
31．过分担忧	1-2-3-4-5
32．对事物不感兴趣	1-2-3-4-5
33．感到害怕	1-2-3-4-5
34．您的感情容易受到伤害	1-2-3-4-5
35．旁人能知道您的私下想法	1-2-3-4-5
36．感到别人不理解您、不同情您	1-2-3-4-5
37．感到人们对您不友好，不喜欢您	1-2-3-4-5
38．做事必须做得很慢，以保证做得正确	1-2-3-4-5

项　目	选　择
39．心跳得很厉害	1-2-3-4-5
40．恶心或胃部不舒服	1-2-3-4-5
41．感到比不上他人	1-2-3-4-5
42．肌肉酸痛	1-2-3-4-5
43．感到有人在监视您、谈论您	1-2-3-4-5
44．难以入睡	1-2-3-4-5
45．做事必须反复检查	1-2-3-4-5
46．难以做出决定	1-2-3-4-5
47．怕乘电车、公共汽车、地铁或火车	1-2-3-4-5
48．呼吸有困难	1-2-3-4-5
49．一阵阵发冷或发热	1-2-3-4-5
50．因为感到害怕而避开某些东西、场合或活动	1-2-3-4-5
51．脑子变空了	1-2-3-4-5
52．身体发麻或刺痛	1-2-3-4-5
53．喉咙有梗塞感	1-2-3-4-5
54．感到前途没有希望	1-2-3-4-5
55．不能集中注意力	1-2-3-4-5
56．感到身体的某一部分软弱无力	1-2-3-4-5
57．感到紧张或容易紧张	1-2-3-4-5
58．感到手或脚很重	1-2-3-4-5
59．想到死亡的事	1-2-3-4-5
60．吃得太多	1-2-3-4-5
61．当别人看着您或谈论您时，您感到不自在	1-2-3-4-5
62．有一些不属于您自己的思想	1-2-3-4-5
63．有想打人或伤害他人的冲动	1-2-3-4-5
64．醒得太早	1-2-3-4-5
65．必须反复洗手、清点数目或触摸某些东西	1-2-3-4-5

项　目	选　择
66．睡得不安稳、不深	1-2-3-4-5
67．有想摔坏或破坏东西的冲动	1-2-3-4-5
68．有一些别人没有的想法或念头	1-2-3-4-5
69．感到对别人神经过敏	1-2-3-4-5
70．在商店或电影院等人多的地方感到不自在	1-2-3-4-5
71．感到任何事情都很困难	1-2-3-4-5
72．一阵阵恐惧或惊恐	1-2-3-4-5
73．感到在公共场合吃东西很不舒服	1-2-3-4-5
74．经常与人争论	1-2-3-4-5
75．单独一人时神经很紧张	1-2-3-4-5
76．别人对您的成绩没有做出恰当的评价	1-2-3-4-5
77．即便和别人在一起也感到孤单	1-2-3-4-5
78．感到坐立不安、心神不定	1-2-3-4-5
79．感到自己没有什么价值	1-2-3-4-5
80．感到熟悉的东西变得陌生或不像是真的	1-2-3-4-5
81．大叫或摔东西	1-2-3-4-5
82．害怕会在公共场合昏倒	1-2-3-4-5
83．感到别人想占您的便宜	1-2-3-4-5
84．为一些有关"性"的想法而苦恼	1-2-3-4-5
85．您认为自己应该因为过错而受到惩罚	1-2-3-4-5
86．想尽快把事情做完	1-2-3-4-5
87．感到自己的身体有严重问题	1-2-3-4-5
88．从未感到和其他人很亲近	1-2-3-4-5
89．感到自己有罪	1-2-3-4-5
90．感到自己的脑子有毛病	1-2-3-4-5

（二）抑郁自评量表（SDS）

抑郁自评量表（SDS）由 Zung 于 1965 年编制。量表由 20 项与抑郁有关的条目组成，采用 4 级评分方式。该量表使用方法简便，能全面、准确、迅速地反映被试者抑郁的有关症状、严重程度和变化。该量表适用于有抑郁症状的成人，也可用于流行病学的调查。

评分：SDS 共有 20 个评定项目，每个项目采用 1～4 级计分法。其中，2、5、6、11、12、14、16、17、18、20 项为反向计分。把 20 道题的得分相加得到总粗分，总粗分乘以 1.25 后所得的整数部分为标准分。一般认为，标准分小于 53 分为无抑郁，53～62 分为轻度抑郁，63～72 分为中度抑郁，大于 72 分为重度抑郁。

抑郁自评量表（表 5-2-4）

请您按照自己最近 1 周以来的实际情况做出选择。有 4 种表示不同程度的选项：1——没有或偶尔有，2——少部分时间有，3——大部分时间有，4——绝大部分时间有。

表 5-2-4　抑郁自评量表

项　目	选　择
1. 我觉得闷闷不乐，情绪低沉	1-2-3-4
2. 我觉得一天之中早晨最好	1-2-3-4
3. 我会一阵阵哭出来或觉得想哭	1-2-3-4
4. 我晚上睡眠不好	1-2-3-4
5. 我吃得跟平时一样多	1-2-3-4
6. 我与异性密切接触时和以往一样感到愉快	1-2-3-4
7. 我发觉我的体重在下降	1-2-3-4
8. 我有便秘的苦恼	1-2-3-4
9. 我的心跳比平时快	1-2-3-4
10. 我无缘无故地感到疲劳	1-2-3-4
11. 我的头脑像平常一样清醒	1-2-3-4
12. 我觉得经常做的事情并没有困难	1-2-3-4
13. 我觉得不安且平静不下来	1-2-3-4
14. 我对将来抱有希望	1-2-3-4

项　　目	选　　择
15. 我比平时更容易生气和激动	1-2-3-4
16. 我觉得做出决定是容易的	1-2-3-4
17. 我觉得自己是个有用的人，有人需要我	1-2-3-4
18. 我的生活过得很有意思	1-2-3-4
19. 如果我死了，我认为别人会生活得好些	1-2-3-4
20. 平常感兴趣的事，我照样感兴趣	1-2-3-4

（三）焦虑自评量表（SAS）

焦虑自评量表（SAS）用于评定焦虑病人的主观感受。评分不受年龄、性别、经济状况等因素的影响，但如果被试者的文化程度较低或智力水平较差，则不能进行自评。

评分：SAS 共有 20 个评定项目，每个项目采用 1~4 级计分法。其中，5、9、13、17、19 项为反向计分。各项目累计的分数即为粗分，粗分乘以 1.25 后的整数部分为标准分。按照中国常模结果，SAS 标准分的分界值为 50 分，小于 50 分为无焦虑，50~59 分为轻度焦虑，60~69 分为中度焦虑，大于 69 分为重度焦虑。

焦虑自评量表（表 5-2-5）

请您仔细阅读每一项，根据您最近 1 周的实际感觉做出回答。有 4 种表示不同程度的选项：1——没有或偶尔有，2——少部分时间有，3——大部分时间有，4——绝大部分时间有。

表 5-2-5　焦虑自评量表

项　　目	选　　择
1. 我觉得比平常容易紧张和着急	1-2-3-4
2. 我无缘无故地感到害怕	1-2-3-4
3. 我容易心里烦乱或觉得惊恐	1-2-3-4
4. 我觉得我可能要发疯	1-2-3-4
5. 我觉得一切都很好，也不会发生什么不幸	1-2-3-4

项　目	选　择
6. 我的手脚发抖	1-2-3-4
7. 我因为头痛、颈痛和背痛而苦恼	1-2-3-4
8. 我感觉自己很容易衰弱和疲乏	1-2-3-4
9. 我觉得心平气和，并且容易安静地坐着	1-2-3-4
10. 我觉得心跳得很快	1-2-3-4
11. 我因为一阵阵头晕而苦恼	1-2-3-4
12. 我之前晕倒过，或觉得要晕倒似的	1-2-3-4
13. 我能很容易地吸气和呼气	1-2-3-4
14. 我感到手脚麻木和刺痛	1-2-3-4
15. 我因为胃痛和消化不良而苦恼	1-2-3-4
16. 我常常要小便	1-2-3-4
17. 我的手脚常常是干燥且温暖的	1-2-3-4
18. 我的脸既红又热	1-2-3-4
19. 我容易入睡，并且一夜都睡得很好	1-2-3-4
20. 我做噩梦	1-2-3-4

四、自我体像心理测验

（一）田纳西自我概念量表（TSCS）

田纳西自我概念量表（TSCS）由美国心理学家费茨于 1965 年编制。该量表的中文版本由中国台湾的林邦杰于 1978 年修订，具有较好的信效度。该量表共 70 个题目，包含自我概念的 2 个维度和综合状况，共有 10 个因子。结构维度：自我认识、自我满意、自我行动。内容维度：生理自我、道德自我、心理自我、家庭自我、社会自我。综合状况：自我总分和自我批评。前 9 个因子的得分越高，自我概念越积极；自我批评得分越高，自我概念越消极。该量表适用于 12 岁及 12 岁以上的被试者。

（二）女性肖像测试

女性肖像测试是让被试者在一张白纸上画出一个女性人体，2 名以上的测试人员通过观察画中女性的乳房曲线和体像的优劣，对被试者进行体像测试的评分。评分按照好、较好、中等、较坏、坏 5 个等级进行划分。在体像的判断方面，如果人体扭曲或缺失了身体的某个部分，或者画像非常小，或不集中，或与男人很相像，则给予低分，表明被试者存在体像障碍。

第三节　美容心理咨询

个体由于容貌和形体上的缺陷产生心理问题，或容貌和形体没有欠缺，但由于种种原因导致个体因认知出现偏差而产生心理问题，就会影响个体心身的健康发展，此时，美容心理咨询技术的应用是非常必要的。

❀ 案例导入

小王是某美容医院的实习生，在实习过程中，小王遇到一位即将接受鼻部整形手术的中年妇女张某。张某最近几天的脾气变得很暴躁，常会因为一点小事对医生发脾气且不配合医生。在与张某交谈时，小王发现张某眉头紧锁，眼睑和手指不自主地震颤，经询问，张某表示自己对手术非常担心，担心手术出现意外，担心术后创伤恢复得慢或留下瘢痕，担心手术留下后遗症，担心手术失败而变得更丑，担心被同事或朋友议论和嘲笑……为此她深感紧张、焦虑和不安，心情很烦躁。小王立即将张某的情况向带教医生反映，经过带教医生的 SAS 测评，张某这种情况属于术前焦虑。

思考：

结合前面两节内容，小王和带教医生运用了心理评估的哪些方法？根据带教医生对张某的诊断结果，下一步应采用哪些调节方法？

一、美容心理咨询概述

（一）心理咨询和美容心理咨询

1. 心理咨询　心理咨询是指心理咨询师运用相关的心理学理论和方法解决来访者

的心理问题，从而维护和增进来访者的心身健康，促进其个性发展和潜能开发的过程。开发人的潜能、增进心身健康、提高生活质量、实现自我完善是心理咨询的宗旨。

心理咨询的服务对象可分为 3 类。①一般心理问题的个体：精神正常，但遇到了与心理有关的现实问题并请求帮助的人群。②严重心理问题的个体：精神正常，但心理健康出现问题并请求帮助的人群。③特殊个体：即神经症性心理问题和临床治愈期或潜伏期的精神病病人。对于特殊个体，需要帮助他们恢复社会功能，防止疾病复发。

2. 美容心理咨询　美容心理咨询是美容心理咨询师通过心理咨询的技术和方法与求美者交谈、讨论，帮助求美者提高认知水平、改善情绪状态、解决心理问题、完善自我的心理咨询过程。

目前，在生物－心理－社会医学模式的指导下，单纯的生物学美容已经不能适应人们日益发展的审美心理的需求，美容心理咨询作为重要的技术手段被广泛应用到美容医学实践之中，心理美容作为独立的美容技术也在美容心理咨询中发挥着重要的作用。

美容心理咨询不同于一般的美容咨询。一般的美容咨询包括一切与美容相关的咨询活动，如美容技术、美容种类、各种美容手术的适应证等，它的对象可以是美容受术者，也可以是希望了解美容业的普通人。而美容心理咨询则是心理咨询学和美容医学交叉的学科，特点在于"心理性"，作用是帮助那些在容貌审美方面存在心理问题及美容手术前或手术后心理不适应的求美者。具体地说，美容心理咨询的对象包括 4 种：自我体像认知错误者；美容手术前有不良情绪者；美容手术后有不适应者；希望通过心理调节达到美容效果者。美容心理咨询只能解决心理问题和轻度的心理障碍，而患有神经症、人格障碍、精神疾病等心理异常的求美者则需要求助于专业的心理治疗。

（二）美容心理咨询的基本原则

1. 保密原则　保密原则是美容心理咨询中最为重要的原则，它要求美容心理咨询师尊重和尽可能地保护求美者的隐私。但是，也有特殊情况：当有人想要通过改换容貌来逃避法律的制裁时，应尽快报警，以免其逃离；当求美者有明显的心理障碍，甚至出现自杀意图时，应及时告知家属，防止意外发生。

2. 助人自助原则　美容心理咨询的目标是帮助自我体像认知偏差的求美者悦纳自我，增强自信，纠正体像的认知偏差。

3. 价值观中立原则　美容心理咨询师应该承认多元化价值取向存在的权利，不要有意无意地将自己的审美观强加于求美者，以免影响术后满意度。

4. 灵活性原则　美容心理咨询师应在不违反其他咨询原则的前提下，视具体情况，灵活地运用各种心理咨询理论、方法，采用灵活的步骤，以取得最佳的咨询效果。

（三）美容心理咨询的作用

1. 提高人们自我体像的认知　部分个体对自己容貌或形体的认识和评价存在一些偏差，对自己容貌或形体的某些不足过分注意，造成自我体像的错误认知，进而产生自卑心理，影响心理健康。通过美容心理咨询可以纠正这些认识偏差，提高人们对自我体像的认识和审美评价能力，形成正确的自我体像，促进心理健康。

2. 正确引导人们的求美行为　随着社会的不断发展，人们对美的感受和求美、爱美的欲望不断提高。美容心理咨询可以促进人们求美行为的健康发展，即不仅注重美化外表，更注重美化心灵。

3. 可以作为美容手术的辅助手段　求美者主要是想通过手术解决容貌问题，但部分求美者存在不同程度的心理问题或心理障碍，如果这些问题不能得到有效解决，将对手术的效果产生不利影响。因此，在美容手术前后，对存在心理问题或认知偏差的求美者进行必要的美容心理咨询，可以提高手术效果的满意度，避免医患纠纷的发生。

二、美容心理咨询的形式和实施过程

（一）美容心理咨询的形式

按照不同的划分标准，可以将美容心理咨询分为若干种形式。例如，按咨询对象的多少主要分为个别咨询和团体咨询；按咨询的途径主要分为门诊咨询、现场咨询、信件咨询、电话咨询、网络咨询和专栏咨询。

1. 以咨询对象的数量为标准进行划分

（1）个别咨询。个别咨询指美容心理咨询师与求美者之间的单独咨询，它是美容心理咨询最主要的形式。个别咨询的优点是针对性强、保密性好、咨询效果明显，但咨询成本较高，需要双方投入较多的时间、精力。

（2）团体咨询。团体咨询又称集体咨询、小组咨询，是由有关美容咨询机构根据求美咨询者所提出的美容心理问题，按性质将他们分成若干小组，美容心理咨询师同时对多个求美者进行咨询。团体咨询是通过小组讨论，引导、帮助求美咨询者解决共同存在的美容心理问题的一种形式。团体咨询的优点是咨询面广、咨询成本低，对某些美容心理问题或美容心理障碍的咨询效果明显优于个别咨询；不足之处是同一类问题可能因个体差异而表现出明显的个体性，而单纯的集体咨询往往难以兼顾个体的特殊性。因此，在集体咨询之外还应辅以个别咨询。

2．以咨询途径为标准进行划分

（1）门诊咨询。门诊咨询是美容心理咨询中最常见的方式。门诊咨询多由美容心理咨询师与求美者面对面进行，并根据求美者的自诉，选择相应的美容心理评估方法，再对评估结果进行分析和诊断，进而提出一定的指导性建议。门诊咨询的优点是，一对一的面谈可以消除求美者的顾虑，使咨询不断深入。门诊咨询是一种通过双向交流来探讨美容心理问题的方法，一般效果较好。但门诊咨询对路途遥远的求美者来说不太方便。

（2）现场咨询。现场咨询指美容心理咨询师到现场进行咨询的方式。美容心理咨询师深入某些场所（如社区、大型商场、公共活动中心等人流密集的地点）对求美者提出的有关美容心理方面的各种问题给予咨询和帮助。现场咨询对那些由于各种原因不能到门诊咨询的求美者最为合适。

（3）信件咨询。美容心理咨询师针对求美者通过来信或电子邮件描述的情况或提出的有关美容心理问题，以回信或回电子邮件的方式进行解答和疏导。信件咨询的优点是简单方便，尤其适合异地的求美者及一些有美容心理问题但又羞于与美容心理咨询师见面的咨询者；缺点是此种咨询方法因信息了解有限、交流有限、引导方式有限，效果一般。

（4）电话咨询。求美者可以通过打电话的方式向美容心理咨询师咨询美容心理问题。虽然电话咨询在交流的自由度方面比信件咨询要大一些，但是由于美容心理咨询师与求美者之间缺少面对面的直接交流，难以对求美者进行准确的心理评估，只能给他们一定的启示，很难全面地解决其美容心理问题。

（5）网络咨询。网络咨询指求美者借助互联网进行美容心理咨询。网络咨询打破了地域的限制，受时空影响较小，所以普及速度很快。求美者用这种咨询方式既可以提出所要咨询的问题，又可以减少某种窘迫感，因此广受欢迎。

（6）专栏咨询。专栏咨询指美容心理咨询师针对公众关心的一些较为普遍的美容心理问题，通过报刊、电台、电视台等大众传播媒介进行专题讨论和答疑。随着互联网的发展，专栏咨询又逐渐扩展到专门的网站或网页上。专栏咨询便于普及美容心理卫生知识，影响面广，缺点是针对性差。

以上各种美容心理咨询方式是互为补充、互相促进的，如许多求美者通过专栏咨询了解了自己的美容心理问题或症状，再进行门诊咨询、信件咨询、电话咨询或网络咨询。对于现场咨询中发现的存在心理问题和轻度美容心理障碍的求美者，要建议他们进行门诊咨询；对于患有人格障碍、精神疾病等心理异常的求美者，则需要求助于专业的心理治疗师。

（二）美容心理咨询的实施过程

美容心理咨询过程是美容心理咨询工作者帮助求美者解决美容心理问题的过程。无论采用哪种咨询技术，无论咨询多少次、多长时间，一般工作过程应包括4个阶段：建立关系、收集资料阶段，分析与诊断阶段，制订与实施咨询方案阶段，巩固结束阶段。

1. 建立关系、收集资料阶段

（1）建立良好的咨询关系。良好咨询关系的建立是心理咨询成败的重要条件，每一位求美者都希望自己的问题得到解决，他们往往把这种希望寄托在美容心理咨询师身上。基于这种需要，美容心理咨询师首先要和求美者进行情感交流，这种交流的关键是美容心理咨询师要以真诚、尊重、理解、共情的态度对待求美者，以便建立互相信任的关系，营造良好氛围。一般而言，美容心理咨询师应热情自然地接待来访者，并简单介绍心理咨询的性质和原则，特别要讲明尊重隐私的保密性原则。

（2）收集相关资料。

1）要收集的资料的内容。①一般资料，包括：姓名、性别、年龄、民族、文化水平、职业、兴趣爱好、身体状况、社会环境、人际关系、体像、容貌状态及自我评价等。②主要问题，包括：求美者目前究竟被什么问题所困扰，问题的严重程度如何，问题持续的时间有多久，问题产生的原因是什么，问题和哪些人相关，事情是如何演变的，想要达到的咨询目的是什么。③背景资料，指与来访问题相关的个人成长史。

2）收集资料的途径。①会谈。会谈就是与求美者进行交谈。交谈是美容心理咨询的主要方法，通过交谈可以收集资料、实施心理指导和治疗。②对求美者进行观察。与求美者接触和交谈的同时，可以观察和了解求美者的心理状态和行为特点。观察内容包括：求美者的外表与行为、认知过程及功能、思维方式、情绪状态、人格特征等。③体格检查与容貌判断。体格检查包括一般的健康检查和神经系统的常规检查。此外，对容貌缺陷者是否存在客观的缺陷，也应给予较为准确的判断。④神经系统检查与心理测验。对于一些有阳性神经系统体征的人，还要进一步给予神经系统检查。心理测验可以根据求美者的具体情况选择使用。

2. 分析与诊断阶段　此阶段主要是美容心理咨询师对已经获取的求美者的信息认真地进行审慎性的分析、整理、综合、比较和抽象概括，从而系统地、具体地掌握求美者的美容心理问题的类型、严重程度、意义和本质。例如，美容心理咨询师要确定求美者的问题属于何种类型，是学习和工作中的问题，还是生活中的人际关系问题，又或者是青春期发育的问题。美容心理咨询师还要确定求美者的心理问题的严重程度，是一般的情绪不安、心理失衡，还是人格障碍、神经症、精神病等。以上问题都是分析与诊断阶段必须明晰的问题。美容心理咨询师可以为求美者做心理测验，利用自己的专业知识综合以上情况进行分析后，对求美者做出准确的心理学评估，这样就可以顺利进入第三阶段。

3. 制订与实施咨询方案阶段　此阶段是美容心理咨询的核心阶段。

（1）制订咨询方案。咨询方案有助于满足求美者的知情权，使咨询双方明确行动方向和目标，便于操作、检查及总结经验和教训。美容心理咨询师要为求美者制订一个切实可行的、具体的咨询方案。一般来讲，咨询方案包括：咨询目标的确立；咨询双方各自特定的责任、权利和义务，如严格遵守保密原则；咨询的次数和时间安排，一般每周1～2次，每次50分钟；咨询的具体方法、过程和原理；咨询效果及评价手段；咨询费用，严格按照国家规定的收费标准执行；其他问题及有关说明等。

（2）实施咨询方案。尽管求美者的具体心理问题是各式各样的，美容心理咨询师擅长的咨询理论与流派不尽相同，个性习惯也各不相同，但都可以根据以下3个方法进行咨询。①调动求美者的积极性。②启发、引导、支持、鼓励求美者。③消除妨碍咨询的因素。在美容实践中，求美者的自我领悟、自我完善是一个循序渐进的长期过程，美容心理咨询师只是一个教育者、引导者和启发者。例如，对因容貌缺陷引起的情绪困惑者，可以采用认知调节法，即根据具体情况，由浅入深、由点至面地使求美者逐渐理解容貌缺陷的医学审美意义及评价，提高求美者对美容治疗的信心，使求美者主动配合治疗；对有审美偏差的求美者，可采用支持疗法，以真诚的语言、生动的事例向他们展示美好的前景，给予求美者情感支持，消除求美者自卑或绝望的心理，以提高求美者的社会适应能力。

4. 巩固结束阶段　当美容心理咨询取得预期效果后，美容心理咨询师需要对整个心理咨询过程进行总结性的评价。

（1）做好回顾和总结。在咨询结束前，美容心理咨询师要与求美者进行一次全面讨论，使求美者对自己有一个更清楚的认识，进一步了解问题的前因后果，明确今后的努力方向。

（2）帮助求美者运用所学经验。美容心理咨询师要指导求美者把在咨询过程中学到的知识和分析问题、解决问题的技巧灵活运用到今后的日常生活、学习和工作中，使求美者能够举一反三地独立解决问题，从而实现心理咨询"助人自助"的终极目标。

（3）处理离别。经过若干次咨询，有些求美者可能会对美容心理咨询师产生依赖感，因而不愿结束咨询。对依赖性强的求美者可采取逐渐结束的方法：逐渐缩短咨询时间，延长咨询间隔，在不知不觉中让求美者接受离别。有时可明确停止日期，但必须提前告知求美者，使求美者在思想上有所准备。

（4）追踪和随访。咨询结束后，美容心理咨询师在可能的情况下，应通过一些有效方式对求美者心理行为的变化进行追踪和随访，以便总结经验，提高心理咨询的水平，促进美容心理咨询师的成长。

三、美容心理咨询师应具备的基本条件

（一）专业知识、技能方面

美容心理咨询师要具备美容心理咨询的专业能力。不是所有的美容医务人员都能做心理咨询，一般的心理咨询师也不一定能够从事美容心理咨询。美容心理咨询师应该有心理学、医学心理学、社会学、精神病学、医学美学与人体美学等方面的基础，具备美容医学和心理咨询学两个方面的基本知识，同时还要掌握一定的心理咨询理论、方法、技术和技巧，并经过心理咨询的专门训练。如果缺乏心理咨询的基本知识和技能，咨询不仅达不到目的，反而可能会引发或加重求美者的心理问题。

（二）职业道德方面

（1）美容心理咨询师应当提高业务素质，遵守执业规范，为社会公众提供专业化的心理咨询服务。

（2）美容心理咨询师不得从事心理治疗或者精神障碍的诊断、治疗。

（3）发现接受咨询的人员可能患有精神障碍时，应当建议其到符合规定的医疗机构就诊。

（三）心理品质方面

美容心理咨询师的个人因素对咨询效果有直接的影响。因此，美容心理咨询师应具备以下心理品质：较高的心理健康水平、敏锐的观察力、灵敏的感受性、较强的语言驾驭能力、清晰的自我意识。

（四）积极维护来访者的利益

就目前的情况看，美容心理咨询还没有专门的机构，一般是由美容医生来做（从严格意义上说，很多美容医生做的不是真正的心理咨询）。在咨询的过程中，涉及求美者是否做过手术或需要通过何种手术来解决心理问题时，美容心理咨询师应该客观地考虑

手术的必要性，在提出美容手术的建议时，也应该尽量减轻求美者的经济负担。

（五）为来访者保密

在美容心理咨询过程中，可能会涉及求美者的心理问题或隐私，如容貌缺陷的原因、要求做美容手术的动机或引起容貌审美心理问题的生活事件等。美容心理咨询师一定要为求美者保守秘密。但是，当求美者有明显的心理障碍，甚至出现自杀或伤人意图时，美容心理咨询师应及时告知求美者的家属或公安机关，防止意外发生。

（侯雪艳）

思考题

1. 简述美容心理评估的作用。
2. 美容心理评估的研究方法有哪几种？
3. 人格测验主要有哪几种？
4. 常见的症状评定量表主要有 SAS、SDS 和 SCL-90，如何正确使用这些量表？
5. 美容心理咨询的作用有哪些？
6. 简述美容心理咨询的实施过程。

第6章 美容心理治疗的理论及方法

知识要点

1. 熟悉心理治疗的概念、基本要素及基本技术。

2. 掌握潜意识理论、人格结构理论、心理防御机制理论以及精神分析治疗技术。

3. 掌握行为疗法中系统脱敏疗法、冲击疗法、厌恶疗法、放松疗法的主要操作方法。

4. 熟悉人本主义心理学的主要理论。

5. 掌握合理情绪疗法和贝克认知疗法的主要内容。

6. 了解暗示疗法和催眠疗法。

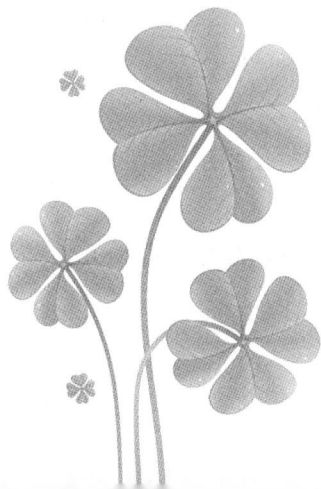

容貌或体像所导致的一般心理问题，可通过单纯的美容手术、一般的心理咨询或自我心理调节这三个途径来解决。但是，对于较为严重的容貌心理障碍或体像障碍，必须使用一定的心理治疗技术。本章重点介绍心理治疗的理论、技术及部分技术在美容中的应用。

第一节 美容心理治疗概述

案例导入

小兰，女，24岁，平日内向、拘谨、寡言。一次，小兰参加单位组织的春游，途中与一女同事起了争执，被当众羞辱"小眼睛，大龅牙，塌鼻子，奇丑无比"。之后，小兰再也不敢见人，不敢到公共场所，出门时都要戴上墨镜或口罩，朋友给她介绍对象，她也谢绝了。小兰感到很痛苦，想通过整容手术改变自己。

思考：

小兰出了什么问题？该如何解决？

一、心理治疗的概念

心理治疗又称精神治疗，是心理治疗师运用心理学理论和技术，帮助来访者克服心理困难和心理障碍，以达到调整认知、改善情绪、转变行为、健全人格和适应社会的过程。心理治疗是心理干预系统最重要的组成部分，主要适用于心理问题、行为偏差、社会适应不良、心身反应、应激障碍、神经症以及康复期的各类精神疾病等。

二、心理治疗的基本要素

1. 实施治疗者必须受过心理学和医学的专业训练　实施治疗者应该是经过正规培训、掌握了专业的理论和技能、具有合法身份的临床心理工作者或精神科医生。

2. 心理治疗要按一定的程序和设置进行　如专门的工作场所、预约制度、签订治疗协议、会谈的时间、治疗次数和付费方式等，这些程序稳定地贯穿于整个治疗过程，双方都要遵守。

3. 心理治疗是建立在密切的治疗关系基础上的职业行为　心理治疗是人帮助人、

人影响人的活动，建立稳定、深刻、亲密和信赖的治疗关系是治疗有效的重要因素。

4. 心理治疗要科学地运用心理学的理论和技术 有经验的治疗者能够自然地将其人格特征、人生经验与心理学的理论技术融为一体，其技术性干预贯穿于双方交流互动的各个环节。

5. 心理治疗的目标要明确 通过影响来访者的认知、情绪和行为，激发其学习新经验和改变的愿望，增强其自我效能感，促进其持续自我成长，从而令其恢复健全的心理、生理和社会功能。

三、心理治疗的基本技术

心理治疗技术是指为了实现心理治疗目标而使用的具体方法和程序。心理治疗技术比较复杂，下面介绍几种基本的治疗技术。

（一）倾听技术

心理治疗中的倾听是治疗师接收来访者的信息，理解信息的含义，并做出适当反馈的过程。治疗师倾听时要认真、感兴趣、设身处地，并适当地表示理解，不带偏见，不做道德或正确性评判。对所听内容不表示惊讶、厌恶、奇怪、激动或气愤等，而是以共情的态度给予无条件的尊重和接纳。在治疗的初期和中期，倾听尤为重要，不仅用耳，更要用心。来访者描述人和事时所使用的词语和结构往往会比事件本身更能反映出其特点。因此，不但要听懂来访者通过言语、表情、动作所表达出来的东西，还要听出来访者在交谈中所省略的和没有表达出来的内容或隐藏的含义，甚至是来访者自己都没有意识到的潜意识。可以通过言语和非言语的方式对来访者的倾诉做出回应，比如，"噢""嗯""是的""然后呢"等，以及点头、目光注视、微笑等，鼓励来访者进一步叙述。倾听时注意不要急于下结论，不要干扰或转移来访者的话题。

（二）提问技术

心理治疗中的提问是一项比较复杂的技术，提问通常包括两种方式，一种是开放式提问，另一种是封闭式提问，将二者结合起来运用，效果最好。

1. 开放式提问 通常不能简单作答，而是需要做出解释、说明或补充。常以"什么""如何""为什么""能不能""愿不愿意"等词来发问，让来访者就有关问题、思想、情感给予详细的说明。带"什么"的询问往往能获得一些事实、资料，带"如何"的询问往往牵涉到某一件事的过程、次序或情绪性的事物，而"为什么"的询问则可引出一些对原因的探讨。开放式提问应以良好的治疗关系为基础，否则可能使来访者产生被询问、被窥探、被剖析的感觉而对治疗阻抗。

2. 封闭式提问　即事先对来访者的情况有一种固定的假设，而期望来访者的回答能印证这种假设。封闭式提问通常使用"是不是""对不对""要不要""有没有"等词，而回答也是"是""否"式的简单答案，其目的在于澄清事实、获取重点、缩小讨论范围。治疗师应避免过多地使用封闭式提问，要使来访者有机会充分地表达自己。另外，提问要注意方式、语气、语调，要循序渐进。

（三）鼓励和重复技术

即直接地重复来访者的话语或以"嗯""好，讲下去""还有吗""后来呢"等词语以及点头、微笑等动作强化来访者叙述的内容，鼓励其继续讲下去，促进其自我探索和改变。这一技术的目的在于：①鼓励来访者进一步表达；②营造利于沟通、利于建立关系、利于解决问题的氛围；③支持来访者直面困扰和挣扎；④建立彼此信任的沟通关系。这一技术的另一个功能是就来访者所述内容的某一点、某一方面做选择性关注而引导来访者的话题朝着某一方向做进一步的深入探讨。

（四）内容反映技术

内容反映技术也称释义或说明，就是治疗师把来访者的言语及非言语信息加以概括、综合与整理后，用治疗师的言语反馈给来访者。其内容主要是来访者所给予信息中的认知部分，最好是引用来访者言谈中最有代表性、最敏感、最重要的词语，这样有助于来访者更清晰地做出决定。内容反映技术有两个方面的作用：第一是向来访者传达治疗师已经理解来访者的信息；第二则是推进治疗，引导来访者更深入地讨论某个重要话题。

（五）情感反映技术

情感反映技术就是治疗师把来访者的言语及非言语信息加以概括、综合与整理后，用治疗师的言语反馈给来访者。其内容主要是来访者所述信息的情感部分。如来访者说"每天柴米油盐，日复一日，生活是如此单调琐碎"时，治疗师说"你感到现在的状况非常乏味"，就是情感反映。情感反映技术有4个方面的作用：第一，鼓励来访者做出更多的情感表达；第二，帮助来访者控制情绪；第三，治疗中可能出现治疗师与来访者产生情绪冲突的情况，情感反映可以减少这种情境发生的可能；第四，让来访者感到自己被理解，进而接受治疗师，接受治疗。

（六）澄清技术

心理治疗中，来访者的言语表述内容中可能有一些含混不清、模棱两可的成分，这时治疗师使用澄清技术将有助于厘清来访者言语中不清晰之处的确切含义。准确地说，在 2 种情况下治疗师需要使用澄清技术：第一是当治疗师无法确信自己是否明白来访者的信息或需要得到相关的更详细信息时；第二是当需要确认所接收的信息的准确性时，治疗师应使用澄清技术来检验自己对来访者的理解是否准确。

（七）面质技术

面质技术也叫对质技术、对峙技术、正视现实技术等，是治疗师当面提出质疑，明确指出来访者的感受、想法和行为中存在的明显差异、矛盾冲突和含糊的信息，促使来访者直面自己的问题，向更深刻的自我认识和更积极的自我改变迈进的技术。常见的矛盾有来访者的言行不一致、理想与现实不一致、前后言语不一致以及治疗师与来访者意见不一致等。面质实际是治疗师引导来访者进行自我挑战的过程，虽然是一种必要的治疗技术，但因其具有一定的威胁性，所以使用时务必谨慎、适当，要保护来访者不受伤害。

（八）解释技术

解释技术是依据一种或几种理论、某些方面的科学知识或个人经验对来访者的问题、疑虑做出说明，从而解除来访者的顾虑，以达到消除其心理困扰、争取其合作态度的目的。解释主要针对的是来访者隐含的信息，即来访者没有直接讲出或没有意识到的那部分内容，主要包括问题及其性质、问题的主要原因及演变过程等。解释只有被来访者接受才有效，因此要根据来访者的理解水平做出不同层面的解释，做到深入浅出、通俗易懂，使来访者从更新、更全面的视角审视自己以及自身的问题，促其领悟和改变。

第二节　美容心理治疗的理论与方法

✿ 案例导入

小芳和小王是一对恩爱情侣，朋友们都很羡慕他俩。随着时间的推移，两人开始筹备婚礼，但就在婚期的前几天，厄运降临了，小王出差时不幸遭遇车祸，离开人世。突如其来的噩耗令小芳如遭雷击，她茶饭不思，整日以泪洗面，甚至睡梦里都在哭着喊小王的名字。小芳的母亲很担心女儿的身体，哪知小芳有一天一觉醒来竟完全忘记了小王是谁，忘记了自己和小王是什么关系，小芳的母亲怀疑小芳精神上出了问题。

思考：

小芳究竟出了什么问题？

一、精神分析理论及治疗方法

（一）概述

精神分析理论，又称心理动力学理论，由奥地利精神科医生弗洛伊德于 19 世纪末创立，该理论来源于治疗癔症和神经症病人的临床实践。精神分析理论是现代心理学的奠基石，主要理论体系包括潜意识理论、人格结构理论、心理防御机制理论、释梦理论和性心理学说。

（二）精神分析理论的主要观点

1. 潜意识理论　潜意识理论又称意识的冰山理论，是精神分析理论的基石。弗洛伊德把人的心理活动分为意识、前意识和潜意识 3 个层次，并把这 3 个层次形象地比喻为漂浮在大海上的一座冰山。（图 6-2-1）

（1）意识。是指能够被自己注意到的那部分心理活动。包括感知觉、情绪、意志、思维以及可以清晰感知的外界的各种刺激等。意识是图 6-2-1 中位于海平面以上冰山之巅的部分。

（2）前意识。是当前意识不到但随时可以意识到的那些心理活动。介于意识与潜意识之间，主要起到警戒作用，不允许潜意识的本能冲动直接进入意识层面。前意识是图 6-2-1 中海平面附近的冰山部分，随着波浪的起伏时隐时现。

（3）潜意识。是指个体无法直接感知到的那部分心理活动，处于心理结构的最底层，由各种原始的本能与欲望组成，是人类一切活动的动力源泉。内容包括不被外部现实、道德、理智所接受的各种本能冲动、需求和欲望，或明显导致精神痛苦的过去的事件，或被压抑了的童年时期不愉快的经历、心理的创伤等。潜意识是图 6-2-1 中海平面以下深层的冰山部分。

精神分析认为，人的各种心理、行为并非完全由个体的意识所决定，而是被潜意识的欲望、冲动等决定，被压抑到潜意识的各种欲望或观念，如不能被允许进入意识，就会以各种变形的方式出现，可表现为心理、行为或躯体的各种病态。

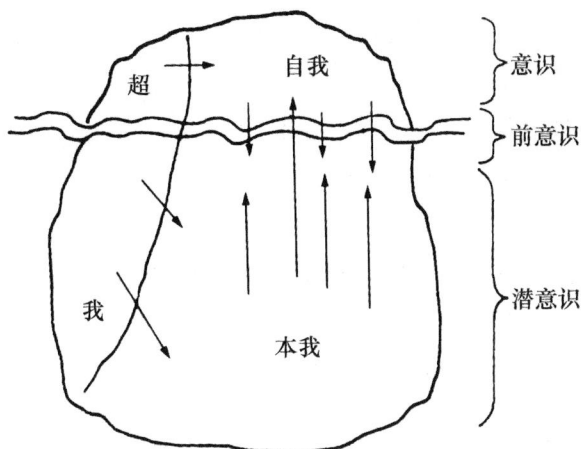

图 6-2-1　意识的冰山理论与人格结构示意图（自姜乾金）

2. 人格结构理论　弗洛伊德认为，人格结构由本我、自我、超我三部分组成（图 6-2-1）。

（1）本我（id）。即原我，位于人格结构的最底层，是由先天的本能、欲望所组成的能量系统，包括各种生理需要。本我具有很强的原始冲动力量，弗洛伊德称其为力比多（libido）。本我是无意识、非理性、非社会化和混乱无序的，它遵循快乐原则。

（2）自我（ego）。是从本我中逐渐分化出来的，位于人格结构的中间层。其作用主要是调节本我与超我之间的矛盾，它一方面调节着本我，一方面又受制于超我。它遵循现实原则，以合理的方式来满足本我的要求。

（3）超我（superego）。位于人格结构的最高层，是道德化了的自我，由社会规范、伦理道德、价值观念内化而来，其形成是社会化的结果。超我遵循道德原则，它具有 3 个方面的作用：一是抑制本我的冲动，二是对自我进行监控，三是追求完善的境界。

在人格结构里，本我、自我和超我三者相互交织在一起，构成人格的整体。它们各自代表了人格的某一方面，本我是生物本能我，自我是心理社会我，超我是理想道德我。它们各自追求不同的目标，本我追求快乐，自我追求现实，超我追求完美。当三者处于协调状态时，人格表现出一种健康状况；当三者互不相让，产生敌对关系时，就会出现心理疾病。

3. 心理防御机制理论　心理防御机制是精神分析理论中的一个重要概念，当自我感受到来自超我、本我和外部世界的压力时，为了应对焦虑，维护康宁，就会无意识地运用心理防御机制来缓和冲突对自身的威胁。防御机制本身不是病态的，人人都会使用，如运用得当，可减轻痛苦，帮助渡过心理难关，赢得时间以适应外界挑战；运用过度就会表现出病态心理症状，发展出一种回避现实的风格。心理防御机制本身越原始，其效果越差，离意识的逻辑方式越远，则越近似于异常心理。根据心理成熟度的不同，心理防御机制可以分为4类。

（1）自恋型的防御机制。包括否认、歪曲、投射等。它是一个人在婴儿早期常常采用的防御机制，早期婴儿的心理状态是自恋的，即只满足自己、爱恋自己，不会关心他人，加之婴儿的自我界限尚未形成，常轻易地否定、抹杀或歪曲事实。这种防御机制又叫精神病性防御机制。一个成人如果经常运用这种防御机制是很危险的。

否认是自恋型心理防御机制中最基本的防御机制，拒绝承认不愉快的现实以保护自我，用"眼不见为净"或"鸵鸟策略"形容非常恰当。如一些面容被毁者一开始拒绝照镜子，不承认被毁容的事实，以此减轻巨大的心理痛苦。

歪曲是一种把客观事实加以曲解、变化以符合内心需要的精神病性防御机制，以妄想或幻觉最为常见。如，一些容貌缺陷者会把别人对其容貌的嘲笑和讽刺看成别人对其才能的嫉妒，以保护自尊。

投射也称外向投射，是指自我将不能接受的冲动、欲望或观念归因（投射）于客观或他人，以此减轻心理压力，如"以小人之心度君子之腹"。一些容貌缺陷者讨厌自己丑陋的外表，自己看不起自己，于是认为是他人看不起自己，这就是把自己的情感投射给了他人。

（2）不成熟的防御机制。包括内向投射、退行和幻想等，多发生于幼儿期，也常被成年人采用。

与外向投射相反，内向投射是指广泛地、毫无选择地吸收外部的观念，并将它们变成自己人格的一部分。由于内向投射的作用，人们对外界社会和他人的不满在极端情况下可能变成对自己的憎恨而导致自杀。因此，要警惕由于整容失败而导致自杀的极端个例发生的可能。

退行也称退化，是指个体遭遇挫折时，放弃成人的应对方式，退回至幼儿时期，完全放弃努力，使用早期幼稚的方式去应付困境和满足自己的欲望，从而减轻心理上的痛苦和压力，摆脱烦恼。一些容貌缺陷者由于某些生理功能和社会功能的丧失，许多方面需要他人的帮助和照顾，久而久之，容易养成依赖的习惯，即使是自己力所能及的事也不做了，理所当然地依靠他人。

幻想指个体遇到现实困难时，由于无力应对，就利用幻想的方式暂时摆脱困境，减轻痛苦，获得心理平衡。如，有的孩子因容貌缺陷遭到他人歧视和欺负，又打不过别人，于是便想象自己是武林高手，三拳两脚把对方打得跪地求饶，这样自欺欺人，在一定程度上降低了其被人歧视后的不适感；再如，"丑小鸭"幻想自己成为"白天鹅"。

（3）神经症性防御机制。一个人在少年期已能分辨自己的冲动、欲望与现实的要求、规范之不同，在处理内心挣扎时常常会使用这种心理防御机制，成人也常采用，但神经症患者常极端地采用，故得名。神经症性防御机制包括压抑、隔离、转移、反向形成、抵消、补偿、合理化等。

压抑是一种不自觉的主动性遗忘（不是否认事实），指个体不自觉地迫使极度痛苦或有威胁性的念头进入潜意识，而不再因之产生焦虑、痛苦。如，有的容貌缺陷者嫉妒貌美者，甚至产生损毁对方容貌的冲动，但他意识到这是不对的，于是就压抑这种想法。压抑是自我发展到一定水平才能执行的心理功能，如，存在容貌缺陷的幼儿在受到他人讽刺和嘲笑时马上就会报复对方，而大一些的儿童就能克制心中报复的冲动。但需要注意的是，压抑在潜意识中的这些欲望还是有可能会无意识地影响人的行为。

隔离是将部分事实排斥到意识之外，不让自己意识到，以免引起精神上的不愉快。最常被隔离的是与事实相关的情感部分，如，由于意外或人为因素被毁容者在被问及毁容原因时，往往只是轻描淡写，并不详细描述事情发生的过程，这样既回答了对方的问题，讲述了事情的经过，从感觉上讲，又不会令自己太难过。

转移又称置换，当个体焦虑时，可能不会把自己的冲动、愤怒等情绪发作在强者身上，却会转而把它发泄到弱者身上，如寻找"替罪羊"，一些因容貌缺陷而被拒绝录用的求职者，心理极不平衡，心中的怒气又不能向招聘方发泄，于是回家向自己的亲人发火，或者打砸毁物。

反向形成是一种"矫枉过正"的心理防御机制，即把自己的一些不符合社会规范、不被允许的欲望和行为，以一种截然相反的态度和行为表现出来，以掩盖自己的本意，避免和减轻心理压力。例如，一位被弟弟误伤致左眼失明的姐姐内心十分怨恨弟弟，但又不敢表现出来，乃以溺爱甚至放纵的方式来对待弟弟；还有人明明内心深爱对方，却偏偏表现出不理不睬或冷嘲热讽的态度。

抵消是指以某种象征性的事情和行动来抵消已经发生的不愉快事件，以补救其心理上的不愉快。例如，不小心打碎了家中器物，老人们常会说"岁（碎）岁（碎）平安"以抵消内心的不快。又如，一位因工作繁忙无暇陪伴孩子的父亲提供给孩子最好的物质生活来消除心中的愧疚感，并以此行动证明他是爱孩子的。

补偿是指当个体因自身生理或心理上的缺陷致使目的不能达成时，改以其他方式来弥补这些缺陷，以减轻焦虑，保护自尊。如身体有残疾的学生不能在体育方面施展才能，便致力于学问研究，从而赢得他人的尊重，叫作"以才补貌"。这一机制运用得当，可以获得巨大动力，但补偿过度也会导致病态。

合理化，又称文饰作用，是个体无意识地制造"合理"的理由来解释并遮掩一些伤害。合理化有两种表现：第一，酸葡萄心理——凡是得不到的东西都是不好的，如关于红颜薄命的说法；第二，甜柠檬效应——凡是自己有的东西都是好的，如对于由于意外导致容貌缺陷的人，亲朋好友会安慰说，霉运是好运的前兆、小灾挡大难、大难不死必有后福等。

（4）成熟的心理防御机制。包括升华、幽默、利他等，是自我发展成熟之后才表现出的防御机制，其防御的方法不但比较有效，可以解除或处理现实的困难、满足自我的欲望，也能为一般社会文化所接受。

升华是指把不能实现和接受的欲念或痛苦体验升华为积极的、能被接受或认可的行为表现。例如，贝多芬创作的《命运交响曲》等不朽作品，就是在失聪的打击下，将痛苦升华到音乐创作中去的结果。升华最常见的形式就是把攻击性的欲望转化为体育竞技。

幽默是指当遇到挫折或身处逆境时，以诙谐而风趣的态度、言语和行为缓解紧张气氛，转化矛盾冲突。春秋时期，齐国的上大夫晏子个子非常矮小，有一次他出使楚国，楚王有意为难他，让晏子从小门进来，晏子就向楚王开玩笑说："大国通常有大门，只有小国才有小门，难道楚国是小国吗？"晏子由此避免了被羞辱，化解了尴尬的窘境。

利他是个体通过自觉的不图回报的行为获得社会赞赏和他人感激（无意识动机），最终获得自我的满足。如，一些容貌缺陷者通过参加公益活动来获得心理能量，往往也是应用利他的机制既满足他人又满足自己的。

一般来说，防御是在潜意识里进行的，个体并不会意识到它在发挥作用，然而有时个体也会有意地使用它。心理防御机制有些符合社会道德标准，有些则不符合，它们对生活的影响也各不相同，有正面也有负面。

4. 释梦理论　弗洛伊德和荣格等精神分析学家认为，梦乃做梦者潜意识欲望的表达；或者说，梦是被压抑的潜意识冲动和欲望以伪装的方式出现在意识之中，这些冲动和欲望主要是人的性本能和攻击本能的反映。在清醒状态下，由于这些冲动和欲望不被社会伦理道德所接受，因而受到压抑和控制，无法出现在意识之中。而在睡眠状态下，意识的警惕性有所放松，这些冲动和欲望就会在梦境中改头换面地表达出来。在弗洛伊德看来，通过分析来访者的梦境，可以得到一些重要的线索，帮助发现来访者的问题，但梦的内容有时并不是欲望的本来面目，还需加以分析和解释，才能寻得真正的根源。

5. 性心理学说　弗洛伊德把性作为潜意识的核心问题，他认为潜意识中被压抑的欲望根源于性欲的冲动，性本能是一切本能的根本，是人类行为的内驱力。弗洛伊德所说的性本能的含义是极为广泛的，他认为人的性功能或性欲在生命的初期就已开始，并且性功能不限于生殖器官，而是整个身体的功能，这样，人的一切行为都带有性欲色彩。弗洛伊德的理论具有泛性欲主义的特点，被称为"泛性论"，其人格发展理论也被称为性心理学说，按照这一学说，人的心理发展分为 5 个时期：①口唇期（0~1 岁）；

②肛门期（1～3岁）；③性器期（3～6岁）；④潜伏期（7岁～青春期）；⑤两性期（青春期以后）。弗洛伊德认为成人人格的基本结构和功能在生命的前三个发展阶段已基本确定，因此成年后的人格绝大部分取决于童年早期的环境和经历，儿童时期的创伤性经历、未解决的冲突在成年期重新活跃起来，成为神经症、心身疾病甚至精神疾病发生的根源。

知识链接

弗洛伊德的心理发展五阶段

口唇期：这一时期婴儿原始欲力的满足主要靠口腔部位的吸吮、咀嚼、吞咽等活动来获得。成年人中有些"口腔性格者"可能就是口唇期发展不顺利导致的，主要表现为贪吃、酗酒、吸烟、咬指甲等，甚至有些如自卑、依赖及洁癖等也被认为是口腔性格的特征。

肛门期：这一时期幼儿原始欲力的满足主要靠排泄和控制大小便时产生的刺激快感获得。这一时期是卫生习惯训练的关键期。如果管制得过严，会给孩子未来的生活带来不良影响，"肛门性格"就是肛门期发展不顺利的结果，主要表现为冷酷、顽固、刚愎自用、吝啬以及对整洁和秩序的过分注意等。

性器期：这一时期儿童原始欲力的满足主要集中于性器官。表现出对生殖器刺激的兴趣，喜欢触摸自己的性器官，已懂得男女有别，并且以父母中的异性作为自己的"性爱"对象。于是，男孩以自己父亲为竞争对手而爱恋自己的母亲，称为恋母情结或俄狄浦斯情结；女孩以自己的母亲为竞争对手而爱恋自己的父亲，称为恋父情结或伊莱克特拉情结。这种心理冲突又会随着年龄增长而自行逐渐消失，从原来的敌对转变为以同性父母为楷模，对他们认同，向他们学习和看齐，将父母形象内化发展出成熟的超我，并在心理上进入潜伏期阶段。

潜伏期：这一时期儿童的注意力由对自己的身体和父母的感情转移到周围的事物，对动物及自然界充满好奇，学校的学习、运动、同伴的交往等活动日益增加，因此，原始的欲力呈现出潜伏状态。这一时期的男孩和女孩之间在情感上比以前疏远，团体活动多呈男女分离的趋势。

两性期：男性一般在13岁，女性一般在12岁，个体性器官的发育逐渐成熟，生理与心理上所显示的特征使两性差异越来越显著。自此之后，性的需要转向相似年龄的异性，并且有了两性生活的愿望，有了婚姻家庭的意识。至此，性心理的发展已趋于成熟。

（三）精神分析疗法

一般认为，现代心理治疗的真正创始人是弗洛伊德，弗洛伊德创立并发展和完善了精神分析技术。精神分析的目的和价值在于它能够挖掘出深藏在潜意识中的各种关系（尤其是童年的精神创伤和痛苦经历），使之被召回到意识中来。来访者借助治疗师的分析、解释，理解这些关系，彻底顿悟和认识自己；治疗师再加以疏导，使来访者宣泄并消除深藏在潜意识中的童年期的精神创伤、心理矛盾和痛苦体验，最后矫治不良行为，达到治疗的目的。精神分析探讨来访者的深层心理，识别潜意识的欲望和动机，协助来访者对本我进行剖析，使其解除自我的过分防御，调节超我的不当管制，善用来访者与治疗师的移情关系，改善来访者的人际关系，调整其心理结构，消除其内心症结，促进其人格成熟，提高其适应能力。

精神分析疗法最经典的技术有如下几种。

1. 自由联想法　让来访者在一个比较安静与光线适当的房间内，半靠在躺椅上随意进行联想，治疗师则坐在来访者斜上方的位置，倾听其讲话，并可以观察到来访者的面部表情。对于有治疗动机和明确目的的来访者，可不使用躺椅，在面对面的情境中进行。要让来访者打消一切顾虑，想到什么就讲什么，治疗师对谈话内容严格保密。鼓励来访者按原始的想法讲，不要难为情或因感到荒谬离奇而加以修改。以来访者的讲述为主，治疗师不随意打断，当然，在必要时治疗师可以进行适当引导。一般来说，治疗师往往鼓励来访者回忆从童年起所遭遇的精神创伤与挫折，从中发现那些与症状有关的心理因素。自由联想法的最终目的是发掘来访者压抑在潜意识内的致病情结或矛盾冲突，把它们带到意识层面，使来访者对此有所领悟，并重新建立现实性的健康心理。自由联想法一般要进行几十次，持续时间几个月或半年以上（每周 1 ~ 4 次），在治疗过程中，可能会发生阻抗、移情或反复等现象，要鼓励来访者坚持，以达到彻底解决其心理症结的目的。

2. 释梦　梦在精神分析治疗中具有重要的意义，梦是通往潜意识的重要途径。精神分析理论认为梦的内容与被压抑在潜意识中的内容存在某种联系，来访者有关梦的报告可以作为自由联想的补充和扩展，并认为有关梦境的分析结果更接近于来访者的真正动机和欲求。但是梦境仅是潜意识心理冲突与自我监察力量对抗的一种妥协，并不直接反映现实情况，这就要求来访者把梦中的内容进行自由联想，以便治疗师更准确地理解来访者的潜意识，揭示梦境显像下的隐意，厘清梦境的真正含义。

3. 阻抗与移情　阻抗是自由联想过程中来访者在谈到某些关键问题时出现的联想困难，其表现多种多样。当阻抗影响治疗的进程时，需要治疗师向来访者进行澄清和解释，帮助来访者克服阻抗，找出压抑在潜意识的心理症结。移情是来访者将过去对其有重要影响的人物的情绪在与治疗师的关系里重现出来，表现为来访者对治疗师产生强烈的情绪反应。有的来访者对治疗师产生依恋、钦佩、爱慕甚至和性有关联的冲动，这种情况称为正移情；有的来访者对治疗师表现出失望、不满、愤恨、攻击等，这种情况称为负移情。解释移情是治疗的重要手段之一，有经验的治疗师常常能通过对移情现象的觉察和分析，理解病人的情感和内心世界，进而推进治疗进展。反移情则是治疗师在与来访者交流时产生的情感反应，是治疗师对来访者的感情转移，是来访者在治疗师心中所激发的全部情绪。反移情在许多时候是不可避免的、普遍存在的。反移情对治疗产生积极影响还是消极影响主要取决于治疗师能否对自己的反移情保持警觉并进行妥当的处理，适当的、正常的情绪反应是精神分析中重要的治疗工具，不当的反移情是被禁止的，如把来访者当作获取利益的对象或满足自己感情的对象。

二、行为学习理论及行为治疗

（一）概述

1913 年，美国心理学家华生发表了《行为主义者眼中的心理学》，成为行为主义心理学派诞生的标志。行为主义心理学的理论来源主要是经典条件反射理论、操作条件反射理论和社会学习理论。这三种理论的共同点都是学习，都是关于有机体学习的发生机制和条件的理论，其中每种理论说明一种学习形式。

（二）行为学习理论

1. 经典条件反射理论　俄国生理学家巴甫洛夫在 20 世纪初发现了经典条件反射，又叫反应性条件反射，它是以无条件反射（如，狗吃食物时会分泌唾液）为基础而形成的，即在狗每次进食时摇响铃铛，一段时间后，狗听到铃声就会分泌唾液，这就是条件反射。由于人具有概念和语词能力，所以人能够以语词建立极其复杂的条件反射系统。

心理学家华生的实验进一步说明，人类的一切行为，无论是正常的还是病态的，适应性的还是非适应性的，都是通过学习获得的。他和同事在一个 9 个月的男婴每次接近白鼠时都给予不悦的噪声（猛击铁棒）刺激，若干次后，男婴见到白鼠就会哭闹，此后还会泛化到惧怕白兔等有毛的动物，甚至毛绒玩具、棉花等。可以说这是经过实验人为制造的恐惧症。华生认为，人的外显行为及其伴随的心身反应都可通过学习而形成，学习是支配人的行为和影响心身健康的一个重要因素。通过对行为学习的各个环节进行干预，可以矫正问题行为，进而预防和治疗一些疾病。

2. 操作条件反射理论　该理论以斯金纳和桑代克为代表。操作条件反射又叫工具条件反射，斯金纳描述了有机体（动物或人）某一行为导致的后效，如果是积极且具正性价值的，有机体会更倾向于做出同样的行为，这是一种奖励性的学习过程；如果行为导致的后效是消极且不具正性价值的，则会抑制该行为。通过这种过程，有机体"知道"了行为与后效的关系，并能根据行为后效来调节行为。既然行为的后效直接影响该行为的增多或减少，我们通过有意识地设置一些环境条件，使特定的行为产生特定的后效，就可以有效地控制、塑造行为，人类绝大多数的行为都是通过操作条件反射获得的。如：当孩子在商店因为妈妈不给买玩具而发脾气时，如果妈妈妥协了，孩子将来更有可能通过发脾气来达成愿望；当孩子发脾气时，如果妈妈不妥协并且态度坚决，孩子以后则不会通过发脾气来解决问题。这一理论可以用于指导各种行为治疗，如厌恶疗法等，当个体出现不良行为时，立即给予电击或催吐等痛苦刺激，可使吸烟、酗酒等不良行为逐渐减少。

3. 社会学习理论　代表人物班杜拉是一位新行为主义心理学家，他通过一系列关于攻击行为的实验发现人类能够通过观察和模仿他人的行为进行学习。1965年，班杜拉将一群4岁左右的孩子随机分为3组，首先让他们分别观看3部不同的电影短片，其中，第一组看到的是一群孩子殴打玩具娃娃后受到奖赏的场面；第二组看到的是殴打玩具娃娃的孩子受到惩罚的镜头；而第三组看到的是对殴打玩具娃娃的孩子既不惩罚也不奖赏的情景。然后，让这些看完不同电影短片的孩子分别单独地进入一间与影片情景相似的玩具室，并观察他们对玩具娃娃的行为反应。观察的结果表明，只有第一组的攻击行为最少，而其他两组相似。进一步的实验发现，并不是第一组的孩子没有模仿到攻击行为，当所有的孩子得知模仿攻击者的行为便可得到一份果汁和彩画的奖励时，这三组孩子在攻击行为方面的差异就消失了，这说明惩罚只不过抑制了新行为的外显，而并没有阻碍新反应的习得。与经典条件反射和操作条件反射的学习过程不同，观察学习者不必直接对刺激做出反应，也不需要亲自体验强化（奖赏或惩罚），只要通过观察他人（即榜样）在一定情境中的行为和他人（即榜样）所接受的某种强化就能完成学习，这里的榜样既可以是现实生活中的某个人或某些人，也可以是电影、电视或小说中的人物，班杜拉将这种学习方式称为观察学习或模仿学习。

（三）行为治疗

❀ **案例导入**

小霞，女，15岁，初三学生，平时比较内向、胆小。由于家离学校很远，需每天骑自行车上学。一天晚上，小霞骑车回家的路上遇到一只恶狗，不仅冲她吠叫，还尾随她，小霞怕极了，拼了命往家骑，快到家的时候，她大喊大叫，那只狗最终被她自己也不知道怎样发出的凄惨的叫声赶走了。从此，小霞晚上放学再不敢一个人回家，总担心再碰到那只恶狗。再后来她开始害怕所有的狗，最严重时甚至发展到听到"狗"这个词都会心神不宁、出虚汗、浑身战栗等。小霞知道自己出了问题，遂由妈妈陪同前来求助。

思考：

小霞怎么了？用哪种方法进行治疗效果较好？

行为治疗又称行为矫正，是指以行为学习理论为指导，按照一定的治疗程序来消除或纠正人的不良行为的一种治疗方法。行为学习理论认为人的各种行为都由外界环境学习获得，因此，来访者可以通过学习和训练来调整与改变原来的异常行为，代之以新的健康行为，从而治愈疾病，这就是行为疗法的基本原理。常用的行为治疗的方法和技术有系统脱敏疗法、冲击疗法、厌恶疗法、放松疗法等。

1. 系统脱敏疗法　由沃尔普创立，是一种基本的行为治疗技术，主要用于治疗焦虑症、恐惧症、创伤后应激障碍和其他伴有焦虑情绪的心身疾病。其基本思路是：治疗师帮助来访者建立与不良行为反应相拮抗的松弛条件反射，而后来访者在接触引起这种不良行为的条件刺激中，将习得的放松状态用于抑制焦虑反应，使不良行为逐渐消退（脱敏），最终使不良行为得到矫正。系统脱敏疗法包括以下 3 个操作步骤：

（1）放松训练。放松可以产生与焦虑反应相反的生理和心理效果，如心率减慢、外周血流增加、呼吸平缓、神经松弛、肌肉放松、心境平静等，主要采取渐进性放松、生物反馈放松、静默法等使肌肉放松的方法，最常用且最有效的是渐进性放松技术（具体操作方法见"放松疗法"）。

（2）制定焦虑等级表。治疗师帮助来访者找出诱发焦虑的对象或情境，然后将它们从低到高划分等级（一般分为 10 个等级），并由弱到强按次序排列。

（3）脱敏治疗。具体做法是让来访者在肌肉松弛的情况下，从最低层级开始，想象产生焦虑的情境，当来访者感到焦虑时，治疗师立即指导其进行放松训练，放松训练后继续想象同一层级的焦虑场景，感到焦虑时立即做放松，这样循环治疗下去，直到来访者能完全放松地想象这一层级的情景。需要强调的是，只有低一层级场景刺激完成放松后才能向高一层级递进，逐级脱敏。最后，让来访者暴露在实际场景中，面对造成焦虑的情境，在实景中反复练习，直至彻底脱敏。

2. 冲击疗法　又称满灌疗法，是暴露疗法的一种，由斯坦普夫尔于 1975 年首创，适用于恐怖症，如登高恐怖、广场恐怖，还可用于治疗焦虑症、强迫症以及创伤后应激障碍等。其基本原理与系统脱敏疗法相反，是使来访者直接暴露在引起恐惧或焦虑的情境中，且限制其逃离，当恐惧情绪达到极点时，来访者发现自己仍然安然无恙，自此，恐惧会自然减弱并逐步消失。治疗初期可安排每日进行 1 ~ 2 次，而后每日或隔日进行 1 次，总疗程 1 周左右。治疗的关键在于找出来访者最恐惧的事物或情境，在治疗过程中将这些情境刺激反复重现，减弱引起症状或行为的内部动因，以达到治疗的目的。治疗前要向来访者认真介绍冲击疗法的原理和过程，如实告知在治疗中必须付出的痛苦代价，来访者和家属同意后在治疗协议上签字，并进行必要的体检，排除精神病、癫痫、高血压、心脏病和体质衰弱的情况。

3. 厌恶疗法　一种通过惩罚手段引起厌恶反应，从而阻止和消除不良行为的治疗方法。其原理是操作条件反射中的惩罚作用，即将某种不良行为与痛苦刺激建立条件反射，个体为避免痛苦的惩罚，遂停止不良行为。具体方法是首先确定靶症状并选择适当的厌恶刺激，治疗师与来访者共同确定靶症状，共同商讨厌恶刺激的设计，然后，在不良行为发生时实施厌恶刺激。临床上常用的厌恶刺激有药物刺激、电击刺激、橡圈弹腕刺激、想象刺激等。应当指出的是，在实际选择厌恶刺激时，应该选择那些易于施加、易于定量、易于撤除的刺激，以便将来访者的不良反应降至最低。厌恶疗法在临床上主要适用于各类成瘾，如酒瘾、烟瘾、毒瘾和药物成瘾等，还适用于各种癖症，如露阴癖、恋物癖、异食癖、异装癖等，以及强迫症、肥胖症等。但一定要注意，厌恶疗法的对象必须是医学上的适应证，使用的厌恶刺激必须在法律许可的范围内，同时还要符合人道主义原则。

知识链接

厌恶疗法在酒精依赖治疗中的应用

　　治疗师首先让酒精依赖者口服催吐药或注射阿扑吗啡（去水吗啡），这两种都是催吐剂，通常在使用几分钟后便可引起强烈的恶心、呕吐体验。然后让酒精依赖者饮酒，接着酒精依赖者就会出现恶心、呕吐症状，如此每天 1 次，重复 7 ~ 10 次之后，酒精依赖者的饮酒行为就与恶心、呕吐形成了条件反射，于是，只要饮酒便会恶心、呕吐，遂对饮酒产生厌恶情绪，为了避免恶心、呕吐，只好弃酒不饮，从而停止酗酒。之后每月还需做 1 ~ 2 次巩固性治疗。

---

4. 放松疗法　又称放松训练，是在治疗师的指导下，通过一定程序的反复练习，使来访者肌肉放松、心境平和的一种自我心身锻炼方法。放松治疗的方法、种类、流派较多，我国的气功、印度的瑜伽、日本的坐禅及西方的放松训练等都属于放松疗法，临

床上最常用的是渐进性肌肉放松技术。

渐进性放松训练由美国生理学家雅各布松于 20 世纪 20 年代提出，是通过对骨骼肌群进行的反复"收缩 – 放松"的循环对照训练，细心体验肌肉的紧张与松弛的不同感觉，最终达到缓解个体心身紧张焦虑的一种放松训练方法。其特点是通过肌肉先紧张后放松的训练方法，达到降低机体唤醒水平，调节自主神经系统兴奋性，缓解焦虑紧张，进而调节心身状态的目的。放松训练的特点在"静"与"松"二字。"静"是指环境安静、心情平静；"松"是指在意念的支配下情绪轻松、肌肉放松。下面是渐进性放松训练的注意事项及具体步骤。

注意事项：

（1）准备工作。找一处有软椅、沙发或床的安静场所，最好是独立的房间，松开身上所有束缚你的衣物（如领带、腰带等），摘下有碍放松的首饰、眼镜等物品，脱掉鞋帽。

（2）姿势要求。轻松地坐着、躺靠或躺下，全身肌肉放松，双臂和双手放在身体两侧或软椅、沙发扶手之上，双腿自然前伸。

（3）相关要求。禁止吸烟，禁吃零食，关闭手机，避免放松过程被打断而影响效果。

（4）合理安排时间。开始时每天最好练习 2 次，每次 30 分钟，熟练后每天练习 1 次，每次 20 分钟或更短。放松训练的时间一般应安排在午饭后 1 小时或晚间睡觉之前。

（5）持之以恒。要克服急功近利的急躁情绪，坚持不懈地练习数周乃至数月，甚至更长时间，才能达到稳定情绪、改善性格和提升心理素质的效果。

操作步骤和要领：

可以按照头部、手臂、躯干、腿部的顺序进行放松，也可以选择适合自己的放松顺序。

（1）头部放松的动作要领。

第一步，皱紧眉头，就像生气时的动作一样，保持这种姿势约 10 秒（可匀速慢慢地默念到 10），然后逐渐放松。放松时注意体验与肌肉紧张时不同的感觉，即稍微发热、麻木、松软的感觉，好像无生命似的。以下每次放松时，均应注意体验肌肉松弛后的感觉。

第二步，闭上双眼，做眼球转动的动作。先使两只眼球向左转，尽量向左，保持 10 秒后还原放松。再使两只眼球向右转，尽量向右，保持 10 秒后还原放松。随后，两只眼球按顺时针方向转动一周，放松。接着，两只眼球按逆时针方向转动一周，放松。

第三步，皱起鼻子和脸颊部肌肉（可咬紧牙关，使嘴角尽量向两边咧，鼓起两腮，似在痛苦状态下或使劲一样），保持 10 秒，然后放松。

第四步，紧闭双唇，使唇部肌肉紧张，保持该姿势 10 秒，然后放松。

第五步，收紧下颚部肌肉，保持该姿势 10 秒，然后放松。

第六步，用舌头用力抵住上腭，使舌头前部紧张，10 秒后放松。

第七步，做咽食动作，使舌头根部和喉部紧张，但注意不要完全完成咽食这个动作，持续 10 秒，然后放松。

（2）颈部放松的动作要领。将脖颈用力下弯，力求使下巴抵住胸部，保持 10 秒后放松，注意体验放松时的感觉。

（3）手臂放松的动作要领。

第一步，双手放于身体两侧或沙发扶手上，掌心向上，用力握紧拳头，使双手和双前臂肌肉紧张，保持 10 秒，然后放松。

第二步，将双前臂用力向后臂处弯曲，使双臂的二头肌紧张，保持 10 秒后放松。

第三步，双臂向外伸直，用力绷紧，以紧张上臂三头肌，保持 10 秒，然后放松。

（4）肩部放松的动作要领。将双臂外伸悬浮，耸起双肩，尽力使双肩向耳朵方向上提，保持该动作 10 秒后放松，注意体验发热和沉重的放松感觉，20 秒后做下一个动作。

（5）背部放松的动作要领。向后用力弯曲背部，努力使胸部和腹部突出，成桥状，坚持 10 秒，然后放松，20 秒后，往背后扩双肩，使双肩尽量合拢以紧张背部肌肉群，保持 10 秒后放松，放松时注意背部发热的感觉。

（6）胸部放松的动作要领。双肩用力向前并拢，紧张胸部及四周肌肉，体验紧张感，保持该姿势 10 秒，然后放松，感到胸部有舒适、轻松的感觉，20 秒后做下一个动作。

（7）腹部放松的动作要领。用力绷紧肚脐周围及腹部的肌肉，保持该动作 10 秒，然后放松，注意由紧张到放松过程中腹部的感觉，20 秒后做下一个动作。

（8）臀部放松的动作要领。将双腿伸直平放，用力绷紧臀部肌肉，保持此姿势 10 秒，然后放松，20 秒后，将两半臀部用力夹紧，努力提高盆骨的位置，持续 10 秒，随后放松，这时可感觉到臀部肌肉开始发热，并有一种沉重的感觉。

（9）大腿放松的动作要领。用力绷紧两条大腿肌肉，保持 10 秒，然后放松，20 秒后，将双腿伸直并用力夹紧双膝，如同两个膝盖紧紧夹住一枚硬币那样，保持 10 秒，然后放松，注意体验大腿肌肉微微发热的放松感觉。

（10）小腿放松的动作要领。脚跟向下蹬，用力绷紧双腿，使小腿肌肉紧张，保持该姿势 10 秒后慢慢放松，20 秒后做相反的动作，脚尖向下蹬，用力绷紧双腿，使小腿肌肉紧张，保持 10 秒，然后放松，放松时注意体验紧张的消除。

（11）脚趾骨放松的动作要领。将双脚脚趾向上用力弯曲，与此同时，两踝与腿部不要移动，保持 10 秒，然后放松，20 秒后做相反的动作，将双脚脚趾向脚心用力弯曲，保持 10 秒，然后放松，注意体验发热的放松感觉。

需要注意的是，放松的时候，指导者或自己应给予一些指导语和暗示。比如在手臂放松时，可以给予这样的指示：紧握拳头，使劲握，就好像要捏碎什么东西一样。注意手臂紧张的感觉（集中注意和肌肉紧张）……坚持……再坚持（保持紧张）……好，放松……现在感到手臂很轻松……（解除紧张和松弛肌肉）。

当各部位肌肉的放松都做完之后，还可以继续给出指导语：现在感到很安静，很放松……心情十分轻松愉悦，非常舒适……全身都放松了……（然后指导者或自己从 1 默数到 10）睁开眼睛。

三、人本主义心理学理论及治疗方法

（一）概述

人本主义心理学是 20 世纪 50 年代兴起于美国的一种心理学流派，以马斯洛和罗杰斯为主要代表，主张研究人性、成长、潜能、价值、生命意义、创造力和自我实现等，是继精神分析和行为主义之后影响最大的一个心理学流派，被称为心理学的"第三种势力"，在心理咨询与心理治疗、组织管理、教育改革等方面均有重要贡献。

（二）人本主义心理学的主要理论

1. 马斯洛的需要层次与自我实现理论　马斯洛认为人的需要是所有行为的根本动力，而各种需要之间有先后顺序和高低层次之分，他提出了需要层次理论，把人的需要分为 5 个层次，即生理需要、安全需要、归属和爱的需要、尊重的需要、自我实现的需要。人在满足高一层次的需要之前，至少必须先部分满足低一层次的需要。在心理学上，需要层次理论是解释动机的重要理论。这部分内容在第 2 章第二节已做过介绍，这里不再详述。

自我实现理论是人本主义心理学的核心。马斯洛理论中的"自我实现"这个概念是指个体在成长中，其心身各方面的潜能获得充分发展的过程和结果，是一种使个人潜力得以实现的倾向，这种倾向使一个人逐渐成为独特的那个人。

2. 罗杰斯的人格自我心理学　罗杰斯强调人们有朝着健康方向成长和前进，并将其能力发展到极致的固有倾向，因此，他认为个体蕴藏着自我完善的力量，他相信个体有能力调整和控制自己。他认为一个人的自我概念极大地影响了其心理与行为，心理的不正常主要缘于其被歪曲的、消极的自我概念，是由于个体把他人的价值观内化成了自己的价值标准。

（三）人本主义心理治疗

人本主义心理治疗是以人本主义思想为基础的一系列心理治疗方法的统称，包括以人为中心疗法、存在主义疗法和格式塔疗法等。其中，以人为中心疗法于 20 世纪 50 年代由罗杰斯所创，又称来访者中心疗法，是人本主义心理治疗的重要内容。其理论基础是：每个人都有自我实现的动机和潜能，只要治疗师创造真诚一致、无条件积极关注、准确共情的氛围和条件，来访者就能认识到自己的问题，并开始自我成长、发展和改变。而当个体逐步发掘自我潜能，达成自我实现时，现实自我与理想自我之间的差距逐步缩小，个体就会感到极大的和谐。因此，以人为中心疗法不追求特殊的策略和技术，而是把重点集中于创造一种良好的关系氛围，使得当事人能够自由地探索内在的感受，帮助来访者协调自我概念，使来访者成为他自己。常用的基本技巧有倾听、开放式询问、情感反应、澄清、简洁具体、同感地回应、接纳、对质、尊重、了解、分享、释意、鼓励、自我表露等。

四、认知心理学及认知疗法

（一）概述

认知心理学 20 世纪 60 年代中后期兴起于西方，现已成为国内外心理学研究的主流，广泛应用于教育、医疗、生产、管理等实践领域。认知心理学是指用信息加工观点和方法对认知过程进行研究的心理学，也称作信息加工心理学或现代认知心理学，这一理论把人看作信息加工系统，认知就是信息的获取、编码、存储、操作、提取和利用的过程，具体包括感知觉、注意、记忆、想象、思维和语言等。认知心理学的诞生以 1967 年美国心理学家奈塞尔的《认知心理学》一书的出版为标志，它的兴起和发展首先是心理学科自身发展的需求，其次，也是心理学与其他学科交叉渗透的产物。

（二）认知治疗的主要理论

1. **埃里斯理性情绪治疗理论**　美国临床心理学家埃里斯是最早把认知心理学运用于临床的人之一。他认为神经症的症状常常是由不合理的信念导致的，这些人往往只是依据想象而非事实行事；他们不合理的信念和非理性的思维可能是从别人那里习得的，并通过自我暗示及自我重复不断强化，最后导致了各种机能的障碍。埃里斯把常见的造成人们痛苦的不合理信念概括如下：①有价值的人应在各方面都比别人强；②对于有错误的人应该给予严厉的惩罚与制裁；③面对困难与责任很不容易，倒不如逃避更好；④如果事情非己所愿，将是糟糕的，甚至是可怕的；⑤情绪由外界控制，自己无能为力；⑥以往的经历和事件对现在具有决定性的、难以改变的影响；⑦要有一个比自己强的人做后盾才行；⑧任何问题都有一个唯一正确的答案；⑨人应该得到自己生活中每一位重要人物的喜爱与赞许；⑩对危险与可怕的事要随时警惕，经常提防其发生；⑪对于他人的问题应当非常关切。可见，一个人如果持有上述观点中的一条或几条，那么他将终生深受其扰，埃里斯认为人的情绪障碍和不良行为正是这些非理性信念存在导致的结果。

2. 贝克的认知治疗理论　美国心理学家贝克通过对大量抑郁症案例的深入研究，在 1976 年出版了《认知治疗和情绪困扰》一书，明确提出了认知治疗的理论观点：人们对事物的认知影响和决定了其内心体验、情感和行为，心理障碍的产生主要是在歪曲或错误的认知作用下对现实误解的结果，歪曲的认知常以自动思维的形式出现，抑郁症患者普遍存在认知歪曲。贝克认为认知歪曲主要包括以下 5 种形式：①任意推断，即证据不足时草率下结论，如，我是无能的，因为我去买票时票已售罄；②选择性概括，即不了解全部，盲人摸象式地以偏概全，如，因在大会上发言紧张便认为自己不具备交往能力；③过度引申，即在单一事件的基础上做出普遍性结论，如，因为考试时一门课得了低分，说明我学习糟透了；④夸大或缩小，即对客观事件的意义做出歪曲的评价，如，成绩得了"中"说明我很差，得了"优"并不说明我聪明；⑤全或无思维（走极端的思维），即要么全对，要么全错，把生活看成非黑即白的单色世界，没有中间状态，如，没有全面成功就是失败。贝克认为人的情绪障碍及不适应行为正是这些歪曲认知导致的结果。

（三）认知疗法

1. 合理情绪疗法　又称理性情绪疗法，由埃里斯于 1955 年创建。他认为不合理的、非理性的信念或思想往往会导致情绪障碍和非适应性行为，他强调理性、认知的作用，把认知矫正作为最重要的调节方法。合理情绪疗法的完整治疗模式由 ABCDEF 六个部分组成，A（activating）指诱发性事件或情境；B（beliefs）指信念或观念，是遇到诱发事件后个体对该事件的看法、解释和评价；C（consequences）指这件事发生后个体的情绪性结果和行为性结果；D（disputing）是治疗师指导来访者抵制其非理性信念的过程，在这个过程中，来访者学习与非理性信念辩论，并以恰当的理性信念取代之；E（effect）指治疗或咨询后认知、情绪和行为改变的结果；F（feeling）指治疗或咨询后的新感觉。埃里斯认为事件（A）本身并非引起情绪反应或行为后果（C）之原因，而人们对事件的不合理信念（B）才是真正的原因所在，不同的 B 可以引发不同的 C，因此要改善人们的不良情绪及行为，就要劝导干预（D）非理性观念，代之以理性观念，劝导干预产生了效果（E），人们就会产生积极的情绪与行为，心理困扰得以消除或减弱，就会产生愉悦充实的新感觉（F）。合理情绪疗法主要适用于抑郁症、焦虑症、恐惧症，特别是社交恐惧症等。

2. 贝克认知疗法　由贝克在研究抑郁症治疗的临床实践中逐步创建。贝克认为情感、行为问题以及心理障碍都与认知歪曲有关，不同的心理障碍有着不同内容的认知歪曲，并且人们的错误认知常以负性自动思维的形式出现。例如，抑郁症患者大多对自己、现实及未来都持偏见和消极评价，认为自己是失败者，事事不如意，未来毫无希望等。焦虑症患者则对现实中的威胁持有偏见，过分夸大事情的后果，面对问题，只强调不利因素而忽视有利因素。因此认知治疗的重点在于矫正认知歪曲。贝克认知疗法主要有以下 4 个步骤：第一步，了解情况，建立治疗关系，调动来访者参与和配合干预的积极性；第二步，识别与检验负性自动想法；第三步，识别与盘诘功能失调性假设；第四步，布置作业或制订行为计划，鼓励来访者进一步检验其原有假设，并巩固其新的功能性假设，使其思维模式和信息加工过程得以矫正。贝克认知疗法适用于抑郁症、广泛焦虑障碍、惊恐障碍、社交恐怖症、物质滥用、进食障碍以及配偶问题等。

五、其他心理治疗方法

（一）暗示疗法

暗示疗法是一种通过各种积极主动的暗示，治疗由心理因素引起的心因性疾病的治疗方法。暗示治疗的具体方法有很多，临床常用的有言语暗示、手术暗示、药物暗示、操作暗示等。此外，心理医生对患者的鼓励、安慰、解释、保证等也都有暗示的成分。生理学家巴甫洛夫认为，暗示是人类最简单、最典型的条件反射。

1. 言语暗示　是通过言语的形式将暗示的信息传达给受暗示者，从而产生影响作用。如在美容临床工作中讲"这个药是专治这种瘢痕的""这种麻醉剂的止痛效果特别好"等。

2. 手术暗示　是医生通过象征性的、虚拟的手术操作，满足求术者对手术的需求，引起其心理、行为改变的过程，这种暗示性手术可用于个别体像障碍的求术者。

3．药物暗示　使用某些药物，如静脉注射 10% 葡萄糖酸钙时会引起身体发热的感觉，利用这种感觉可对受暗示者进行暗示。另一种是"假药暗示"，即利用安慰剂效应，将没有药效或与治病无关的微量药物应用于某些心因性疾病或与暗示有关的体像障碍的治疗。

4．操作暗示　通过对受暗示者进行躯体检查、仪器探查等操作，引起其心理、行为改变的过程。如利用电针仪治疗癔症性失音症效果就非常好，实施前，先介绍仪器的作用、受暗示者可能的反应，告之通过该仪器治疗后疾病可以痊愈，当其点头表示明白后开始治疗，经过一段时间，医生看到受暗示者反应不错，令其尝试发出"啊——"，结果他真的发出了声音。

暗示疗法可用于治疗与暗示有关的体像障碍、癔症、强迫症、运动障碍以及口吃等。

（二）催眠疗法

催眠疗法是借助暗示的方法使被催眠者进入一种特殊的意识状态，借助暗示性语言消除其心身问题的一种心理治疗方法。处于催眠状态的人看起来像睡眠，但其脑电图模式却不同于睡眠的任何一个阶段，被催眠者意识清醒，身体完全放松，但意识处于高度集中的状态中，同时很难察觉身边的其他环境，被催眠者对催眠师的暗示有着高度的敏感性，特别易接受催眠师反复的暗示指令，从而达到治疗的目的。

一般说来，催眠疗法的疗效在很大程度上取决于被催眠者的催眠感受性。容易进入催眠状态者，其催眠感受性高，反之则低。掌握被催眠者的催眠感受性是催眠师成功的主要秘诀。研究表明，有 10% ~ 15% 的成年人容易接受催眠，而 20% 的人不易受催眠暗示的影响，其他的人则介于两者之间。对催眠师达到完全信任状态的人是催眠的理想人选，被催眠者年龄越低，催眠的成功率越高。确定被催眠者的催眠感受性有很多方法，可用测量催眠感受性的标准化量表，也可采用嗅觉检验法、后倒法、注视转睛法、闭眼法、躯体摇摆法等操作方法甄别，催眠师可以根据自己的需要或习惯选择。催眠治疗的环境要求安静、温暖，光线比较昏暗，陈设简洁。

催眠疗法在控制疼痛、消除恐惧、改变认知和纠正嗜烟、嗜酒等不良行为方面有着不同凡响的疗效，常用于治疗癔症及其他神经症、睡眠障碍、体像障碍以及心因性遗忘等。

知识链接

催眠感受性测试

催眠感受性测试即暗示性测试，得分高者易受暗示，催眠感受性高，有以下3种方法：

嗅觉法：事先准备好3个装有清水的试管，请被试者分辨哪个装有水，哪个装有淡醋精，哪个装有稀酒精。被试者分辨不出给0分，找出1种给1分，找出2种给2分，得分高者催眠感受性高。

平衡法：要求被试者面墙而立，双目轻闭，平静且较深的呼吸后，主试低调缓慢地说："请集中你的注意力，尽力体会你的感受，你是否觉得有些站不稳了，是否感到身体前后或左右摇晃？"间隔30秒，重复问话3次。如被试者感到未摇晃给0分，感到轻微摇晃给1分，感到明显摇晃给2分，得分高者催眠感受性高。

手臂法：要求被试者闭眼，平伸右臂，暗示它越来越沉，沉得往下落。30秒后，被试者右臂下落不明显给0分，下落约10厘米给1分，下落10厘米以上给2分，得分高者催眠感受性高。

（于　千）

思考题

1. 简述心理治疗的基本技术。
2. 如何理解弗洛伊德的潜意识理论？
3. 如何理解弗洛伊德的人格结构理论？
4. 常用的心理防御机制有哪些？请举例说明。
5. 简述几种主要的行为治疗技术的操作方法。
6. 简述合理情绪疗法和贝克认知疗法的具体方法。

第7章 美容与心身疾病

知识要点

1. 掌握心身疾病的范围及特点。

2. 熟悉心身疾病的诊断原则。

3. 熟悉神经性厌食的诊断标准及心理治疗。

4. 熟悉脱发的类型、致病的心理社会因素及心理干预措施。

5. 熟悉银屑病致病的心理社会因素及心理干预措施。

6. 了解黄褐斑、寻常痤疮致病的心理社会因素及心理干预措施。

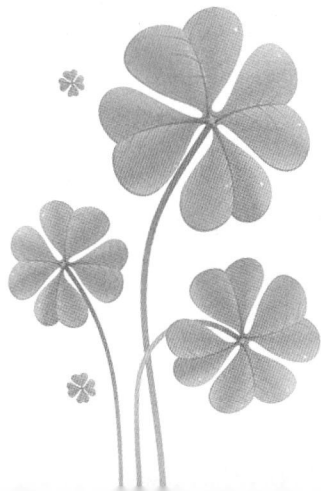

第一节　心身疾病概述

案例导入

　　研究人员将猫放进一个特制的笼子里，笼子里装着一个特殊的压杆，只有按压压杆，才会有食物掉进笼内，但在猫按压压杆的同时，它的爪子会被电击。猫每一次按压压杆都要忍受电击带来的痛苦。最终的结果是，饿得头昏眼花的猫极想吃东西，但又害怕电击带来的痛苦，只能眼巴巴地看着压杆，却不敢去碰它。一段时间后，猫的血压明显升高，患了高血压。

　　思考：

　　这个动物实验说明了什么？

　　随着现代社会生活节奏的加快，人类疾病谱也发生了很大变化。威胁人类健康及生命的疾病已不再是传染性疾病，而是心理社会因素在疾病的发生、发展、预防和治疗中起重要作用的躯体器质性疾病和躯体功能性障碍，统称心身疾病。

一、心身疾病的定义

　　在人们的心目中，疾病只有两大类：一类是躯体疾病，一类是精神疾病。随着医学模式的转变，人们对心身疾病的认识日渐清晰。心身疾病又称心理生理疾病，有狭义和广义两种理解。

（一）狭义的心身疾病

　　（1）狭义的心身疾病的概念。狭义的心身疾病是指心理因素、社会因素在疾病的发生、发展过程中起重要作用的躯体器质性疾病，如原发性高血压、冠心病、消化性溃疡等。

　　（2）狭义的心身疾病的特征。①心理因素在疾病的发生、发展、治疗和预后阶段有相当重要的作用。②具有器质性病变的表现或确定的病理生理过程。③伴有明显的情绪变化。④造成一定的躯体损害。

（二）广义的心身疾病

广义的心身疾病是指心理因素、社会因素在疾病的发生、发展、治疗和转归中起重要作用的躯体器质性疾病和躯体功能性障碍。凡是疾病的发生、发展、治疗、康复等各阶段受到心理社会因素影响的，都属于心身疾病。显然，广义的心身疾病包含了狭义的心身疾病和心身障碍。心身疾病及相关概念的范畴见图 7-1-1。

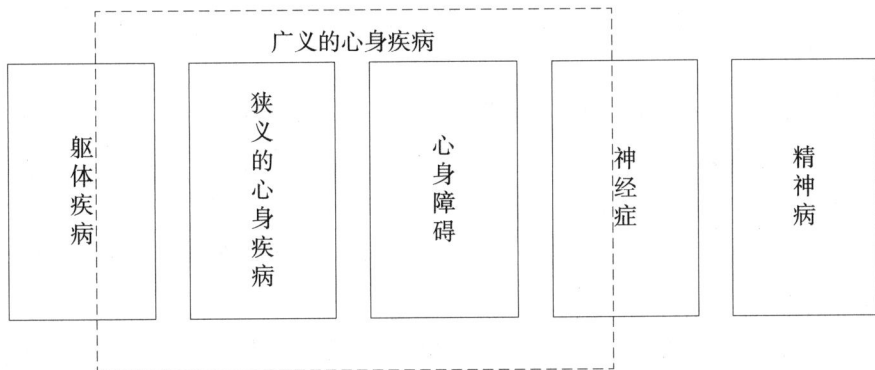

图 7-1-1 心身疾病及相关概念的范畴

二、心身疾病的范围及特点

❀ **案例导入**

小辉是一名因成绩优异被保送到重点高中的高一学生，开始时他的成绩还名列前茅，但到了第二学期，他的成绩开始下滑，这使得他越来越焦虑，有时甚至会莫名其妙地胸闷、咳嗽、打喷嚏、鼻痒。起初小辉并没有在意自己的病情，认为只是轻微的感冒，但在一次考试过程中，他感到胸口特别憋闷、头涨、呼吸不顺畅，心中越是急躁，呼吸就越急促。老师发现他的异样后，立即拨打 120 急救电话，并将他送往医院。小辉被确诊为哮喘，住院调整了 1 周，病情渐渐好转。但奇怪的是，回学校上课不到 2 天，小辉的病再次发作，而且伴随发热、盗汗、乏力、四肢水肿等症状，小辉只好再次前往医院。之后病情多次反复发作，且症状始终未能缓解，渐渐地，小辉变得沉默寡言、整夜失眠，成绩更是一落千丈。

思考：

诱发小辉哮喘的因素有哪些？怎样从心理社会因素的角度调节小辉的哮喘？

（一）心身疾病的范围

一般来说，人体的各个器官都可能患心身疾病，我国死亡率排名前 3 位的疾病有脑血管病、恶性肿瘤和心脏病，它们都可以归为心身疾病。除此之外，心身疾病还包括糖尿病、原发性高血压、消化性溃疡、支气管哮喘等。

目前，人们将心身疾病按器官和学科系统做如下分类。

（1）循环系统。循环系统的心身疾病包括原发性高血压、冠心病、阵发性心动过速、雷诺病、某些心律失常等。

（2）呼吸系统。呼吸系统的心身疾病包括支气管哮喘、过敏性鼻炎、过度换气综合征、神经性咳嗽等。

（3）消化系统。消化系统的心身疾病包括胃及十二指肠溃疡、溃疡性结肠炎、肠易激综合征、神经性厌食、神经性呕吐、心因性多食症或异食症、慢性胃炎、食管痉挛、贲门痉挛或幽门痉挛、慢性胰腺炎等。

（4）神经系统。神经系统的心身疾病包括紧张性头痛、偏头痛、自主神经功能紊乱、痉挛性斜颈、多发性硬化症等。

（5）内分泌及代谢系统。内分泌及代谢系统的心身疾病包括糖尿病、更年期综合征、甲亢、肥胖症、心因性多饮症等。

（6）皮肤科。皮肤科的心身疾病包括银屑病、白癜风、慢性荨麻疹、湿疹、神经性皮炎、斑秃、普秃、神经性脱发、过敏性皮炎、皮肤瘙痒症、多汗症、精神性紫癜、过敏性皮炎、接触性皮炎等。

（7）儿科。儿科的心身疾病包括口吃、遗尿症、周期性呕吐、心因性发热、心因性呼吸困难、胃肠功能紊乱等。

（8）眼科。眼科的心身疾病包括眼肌痉挛、原发性青光眼、低眼压综合征、弱视、眼肌疲劳症等。

（9）耳鼻喉科。耳鼻喉科的心身疾病包括美尼尔综合征、咽异感综合征、口吃、耳鸣、慢性副鼻窦炎、晕动病等。

（10）口腔科。口腔科的心身疾病包括复发性口腔溃疡、特发性舌痛症、颞下颌关节紊乱综合征、口腔异物感等。

（11）外科。外科的心身疾病包括整形术后综合征、器官移植综合征等。

（12）泌尿生殖系统。泌尿生殖系统的心身疾病包括痛经、月经失调症、功能性子宫出血、勃起功能障碍、早泄、心因性不孕症（输卵管痉挛、子宫痉挛）、夜尿症、神经性尿频、外阴瘙痒症、慢性前列腺炎等。

（13）肌肉骨骼系统。肌肉骨骼系统的心身疾病包括类风湿关节炎、全身肌痛症、颈臂综合征、书写痉挛等。

（14）某些恶性肿瘤。

（二）心身疾病的特点

（1）心身疾病以躯体症状为主，与心理因素或由心理引起的情绪障碍有关。

（2）与遗传因素有关，常有相同或类似的疾病家族史。

（3）与个体某种特殊人格有一定的关系，不同的人格特征易罹患某"靶器官"的心身疾病。

（4）病程往往有缓解和复发的倾向。

（5）心身综合治疗比生物学治疗更能缓解病人的病情。

三、心身疾病的诊断与预防

随着生物－心理－社会医学模式的普及，以及人们对生活质量的不断追求，越来越多的人开始认识和了解心身疾病。在心身疾病的诊治过程中，医务工作者要重视心理社会因素，建立良好的医患关系，给予病人心理疏导，鼓励病人寻求社会支持，有选择性地采取相应的心理学手段和生物学治疗，以达到最佳治疗效果。

（一）心身疾病的诊断

1．诊断原则

（1）有相应的病理学和生理学的变化，表现为躯体症状。

（2）心理社会因素与疾病的发生和演变相关，并有明确的时间关系。

（3）有一定的特殊人格特征，且成为某些疾病的易感因素。

（4）排除了典型的精神障碍，如神经症和精神病。

2．诊断程序

（1）病史采集。采集病史应兼顾心理、躯体、社会 3 个方面，应着重注意收集病人心理社会方面的有关材料，如个体的心理发展情况、社会生活事件、个性行为特征、人际交往状况、家庭背景和社会支持等，并对这些心理社会因素与心身疾病的发生和发展进行初步分析。

（2）体格检查。心身疾病的体格检查与临床体格检查有相似之处，但需要特别关注病人在接受检查时的心理行为反应和特殊反应，并从中判断病人的心理特质，如是否存在过度敏感、拘谨或紧张的情绪反应等。

（3）心理行为检查。对于初步怀疑患有心身疾病的病人，应结合病史资料，采用交谈、行为观察、心理测验或必要的心理生物学检查等方法，评估病人的心理应激性、应对能力和社会支持等。在进行心理测验时，可采用症状自评量表、抑郁自评量表、焦虑自评量表和康奈尔医学调查表等，评估结果将有利于确定心理社会因素的性质和内容在疾病的发生、发展和恶化中的作用。

（4）综合分析。根据收集的材料，结合心身疾病的基本理论，可对病人是否患有心身疾病、是何种疾病、有哪些心理社会因素起主导作用等问题做出恰当的评估。此外，还可根据疾病的变化过程及时调整干预措施，重新评估病情，以便采取新的干预措施。

（二）心身疾病的预防

心身疾病是心理社会因素和生物因素综合作用的结果，因为心理社会因素大多需要较长时间的作用才会引发心身疾病，所以心身疾病的预防应从早抓起。主要预防措施包括个人预防和社会预防2个方面。

1. 个人预防　个体在人格形成早期所经历的重大生活事件可能导致个体人格特质的改变。因此，如果遭遇重大变故，要及时释放心理压力，积极调整自己，勇于面对挑战，磨炼个人意志，提高应对能力，运用成熟的心理防御机制，及时消除应激不良反应，恢复内心的平和。

2. 社会预防　社会预防是运用社会资源为个体营造良好的社会氛围，给予个体足够的社会支持，提高个体的社会认同感和价值感，这样才有利于维护病人的心身健康并达到防治心身疾病的目的。

心与身、精神与躯体是密不可分的统一整体，它们之间相互作用、相互影响。个体的生理、生化变化可以影响个体心理活动，而个体心理活动反过来也会作用于躯体，使个体出现生理、生化的变化。心身疾病的预防和治疗就是从这些心理社会因素入手，对于个体而言，就是要注意调整心态，放松身心。除此之外，有关部门还应多多科普和宣讲心身医学及相关知识，让更多的人有所了解，这样才能有效地预防和减少心身疾病的发生，即使发生了，也能在短时间内有效康复。

第二节 心理与容貌、形体美的关系

一、心理与毛发、皮肤的关系

（一）心理与毛发的关系

❀ **案例导入**

近段时间，30多岁的小田总是熬夜加班。一天起床后，他发现头上裸露出数块光洁的皮肤，这就是斑秃，俗称"鬼剃头"。从此以后，小田外出时都戴着帽子。在必须脱帽的场合，周围人的目光都会不经意地看向他的头部；朋友聚会时，他的头皮也成了焦点，这令他十分尴尬。小田因此不愿出门，整日忧心忡忡，担心头发还会继续脱落。本来就入睡困难的他，如今又噩梦连连。与之前相比，他的面色晦暗无华，脸上长出了细碎的皱纹，整体状态越来越差。

思考：

小田的斑秃与哪些因素有关？从心理社会因素角度应该怎样调节？

1. **毛发的生长机制** 头发自下而上分为毛囊、毛乳头、毛根和毛干4个部分。头发的生理特征和功能主要取决于头皮以下的毛囊、毛乳头和皮脂腺等。毛囊为毛根在头皮真皮层内的部分，是令毛发生长的皮质细胞。一般来说，人不能生长出新毛囊，毛囊死后也不能再生。头发细胞从毛囊内分裂，以倍数增加，新生头发从毛囊推向头皮表面。

2. **心理与毛发的关系** 头发除了具有保护头部、抵挡较轻的碰撞、帮助头部汗液蒸发的作用外，还具有增加美感的作用。

（1）心理对毛发的影响。有关医学研究表明，烦恼忧愁、情绪紧张可引起毛乳头处的血管收缩，从而引发头发营养供应障碍，影响头发生长，造成脱发。毛乳头制造的黑色素可使头发保持黑色。在中医理论中，思虑过多会产生由神耗、气虚、血散而造成的鬓斑，长期精神焦虑、抑郁和恐惧也可造成神经性脱发。

（2）毛发对心理的影响。毛发的脱失会直接影响容貌的美观，不仅妨碍社交，而且会对生活质量造成影响，从而引起复杂的心理，复杂的心理又再次对毛发造成影响，故心理因素与毛发脱失的相互影响可形成恶性循环，严重影响个人生活。年轻人的早秃更易引发心理问题。

（二）心理与皮肤的关系

案例导入

小李是一位产后妈妈，小宝宝的出生使家里开销变大，由于自己的身体还未恢复，只能靠她爱人挣钱养家。他们夫妻身处外地，缺少家人的照顾，双方父母的经济状况也比较一般。最近这段时间，小李内心充满焦虑和担忧，总是害怕孩子生病，更担心自己的身体恢复不到从前的样子，越是担忧就越是休息不好，加之一个人带孩子实在很辛苦，她日渐憔悴，皮肤也失去了往日的光泽。

思考：

这个案例说明了什么？

1. 皮肤的调节机制　皮肤腺体的分泌排泄、血液循环等生理活动都受自主神经（即交感神经和副交感神经）的控制与调节，而自主神经又受大脑的控制。从心身医学的角度讲，皮肤和毛发是心理问题躯体化的重要"靶器官"，个体的心理活动影响皮肤的状态和色泽等，皮肤病的发生也与心理问题有着重要的联系。

2. 心理与皮肤的关系　皮肤是人体最大的器官，它不仅是躯体与外界环境接触的屏障，也是接收外界信息的重要器官。从心身医学观点看，它是反映情绪变化和直接受情绪影响的器官。

（1）心理对皮肤的影响。若个体长期处于烦恼、悲伤、愤怒、惊恐等负性情绪中，就可能导致皮肤敏感性增强、抵抗力下降，易被寄生虫、病毒、致病菌所感染，也易被物理性、化学性的刺激物所侵蚀，从而引起皮炎或其他皮肤疾病。反之，若个体心情舒畅，则副交感神经处于兴奋状态，大脑内的神经调节物质（如乙酰胆碱等）分泌增多，从而使血管扩张，血液涌向皮肤，这时个体面色红润、容光焕发，皮肤因得到充足营养而显得富有弹性和光泽，不易产生皱纹。

（2）皮肤对心理的影响。如果皮肤疾病发生在影响美观的部位，会对个体的心理产生影响。皮肤疾病很少引发死亡，但会影响外观，甚至被人嫌弃，从而使病人产生严重的心理负担，如自卑、焦虑、敏感、回避社交、惶惶不安、抑郁、厌世等。

二、心理与形体美的关系

（一）形体美的概念

1. 形体美　形体美是人体的形态之美，指人体这个有机结构的和谐、均衡、匀称和精密有序，是一种自然的形态美。

2. 狭义的形体美　狭义的形体美主要指人体的外形美，指个体具有强壮的体魄、健美的体形、匀称的身体、和谐的比例。

3. 广义的形体美　广义的形体美常称个体美、个性美，包含体形美、姿态美、动作美和风度美，是世界万物中最协调、最均衡的美。

女性的形体以曲线柔和为美，以肌肉强健且富有弹性为美。女性的形体美反映了审美主体对女性的体态、姿态、举止等各方面的综合评价。追求和塑造形体美，既是女性追求的目标，也是女性的自身审美要求。男性的形体则以刚健挺拔为美，主要看全身各部分的比例是否匀称、均衡、和谐、协调，以及整个身体和主要肌群是否有曲线美，人们常用长度、宽度和围度等词语来形容男性生长发育的程度。

（二）心理与形体美

形体美受个人、社会、种族等因素的影响，是形体与精神、局部与整体的辩证统一，只有比例协调、整体和谐才可称为完整的形体美。当下，人们普遍重视对形体美的追求，形体美在社会中也发挥着越来越重要的作用，形体美能给他人带来美好的第一印象，有利于和谐人际关系的形成，也可以为择业和婚姻带来更多机会。

1. 心理对形体美的影响　消极的体像、自我认知的偏差、不良的心理使某些个体产生暴饮暴食、厌食或少食的症状，从而造成个体形体美的改变。例如，焦虑和紧张易导致暴饮暴食的不良行为，从而使体重增加；体像障碍、抑郁忧伤易导致厌食或少食的不良行为，从而使体重下降，进而影响形体美。相反，积极的心理则能抵消形体不完美的负面影响，一些形体不完美者拥有积极的心态，能够悦纳自身的缺点，通过学习技能、增加内涵、丰富底蕴、加强修养来提升自我。内在美反而更加重要，这也是一种独特的美。正如清代刘熙载所说："怪石以丑为美，丑到极处，便是美到极处。"于是就有了现在的"肥胖屋""丑人俱乐部"等，积极的心态让形体缺陷者也能享受生活。

2. 形体美对心理的影响　形体与心理是相互影响的，若某人形体有缺陷或与他人相比处于劣势，则易产生不良心理体验。形体的改变会导致心理的变化，研究结果显示：被试者体重增加 10% 左右，他们的冲动性就会明显增强，遇到小挫折就很着急，容易与他人发生矛盾和冲突，也更容易受外界诱惑和他人影响，从而做出草率的判断和决定；体重减轻的被试者则比较冷静、理智。但当遇到重大事件时，体重增加者还是能够慎重思考的。有些人由于患病不得不服用激素类药物，这使他们变得肥胖，经常被同伴嘲笑，在这个以形体为审美标准的社会中，这些人就很容易产生自卑心理，无法接受自己，心境逐渐变得低落和压抑，人也越来越孤僻，社交机会也因此而变少，形成恶性循环，甚至可能出现"见肥即怒，言胖即乱"的神经过敏现象。

三、心理对面容的影响

如果说眼睛是心灵之窗，那么面容则是容貌之窗。面容不仅是判断一个人美丑与年龄的比较重要的身体部位，更是展现情绪和心态的一面镜子。情绪的表达主要通过面部表情来实现。面部表情是通过面部肌肉的活动实现的，人的面部有80块肌肉，能产生7000余种不同的表情。人们的喜怒哀乐伴随着身体内部一系列的生理变化和面部表情变化。研究表明，情绪与面容衰老与否密切相关：情绪稳定、心情愉悦的人，面容温和，常带笑意，双目有神，皮肤光滑，气血充盈，肤色明亮，心理和生理均处于最佳状态，面容通常年轻而灵动；经常郁郁寡欢的人，眉间和额部的皱纹往往比一般人多，且皮肤暗淡，面色无华，呈现出忧愁的面容，情绪低落、愁眉苦脸会使面部皮肤紧缩，血液流通不畅，易生皱纹，令人未老先衰；脾气暴躁的人，血管扩张使头面部充血，中枢神经系统的血管调节机能逐步下降，面部由充血变为瘀血，甚至出现瘀斑；焦躁易怒的人，肤色变暗，皮肤失去弹性，皮肤细胞衰老加速，面部出现皱纹，更主要的是起伏较大的负性情绪会导致内分泌失调，使全身的新陈代谢发生异常，机体免疫力下降，心身疾病随之而来。《黄帝内经》提出："喜伤心，怒伤肝，忧伤肺，思伤脾，恐伤肾。"可见，心理状态不佳、情志不畅会使阴阳失衡、气血不调，对人的面容和健康产生不利影响。

第三节　与容貌、形体有关的心身疾病

一、神经性厌食

❀ 案例导入

莉莉从小在乡下上学，高中时转来城镇。她平日里大大咧咧，饭量较其他女孩大一些，身材也比较壮实。有一次和同学闹矛盾，对方嘲笑她，说她不像个女生，像个怪物，每天吃这么多，早晚有一天会胖成球。莉莉很受伤害，下决心减肥。从此之后，她非常注重饮食，严格控制自己的食量，即便很饿，也坚持不吃东西。她的食量越来越小，从前爱吃的甜点、奶茶也不再去碰，一吃甜食就会感到恶心。后来她脱发严重，发际线上移，经期也越来越不规律，甚至出现闭经现象，人也暴瘦到80多斤。父母对莉莉的状况感到十分担忧，可莉莉却觉得自己仍然不够瘦。

思考：

此案例中，莉莉出现了什么问题？莉莉的情况受哪些因素的影响？

（一）概念

神经性厌食是多见于青少年的一种进食行为的异常，特征为故意限制饮食，使体重降至明显低于正常的标准，主要通过过度运动、引吐、导泻等方法减轻体重。神经性厌食者常常过分担心发胖，甚至已明显消瘦仍自认为太胖，即使医生进行解释也无效。部分病人会用胃胀不适和食欲下降等理由来解释厌食现象。神经性厌食者常有营养不良、代谢紊乱、内分泌紊乱等表现，女性可出现闭经，男性可有性功能减退，青春期前的病人的性器官呈幼稚型。有的病人可有间歇发作的暴饮暴食。

（二）诊断标准

（1）体重明显减轻。比正常平均体重减轻 15% 以上；Quetelet 体重指数为 17.5 或更低；在青春期，没有达到所期望的躯体增长标准，并有发育延迟或停止的现象。

（2）自己故意造成体重减轻的结果，至少有下列 1 项表现。①回避"导致发胖的食物"。②自我诱发呕吐。③自我引发排便。④过度运动。⑤服用厌食剂或利尿剂等。

（3）常存在病理性怕胖。病理性怕胖是指一种持续存在的异乎寻常地害怕发胖的超价观念，病人给自己定了一个过低的体重界限，这个界值远远低于适度的或健康的体重。

（4）常有下丘脑 – 垂体 – 性腺轴的广泛性内分泌紊乱。女性表现为闭经（停经至少有 3 个连续月经周期，若用激素替代治疗，可出现持续的阴道出血，最常见的是服用避孕药），男性表现为性兴趣丧失或性功能低下。生长激素升高，皮质醇浓度上升，外周甲状腺代谢异常及胰岛素分泌异常。

（5）症状至少已有 3 个月。

（6）可有间歇发作的暴饮暴食。

（7）排除躯体疾病所致的体重减轻。

（三）心理治疗

神经性厌食的一个重要特点是病人对治疗采取回避态度，甚至拒绝治疗。有些女性的节食减肥已变成了强迫观念，很难说服她们放弃这一观念。因此，对本病而言，心理治疗是最佳选择，治疗以精神分析治疗、认知行为治疗、家庭治疗、心理教育为主，还可使用支持治疗、放松训练、暗示疗法、催眠疗法和行为矫正疗法等。在进行心理教育之前，必须详细了解病人致病的心理社会因素，有针对性地进行解释、疏导，要耐心地向病人反复讲解有关食物、营养和人体健康的科学知识，帮助病人树立正确的审美观。

二、肥胖症

小李是一个上班族，工作勤勤恳恳，经常为了工作忙到很晚，作息极其不规律，通宵熬夜也是经常的事，而且他还是一名宅男，不喜欢运动。在仅有的假期里，他喜欢待在家里，睡睡懒觉。他从小就身体不好，患有哮喘，为了抑制哮喘的发作，经常药不离身。他的工作也并不是特别理想，今年公司不景气，要大规模裁员，小李只是一名业绩并不突出的普通员工，对此十分担忧。他的情绪越是不好，食量就越大，他一开始不以为意，但是后来，体重不受控制地增加，他不得不去医院，这时才知道自己患上了肥胖症。

思考：

小李的肥胖症与哪些因素有关？从心理社会因素角度分析，小李的病应该怎样进行调节？

（一）肥胖症的概念及分类

1. 肥胖症的概念　肥胖症指体内脂肪堆积过多或分布异常导致的体重增加，是体重超过标准体重的20%或体重指数（BMI）大于或等于25的一种营养障碍性疾病。

据WHO统计，肥胖已成为现代社会人类健康和生活满意度的最大威胁，因肥胖致病导致死亡的人数已高于因饥饿死亡的人数。肥胖症是一种较为严重的损害形体美并影响心理健康的心身疾病，肥胖症病人往往伴有体像障碍，表现为对自己的外形不满、感到难堪，并且迫切地想要改变自己。

2. 肥胖症的分类

（1）单纯性肥胖。单纯性肥胖是最常见的肥胖，占肥胖症的95%左右。这类肥胖症的特点是无明确病因，仅是身体脂肪蓄积过多，超出正常比例。单纯性肥胖者的家族往往有肥胖病史。单纯性肥胖包括体质性肥胖和过食性肥胖。①体质性肥胖。这类人的双亲也较为肥胖。体质性肥胖是由于遗传和机体脂肪细胞数目增多而造成的，还与25岁前营养过度有关。这类人的特点包括代谢缓慢、代谢率低、合成代谢大于分解代谢。②过食性肥胖。过食性肥胖又称获得性肥胖，是由于个体成年后过度饮食，摄入的热量大大超出身体生长和活动的需要，多余的热量转化为脂肪，促进了脂肪细胞的肥大与细胞数目增加，脂肪大量堆积引发肥胖。

（2）继发性肥胖。继发性肥胖又称病理性肥胖，多因体内某种疾病导致脂肪沉积过多。继发性肥胖占肥胖症的极少部分，肥胖只是这类病人的重要症状之一。引起肥胖的原发性疾病有内分泌性肥胖、下丘脑性肥胖、胰岛 B 细胞瘤、女性多囊卵巢综合征、甲状腺功能减退症、皮质醇增多症、额骨内板增生症等。继发性肥胖的治疗主要是去除病因，只有这样才能真正解决肥胖问题。

（3）药物性肥胖。药物性肥胖占肥胖症的 2% 左右。有些药物在有效治疗某些疾病的同时，还会导致肥胖的发生，如用于治疗过敏性疾病、风湿病、类风湿病、哮喘病等疾病的肾上腺皮质激素类药物可导致继发性肥胖。另外，雌激素及含雌激素的避孕药也可使女性发胖。

（二）肥胖的影响因素

1. 遗传因素　研究表明，60%～80% 的严重肥胖者有家族史。在双亲都不肥胖的家庭中，肥胖儿的发生率为 20.9%；在双亲之中有一个人肥胖的家庭中，肥胖儿的发生率为 50%；在双亲都肥胖的家庭中，肥胖儿的发生率为 80%。

2. 情绪因素　一般人在焦虑时会食欲降低、食量减少，而肥胖者在焦虑时反而食欲大增。研究发现，肥胖者不仅在焦虑时食量大，而且在任何情绪状态下食欲都很强。

3. 社会文化因素　肥胖的形成与不良的生活方式、饮食习惯和饮食偏好等因素密切相关，主要包括以下几个方面。①进食过多，又缺乏运动；②熬夜被认为会激发食欲，增加进食量；③吃快餐，点外卖，吃脂肪含量过高的食物；④喜欢甜点、饮料、油炸食品等高热量食物；⑤进食过快，爱吃零食和夜宵等。

4. 家庭教育　长辈们都希望自己家的孩子身强体壮，这导致少数家长在孩子的婴幼儿时期就过度喂养，使孩子的胃肠道功能增强，从小就养成食量大的习惯，进而引发儿童期的肥胖，甚至造成终身肥胖。

（三）肥胖症对心身健康的影响

1. 肥胖症对身体健康的影响　肥胖症不仅影响形体美，而且影响人们的躯体健康，导致多种心身疾病，如糖尿病、冠心病、高血压、脑血管疾病、恶性肿瘤等。肥胖症者既容易患胆石症、骨关节病，又容易出现内分泌紊乱，并且常伴有高尿酸血症。分娩时，女性肥胖症者出现危险的概率较高。

2. 肥胖症对心理健康的影响　由于形象不佳，肥胖症者常常受到轻视，容易产生消极情绪，由于心理上的压力比较大，他们焦虑和抑郁的程度普遍高于常人。为了避免被人嘲笑，他们常常逃避集体活动，社会能力受到一定程度的影响，长此以往，他们可能会变得更加自卑、退缩、孤僻、敏感。

（四）肥胖症的心理治疗

1. 认知行为疗法　认知过程决定着情绪的变化，影响着行为的产生。想要纠正不良的情绪和行为，首先应从改变认知入手，对肥胖症者进行相应的宣传教育，使其能够积极主动地配合治疗。改变肥胖症者原有的不良饮食习惯和进食习惯，帮助他们养成健康的生活方式和运动习惯，这是治疗肥胖症最重要的步骤。要帮助肥胖症者认识到心理压力带来的焦虑情绪往往是食欲增强、进食量增多的重要原因，因此，还应疏导肥胖症者的情绪，缓解他们的精神压力，使他们保持轻松愉悦的心情。帮肥胖症者建立自信也是十分重要的。

2. 阳性强化法　阳性强化法又称正强化法、奖励强化法，属于行为治疗的一种，就是在一种行为出现之后及时给予奖赏、鼓励，从而增加这种行为出现的频率。通俗地说，阳性强化法是对正确的行为进行及时奖励，对错误的行为予以漠视和淡化，是促进正确行为更多出现的一种方法。阳性强化法的目的在于矫正不良行为，训练与建立某种良好行为。这种矫正方法可用于肥胖症者的减重及体重管理。

3. 厌恶疗法　厌恶疗法属于行为治疗的一种，利用回避学习的原理，把令人厌恶的刺激（如电击、药物催吐、语言责备、想象等）与病人的不良行为相结合，形成一种新的条件反射，以对抗原有的不良行为，进而消除这种不良行为。许多肥胖症者食欲强烈，并有过度饮食的不良行为，可以通过语言责备等方式，使肥胖症者产生对食物和进食行为的厌恶心理，以抵制强烈的食欲，控制进食量，达到减轻体重的目的。需要注意的是，尽可能不使用电击和药物催吐的方法限制肥胖症者的过度饮食。

4. 适度运动　肥胖症者需要长时间地坚持体力活动和体育运动，这样才可以有效减轻体重。运动方式和运动量应结合每个人的具体情况而定，注意循序渐进，不能操之过急，有心血管疾病和心肺功能不好的肥胖症者更须慎重。

5. 催眠减肥术　催眠减肥术属于精神分析治疗的一种。有些肥胖症者对于食物的欲望可能已经到了无法抗拒的地步，因此，在催眠状态下，使用暗示性语言将正确信息直接输入肥胖症者的潜意识，使其接收信息并执行信息内容，以进行根本治疗。

三、损容性皮肤心身疾病

损容性皮肤心身疾病是一类由心理社会因素引起的严重损害形体美、明显影响人体容貌的皮肤心身疾病，严重程度视病人个人情况而定。在临床上，这类疾病的心理治疗常常不被重视。损容性皮肤心身疾病在日常生活中比较常见，如脱发、黄褐斑、银屑病、寻常痤疮等。

（一）脱发

脱发也称秃发病，在医学上，可分为暂时性脱发和永久性脱发两大类，常见的有斑秃、全秃、病后脱发、药物性脱发等。在心理学上，由于精神压力过大导致的脱发称为精神性脱发，治疗以改善心理状态和减轻心理压力为主。这里主要介绍斑秃、雄激素源性脱发。

1. 斑秃

（1）概念。斑秃是一种突发的、具有局限性的斑片状脱发现象的疾病，俗称"鬼剃头"，特点是病变处头皮正常、无炎症、无自觉症状。

（2）致病的心理社会因素。目前人们普遍认为本病与心理因素密切相关，常发生于心理创伤之后，或长期应激之下，与紧张、压抑、焦虑、抑郁、失眠、内心冲突及负性生活事件等因素关系密切。斑秃被认为是最典型的皮肤心身疾病。

（3）斑秃的心理干预。应帮助病人从心理社会因素角度分析可能的致病诱因，给予耐心的心理疏导，有针对性地采用精神分析、认知疗法、心理支持、放松训练等心理治疗技术，缓解病人的心理压力，使病人以积极乐观的态度面对生活。要让病人充分认识到：只有消除负性情绪及脱发带来的担忧和困扰，保持愉悦放松的心情，并对治疗充满信心，建立良性循环，才能促进新发再生；否则，即使暂时治愈，也可能再次复发。

2. 雄激素源性脱发

（1）概念。雄激素源性脱发又称早秃、脂溢性脱发，多发于 20～30 岁的男性，主要表现为前额发际线后移和（或）头顶部毛发进行性减少和变细，也称为男性型秃发。在女性中的主要表现为头顶部毛发进行性减少和变细，少部分女性表现为弥漫性头发变稀，发际线不后移，称为女性型秃发。

（2）致病的心理社会因素。有研究表明，这种类型的脱发与抑郁和焦虑情绪密切相关，还表现为易激惹、易疲倦、乏力、头痛、睡眠障碍及做噩梦等。脱发带来的困扰和压力进一步加重脱发，二者互为因果关系，形成恶性循环。

（3）雄激素源性脱发的心理干预。向病人解释心理社会因素在发病机制中的作用，减轻病人的心理负担，帮助病人逐渐消除抑郁和焦虑情绪，使病人能坦然面对疾病，对康复树立信心，恢复心理平衡，保持情绪稳定。还需提醒病人减少洗头发的频率。

（二）黄褐斑

1. 概念　黄褐斑是一种常见的面部黄褐色色素沉着，多对称蝶形分布于颊部，是一种多发于 30～45 岁女性的常见皮肤损害，且容易复发。一般认为，黄褐斑是雌激素过高所致，所以黄褐斑也有另外一些名称，如妊娠斑、蝴蝶斑、肝斑。

2. 致病的心理社会因素　从现代医学角度看，该病与病人的内分泌失调有关；从心理学角度看，人格、情绪因素与黄褐斑的产生密切相关，黄褐斑病人大多情绪不稳，暴躁易怒；从中医角度分析，黄褐斑是由肝气郁结、气滞血瘀所致。

3. 黄褐斑的心理干预　黄褐斑病情的轻重与病人的心理状态有着密切的联系，对治疗缺乏信心也是黄褐斑久治不愈的重要原因之一。心理干预主要是让病人明晰不稳定的情绪和焦躁的心态是病情反复和病程迁延不愈的主要因素，医生要通过理性客观的分析鼓励病人保持平和的情绪、乐观的心态、开阔的心胸、愉悦的心境、不急不躁的处事态度，帮助病人树立战胜疾病的信心和勇气。

（三）银屑病

1. 概念　银屑病又叫牛皮癣，是一种遗传与环境共同作用诱发的免疫介导的慢性、复发性、炎症性、系统性疾病，典型的临床表现为鳞屑性红斑、丘疹或斑块，局限或广泛分布。病程较长且易复发，属于常见的皮肤病。银屑病分为寻常型、脓包型、红皮病型和关节病型4种，其中寻常型最为常见。

知识链接

负性情绪与银屑病

　　研究表明，72%的银屑病病人在患病前1个月有应激生活事件发生。负性生活事件是病人体验到精神刺激的主要因素，且其强度和频度与银屑病的严重程度呈正相关。由此观之，若无法妥善处理负性生活事件或负性情绪，则可使病情陷入恶性循环。所以，从心理学上说，人格特性和社会生活事件的相互作用对银屑病的发生起了重要作用。各种生活事件会对个体造成压力，而不同的人格特征对于压力则会表现出不同的心理反应和应对方式。由于个体承受外界压力的负荷和恢复到正常水平的能力不同，因此发病的概率也是不同的。应激理论认为，只有当强烈持久的心理应激发生在一个拥有脆弱器官的个体上时，才可能导致心身疾病，而器官的脆弱程度和易感性则是遗传和环境因素共同作用的结果。当负性情绪造成的影响和自主神经反应达到异常程度时，就会对脆弱器官的生理功能产生不利的影响。银屑病病人的皮肤可视为脆弱器官，负性情绪的状态改变了自主神经的活动，通过影响机体的免疫功能、代谢功能及内分泌功能等，皮肤出现了银屑病的症状。

---

2. 致病的心理社会因素 银屑病的发病多与人格有关，银屑病病人的人格和行为多为外向型，但内向伴抑郁或固执的人格也可以导致银屑病。同时，社会生活中突发事件引发的紧张情绪也可能导致银屑病。发生在暴露部位的银屑病可影响人体的外观，使病人产生抑郁、焦虑等心理问题，抑郁和焦虑又与银屑病的严重程度和病种密切相关，互为因果。银屑病对人体健康的影响较小，但却会给病人造成极大的精神压力，严重影响病人的生活质量。

3. 银屑病的心理干预 在临床上，目前无法根治银屑病。心理咨询可对病情好转起到一定作用，银屑病病人多有情绪问题和特殊的人格特征。在咨询中，要尊重并接纳病人，与病人建立良好的关系，引导病人逐步恢复正常情绪，对病人进行放松训练可有效缓解病情。常用的心理治疗还有催眠疗法，这种方法暗示性强，可有效消除病人的情绪障碍。

（四）寻常痤疮

1. 概念 寻常痤疮为青春期常见的一种慢性毛囊皮脂腺炎症性疾病，常发生于面部。一般认为，寻常痤疮是由青春期雄性激素分泌过多引起的皮脂溢出和毛囊口内痤疮丙酸杆菌增殖引起的炎症所致。此外，发病因素还包括遗传因素和化学因素，长期服用碘化物、溴化物及糖皮质激素也可能引起寻常痤疮。皮脂产生增多、毛囊口内痤疮丙酸杆菌增殖、毛囊口上皮角化亢进及内分泌紊乱、免疫紊乱是造成寻常痤疮的重要原因。

2. 致病的心理社会因素 大量心身医学文献显示，寻常痤疮是由遗传和环境因素决定的，也受情绪应激影响。情绪紧张等心理因素通过使机体发生内分泌紊乱及免疫紊乱来对寻常痤疮起作用。疾病发生后，病人产生焦虑、自卑的心理，这种心理状态又反过来使病情加重。此外，在日常生活中，病人时常下意识地自行挤压、抠挖病损处，还会造成毁容性损害。

3. 寻常痤疮的心理干预 实践证明，在药物治疗的同时配合心理干预会提高寻常痤疮的治疗效果。医生要经常与病人交流以了解病人的心理状况，从而调整病人的心理状态，解除病人心中的顾虑，使病人能够正确对待寻常痤疮。与此同时，还要提醒病人，良好的心态和轻松的情绪有利于病情好转，还可指导焦虑较严重的病人进行放松训练。

（颜 南）

思考题

1. 描述心身疾病的范围及特点。

2. 简述心身疾病的诊断原则。

3. 简述神经性厌食的诊断标准及心理治疗。

4. 简述肥胖症的心理治疗。

5. 简述脱发的类型、致病的心理社会因素及心理干预措施。

6. 简述银屑病致病的心理社会因素及心理干预措施。

第8章　异常心理与美容

知识要点

1. 掌握心理正常与心理异常、心理健康与心理不健康概念的区分及内涵。

2. 掌握心理异常的概念、判断标准及分类。

3. 熟悉与美容有关的神经症及主要表现。

4. 掌握人格障碍的概念；掌握与美容相关的常见人格障碍的类型及特点。

5. 熟悉体像的概念、消极体像的内涵；掌握体像障碍的概念及常见的行为表现。

6. 了解体像与医学美容的关系；熟悉体像形成的影响因素。

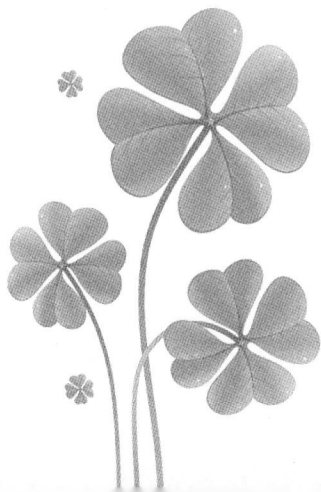

科技的进步促进了医学技术的飞速发展，医学美容整形也应运而生。如今，求美者对医学美容的需求越来越普遍。美容求术者虽然大多是缘于身体和容貌的缺陷，但其中不乏一些心理不健康甚至心理异常的人，心理症状较轻的求术者经过美容工作者的疏导往往会改变想法，但倘若存在较严重的心理疾病甚至精神障碍，单纯的美容手术不但不能解决问题，还有引发医疗纠纷的可能性。本章将从变态心理学角度介绍和论述与临床美容有关的异常心理问题，主要包括神经症、体像障碍和人格障碍。本章内容对于美容工作者鉴别和筛查求术者有着极其重要的意义。

第一节　心理正常与心理异常

❀ 案例导入

田女士，53 岁，某单位技术总监。丈夫于 1 个月前因车祸去世，她十分痛苦、自责，原因是当时她自己工作太忙，就让丈夫帮着去办一件事，结果丈夫遭遇了不幸。田女士现在无法上班，并有失眠、头晕等症状，但能料理自己的生活，也能通过电话正常处理单位重要的事情，她的下属劝她寻求心理咨询的帮助。她觉得这突发的变故实在令人难以接受，何况还与自己有关，如果是劝别人，自己也能讲出一番道理，但事情发生在自己身上，要说服自己就不那么容易了。田女士感谢同事们的好意，认为自己总要经过一段时间才能从悲痛中走出来。

思考：

结合本节内容，判断田女士的问题是正常心理问题还是异常心理问题。

心理正常、心理异常、心理健康、心理不健康，这些都是美容临床实践中常常使用的概念，它们之间的关系如图 8-1-1。我们从临床心理学角度出发，把人的全部心理活动用心理健康、心理不健康、心理异常这 3 个概念来表达。

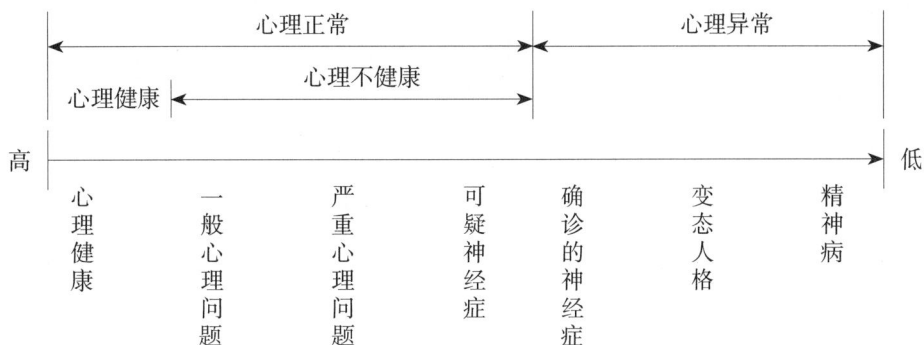

图 8-1-1　心理正常与心理异常

一、心理正常

心理正常是指具备正常功能的心理活动，或不包含精神障碍症状的心理活动。

心理健康和心理不健康是在心理正常的范围内讨论心理正常的水平高低和程度如何。心理不健康与心理异常是两类不同性质的问题。

1. 心理健康　心理健康指各类心理活动正常、关系协调、心理活动的内容与现实一致，以及人格处在相对稳定的状态。

许又新教授提出，心理健康可以用以下 3 类标准（或从 3 个维度）去衡量，他同时指出，不能孤立地只考虑某一类标准，要把 3 类标准联系起来综合地加以考察和衡量。

（1）体验标准。体验标准是指以个人的主观体验和内心世界的状况为标准，主要包括是否有良好的心情和恰当的自我评价等。

（2）操作标准。操作标准是指通过观察、实验和测验等方法考察心理活动的过程和效应。操作标准的核心是效率，主要包括个人心理活动的效率和个人的社会效率或社会功能，如工作及学习效率的高低、人际关系和谐与否等。

（3）发展标准。本标准着重于对人的个体心理发展状况进行纵向考察与分析。

2. 心理不健康的分类

（1）一般心理问题。一般心理问题是由现实因素激发、持续时间较短、情绪反应能在理智控制之下、不严重破坏社会功能、情绪反应尚未泛化的心理不健康状态。

诊断一般心理问题的 4 个条件如下。①由于现实生活、工作压力、处事失误等因素而产生内心冲突，内心冲突是常形的，并因此而体验到不良情绪（如厌烦、后悔、懊丧、自责等）。②不良情绪不间断地持续 1 个月，或不良情绪间断地持续 2 个月仍不能自行化解。③不良情绪反应仍在相当程度的理智控制下，始终能保持行为不失常态，基本能维持正常的生活、学习、社会交往，但效率有所下降。④自始至终，不良情绪的激发因素仅仅局限于最初事件，即使是与最初事件有联系的其他事件，也不会引起此类不良情绪。

（2）严重心理问题。严重心理问题是由相对强烈的现实因素激发、初始情绪反应强烈、持续时间较长、情绪充分泛化的心理不健康状态。严重心理问题有时伴有某一方面的人格缺陷。

诊断严重心理问题的4个条件如下。①引起严重心理问题的原因是较为强烈的、对个体威胁较大的现实刺激。内心冲突是常形的。在不同的刺激作用下，求助者会体验到不同的痛苦情绪（如悔恨、冤屈、失落、恼怒、悲哀等）。②痛苦情绪从产生开始，间断或不间断地持续2个月以上，半年以下。③遭受的刺激强度越大，反应越强烈。大多数情况下，求助者会短暂地失去理性控制。在后来的持续时间里，痛苦可逐渐减弱，但是，单纯地依靠自然发展或非专业性的干预却难以解脱。痛苦对生活、工作和社会交往有一定程度的影响。④痛苦情绪不但能被最初的刺激引起，而且也能被与最初刺激相类似、相关联的刺激引起，即反应对象被泛化。

在临床心理咨询中，鉴别严重心理问题与神经症的要点是内心冲突的性质和病程。严重心理问题的内心冲突是常形的，持续时间在半年之内。在临床上，社会功能破坏程度也可以作为参考因素。如果在出现严重心理问题后的1年之内，求助者在社会功能方面出现严重缺损，那么，心理咨询师必须提高警惕，应视为可疑性神经症或其他精神障碍。

（3）神经症性心理问题（可疑性神经症）。内心冲突是变形的，但是如果根据许又新教授的神经症临床评定法还不能确诊为神经症，那么，它已接近神经症，或者它本身就是神经症的早期阶段。

二、心理异常

心理异常是指有典型精神障碍症状的心理活动。

心理正常和心理异常是讨论"有病"或"没病"等问题的一对范畴。即使是心理异常的人，他们的心理活动也并不全是异常的，他们的人格可能有某方面的缺陷并伴有思维障碍，但他们的感觉、知觉可能是正常的。正常心理活动和异常心理活动之间有互相转化的可能性。心理异常的人经过系统治疗，异常部分也能得到改善或完全矫正。因此，正常心理活动和异常心理活动在个体身上会永远并存。

1. 心理异常的判断标准　李心天区分心理正常与心理异常的4类判别标准如下。

（1）医学标准。在这种标准下，精神障碍是躯体疾病。如果一个人的某种心理或行为被怀疑为有病，就必须找到它的病理解剖或病理生理变化的根据，在此基础上才能认定此人有精神障碍，此时，心理或行为的表现则被视为疾病的症状，症状产生的原因归结为脑功能失调。

这一标准被临床医生广泛采用。他们深信，有精神障碍的人的脑部应当有病理过程存在，在病人的大脑中已发生了精细的分子水平上的病理变化，这种病理变化才是区分心理正常与心理异常的可靠根据。医学标准将精神障碍纳入了医学范畴，这种做法曾对精神障碍的研究十分重要。

（2）统计学标准。统计学中，普通人群的心理特征服从正态分布。这样，一个人的心理正常或异常，就可根据统计数值偏离平均值的程度来决定。一般以统计数据为依据、以心理测验为工具确定心理正常与心理异常的界限。

统计学标准提供了心理特征的量化资料，操作简便易行，便于比较，受到很多人的欢迎。但是，这种标准也存在一些明显的缺陷。例如，智力超常或有非凡创造力的人在人群中是极少数的，但很少被人认为是病态的；再者，有些心理特征和行为也不一定服从正态分布，而且心理测验的内容同样受社会文化的制约。所以，统计学标准的普遍性也只是相对的。

（3）内省经验标准。内省经验涵盖2个方面：一是病人的内省经验，如病人自己觉得有焦虑、抑郁或说不出明显原因的不舒适感，病人自己觉得不能控制自己的行为等；二是观察者的内省经验，如观察者把被观察者的行为与自己以往的经验相比较，从而对被观察者做出心理正常或者异常的判断。

内省经验标准具有很大的主观性，因为不同的观察者有不同的经验，所以评定行为的标准也就各不相同。当然，如果观察者们都接受同一种专业训练，那么，对同一种行为，观察者们也能形成大致相近的看法，甚至对许多精神障碍的判断也可达成共识，但对某些少见的行为仍可能有分歧，甚至意见截然相反。

（4）社会适应标准。在正常情况下，人能够维持生理活动和心理活动的稳定状态，能依照社会生活的需要适应环境和改造环境。因此，健康人的行为符合社会的准则，能根据社会要求和道德规范行事，这时，我们说人的行为是一种社会适应性行为。如果由于器质或功能的缺陷使得某个人的社会行为能力受损，不能按照社会认可的方式行事，那么，我们就认为此人有精神障碍。这一判断是将人的行为与社会行为相比较之后得出来的。

2. 心理异常的分类 常见的心理异常包括：①神经症；②人格障碍；③心境障碍；

④心理生理障碍；⑤应激相关障碍；⑥精神分裂症及其他妄想性障碍；⑦癔症。

下面介绍与临床美容心理密切相关的主要有神经症、人格障碍和体像障碍等。

第二节　神经症与美容

❀ 案例导入

大刘，45 岁，已婚，因焦虑不安寻求心理咨询。大刘在一家外企驻中国某区域的办事处当负责人已十余年。老板为德国人，常住北京，偶尔来办事处。办事处的经营业务主要是组织货源并销往欧洲。前几年生意好做，大刘的薪金较高，家境也比较殷实。大刘的妻子是高校教师，夫妻感情好，女儿正在上高中，学习成绩优异。近几年，竞争日趋激烈，生意越来越难做，老板似有不满之意。大刘虽然很努力，也难尽人意，遂感力不从心，整日忧心忡忡，或担心货船遭遇不测，或担心老板突发重疾不治身亡，或担心事业失败妻子离他而去，或担心女儿未来的工作乃至婚姻大事。近期，大刘出现头痛、失眠、心慌、胸闷、烦躁、手抖出汗和坐立不安等症状，吸烟量也明显增加。虽然服用安定有些效果，但大刘又怕长期服用会成瘾。

思考：

大刘究竟出了什么问题？

一、神经症概述

1. 神经症　神经症是一组主要表现为焦虑、抑郁、恐惧、强迫、疑病症状或神经衰弱症状的精神障碍。此类精神障碍有一定的人格基础，起病常受心理社会因素影响。症状没有可证实的器质性病变做基础，与病人的现实处境不相称，病人对存在的症状感到痛苦和无能为力，病人的自知力完整或基本完整，病程多迁延。神经症是非常多见的心理障碍，WHO 根据各国的调查资料推算，人群中罹患神经症者约为重性精神病的 5 倍。

2. 神经症的 5 个共同特征

（1）发病常与心理社会因素有关。存在意识层面的心理冲突，感到不能控制自认为应该加以控制的心理活动；突发事件、社会隔离等引起的精神紧张可导致神经症的发生。

（2）病人常具有某种特殊的个性特征。不同的个性特征既决定了个体罹患神经症的可能程度，又决定了罹患某种特定神经症亚型的倾向。巴甫洛夫认为，弱型神经类型或强而不平衡的神经类型易导致神经症。

（3）症状没有相应的器质性病变为基础。

（4）神经症妨碍着病人的心理功能或社会功能，是一种持久的精神障碍。

（5）自知力完整。神经症病人有精神痛苦的体验，往往会主动求医，有摆脱症状的求治欲望。喜欢诉苦是神经症病人普遍而突出的表现之一。

应区别对待求美者的神经症或神经症性问题（存在意识层面的心理冲突，但没有达到神经症临床诊断标准的心理问题），如果求美者的问题超出医生的能力范围，应该及时安排会诊或转诊。

二、许又新教授关于神经症的临床评定方法

神经症的临床评定关键在于心理冲突的性质。从现象或事实的角度来说，心理冲突有常形与变形之分。

心理冲突的常形有 2 个特点。一是这种心理冲突与现实处境直接相联系，涉及大家公认的重要生活事件，如夫妻感情不和，病人长期想离婚又不想离婚，十分苦恼。二是这种心理冲突有明显的道德性质，不论你持什么道德观点，总可以将冲突的一方视为道德的，而另一方是不道德的。

心理冲突的变形也有相应的 2 个特点。一是这种心理冲突与现实处境没有什么关系，或者涉及的是生活中鸡毛蒜皮的小事，一般人认为简直不值得为这些事操心，或者不懂精神病学的人感到难以理解：很容易解决的问题为什么病人却解决不了？例如，某病人每天晚饭后就陷入吃药还是不吃药的痛苦冲突之中：吃药怕肝硬化和上瘾，不吃药怕睡不着。这在不懂精神病学的局外人看来是不成问题的，想吃就吃，不想吃就不吃，实在决定不了可以去问医生。二是这种心理冲突不带有明显的道德色彩。如上例，你不能说吃药和不吃药哪个道德，哪个不道德。

心理冲突的变形是神经症性的，而心理冲突的常形则是大家都有的经验。显然，如果只限于心理冲突的常形，甚至并没有什么痛苦的心理冲突，那么，充其量只是心理生理障碍，而不是神经症。要注意的是，一旦出现头痛、失眠、记忆力差或内脏功能障碍，原来不明显的心理冲突便会尖锐化，也很容易发生变形，如明显的疑病症状。

一般可以用如下比较简单且容易掌握的方法来进行评定，包括 3 个方面。

（一）病程

不到 3 个月为短程，评分为 1；3 个月到 1 年为中程，评分为 2；1 年以上为长程，评分为 3。

（二）精神痛苦的程度

轻度者自己可以主动设法摆脱，评分为 1；中度者自己摆脱不了，需要借助别人的帮助或改变处境才能摆脱，评分为 2；重度者几乎完全无法摆脱，即使异地休养或别人安慰他、开导他、陪他娱乐也无济于事，评分为 3。

（三）社会功能

能照常工作、学习，人际交往只有轻微障碍者，评分为 1；中度社会功能受损害者的工作学习或人际交往效率显著下降，不得不减少工作量或改变工作内容，或只能部分工作，或不得不尽量避免某些社交场合，评分为 2；重度社会功能受损害者则完全不能工作和学习，不得不休病假或退学，或完全回避某些必要的社会交往，评分为 3。

如果以上评分的总分为 3，就不能诊断为神经症；如果总分不小于 6，神经症的诊断是可以成立的；4~5 分为可疑病例，需进一步观察。需要补充说明的是，对精神痛苦和社会功能的评定，至少要考虑近 3 个月的情况才行，评定涉及的时间太短是不可靠的。

三、几种常见的神经症

根据《中国精神障碍分类与诊断标准第 3 版（CCMD-3）》，神经症包括恐惧症、焦虑症、强迫症、躯体形式障碍和神经衰弱。

❀ 案例导入

玲玲，女，18 岁，由于相貌丑陋，经常被人嘲笑和轻视，变得非常内向、敏感、孤僻，一见到镜子里自己的样子就感到焦虑不安。渐渐地，玲玲开始回避照镜子，她明明知道不应该这么做，但还是控制不住自己。后来发展到对镜子和其他一切能照到自己影像的物体（包括玻璃、光滑平整的金属表面、反光桌面、反光家具等）都要回避，实在无法回避时，就会感到心慌、心悸、恐惧不安、呼吸不畅，并有窒息感。

思考：

玲玲出了什么问题？

（一）恐惧症

1. 概念　恐惧症又称恐惧（怖）性神经症，是一种以过分和不合理地惧怕外界某种客体或处境为主要表现的神经症。尽管病人明知没有必要，但仍不能防止恐惧发作，恐惧发作时往往伴有显著的焦虑和自主神经症状。病人极力回避所害怕的客体或处境，或带着畏惧去忍受。

2. 主要类型

（1）场所恐惧症。这是恐惧症中最常见的一种，发病率约占恐惧症的60%，女性多于男性。主要表现为对某些特定环境的恐惧，如广场、密室、黑暗的场所、拥挤的场所、交通工具（如拥挤的船舱、火车车厢）等，关键的临床特征之一是过分担心处于上述环境时没有即刻能用的出口。

（2）社交恐惧症。社交恐惧症又称社交焦虑症，常见于青少年或成人早期，男女发病概率均等。害怕对象主要为社交场合（如害怕在公共场合进食或说话、聚会、开会，或怕自己做出一些难堪的行为等）和人际接触（如怕在公共场合与人接触、怕与他人目光对视，或怕在人群中被人审视等）。社交恐惧症常伴有自我评价低和害怕批评等表现。

有容貌缺陷或自认为有容貌缺陷的病人害怕因容貌问题引起别人过多的关注，害怕遭到讥讽、嘲笑、歧视等。社交恐惧症主要表现为害怕出现在众人面前，特别害怕被别人注视，害怕别人的目光或余光，尽管明知没有危险，还是会出现不受控制的、异常强烈的恐惧反应。病人见人或参与交际就会出现害羞、脸红、浑身不自在、发抖、出汗、呼吸急促、心悸，甚至晕倒等自主神经功能失调现象。由于自己无法把控，病人会极力回避引起恐惧的社交环境。

（3）特定恐惧症。特定恐惧症是特定的（单项）恐惧障碍，害怕对象是场所恐惧症和社交恐惧症未包括的特定物体或情境，如动物（昆虫、鼠、蛇等）、高处、黑暗、雷电、鲜血、外伤、打针、手术或尖锐锋利的物品等。

（二）焦虑症

1. 概念　焦虑症又称焦虑性神经症，是一种以焦虑情绪为主的神经症，主要分为惊恐障碍和广泛性焦虑2种。焦虑症的症状是原发的，凡继发于高血压、冠心病、甲状腺功能亢进等躯体疾病的焦虑应诊断为焦虑综合征。其他精神病理状态（如幻觉、妄想、强迫症、疑病症、抑郁症、恐惧症等）伴发的焦虑不应诊断为焦虑症。

2. 主要类型

（1）惊恐障碍。惊恐障碍又称急性焦虑，是一种以惊恐反复发作为主要原发症状的神经症。这种发作并不局限于任何特定的情境，具有不可预测性。惊恐发作为继发症状，可见于多种不同的精神障碍，如恐惧性神经症、抑郁症等，并应与某些躯体疾病区分开来，如癫痫、心脏病发作、内分泌失调等。

（2）广泛性焦虑。广泛性焦虑又称慢性焦虑，指一种以缺乏明确对象和具体内容的提心吊胆和紧张不安为主的焦虑症，并有显著的自主神经症状、肌肉紧张和运动性不安。

（三）强迫症

1．概念 强迫症又称强迫性障碍，指一种以强迫症状为主的神经症，特点是有意识的自我强迫和反强迫并存，二者的强烈冲突使病人感到焦虑和痛苦。病人体验到的观念或冲动都来源于自我，但违反自己的意愿，虽极力抵抗，却无法控制。病人也意识到强迫症状的异常性，但无法摆脱。病程迁延者要通过仪式动作来减轻精神痛苦，但社会功能严重受损。

2．主要类型

（1）强迫思维。强迫思维包括强迫观念、强迫回忆或强迫表象、强迫性对立观念、强迫性穷思竭虑、害怕丧失自控能力等。例如，脑中反复出现太胖、太丑、太黑，这属于强迫思想；一想到"美丽"，马上就联想到"丑陋"，这属于强迫性对立观念。

（2）强迫行为（动作）。强迫行为包括反复洗涤、核对、检查或询问等。强迫行为在美容方面可表现为强迫询问、强迫购买、强迫手术等。

（3）强迫思维与强迫行为（动作）的混合形式。

（四）躯体形式障碍

1．概念 躯体形式障碍是一种以持久地担心或相信各种躯体症状的优势观念为特征的神经症。病人因这些症状反复就医，各种医学检查的阴性结果和医生的解释均不能打消病人的疑虑。即使有时存在某种躯体障碍，也不能解释所诉症状的性质、程度，或病人的痛苦与优势观念。病人经常伴有焦虑或抑郁情绪。尽管症状的发生和持续与不愉快的生活事件、困难或冲突密切相关，但病人常否认心理因素的存在。本障碍男女均有，为慢性波动性病程。

2．主要临床类型

（1）躯体化障碍。躯体化障碍是一种以多种多样、经常变化的躯体症状为主的神经症。症状可涉及身体的任何系统或器官，最常见的是胃肠道不适（如疼痛、打嗝、呕吐、恶心等）和异常的皮肤感觉（如瘙痒、烧灼感、刺痛、麻木感、酸痛等），性及月经方面的症状也很常见，病人常存在明显的抑郁和焦虑。躯体化障碍常为慢性波动性病程，病人长期伴有人际交往及家庭行为方面的严重障碍，女性病人远多于男性病人，多在成年早期发病，病程在 2 年以上。

（2）未分化躯体形式障碍。除病程短于 2 年外，符合躯体化障碍的其余标准。若躯体的症状具有多样性、变异性的特点，但不足以构成躯体化障碍，则应考虑本诊断。

（3）疑病症。疑病症又称疑病障碍，是一种以担心或相信患严重躯体疾病的持久性优势观念为主的神经症，病人因为这种症状反复就医，各种医学检查的阴性结果和医生的解释均不能打消病人的疑虑。即使有时存在某种躯体障碍，也不能解释所诉症状的性质、程度，或病人的痛苦与优势观念。病人常伴有焦虑或抑郁。本障碍男女均有，无明显家庭特点（与躯体化障碍不同），常为慢性波动性病程。

有的病人感觉自己身体出现畸形、五官不正或嗅到自己有特殊的体臭味，虽查无实据，病人仍反复检查，四处求医，影响了自己正常的工作、学习和生活，以致社会功能受损。

（4）躯体形式自主神经紊乱。躯体形式自主神经紊乱是指受自主神经支配的器官系统（如心血管系统、胃肠道系统、呼吸系统）发生躯体障碍所致的神经症样综合征。病人在自主神经兴奋症状（如心悸、出汗、脸红、震颤）的基础上又发生了非特异的、但更有个体特征和主观性的症状，如部位不定的疼痛、烧灼感、沉重感、紧束感、肿胀感，经检查，这些症状都不能证明有关器官和系统发生了躯体障碍。因此，本障碍的特征在于有明显的自主神经受累、非特异性的症状附加了病人主观的主诉，以及坚持将症状归咎于某一特定的器官或系统。

（5）持续性躯体形式疼痛障碍。持续性躯体形式疼痛障碍是一种不能用生理过程或躯体障碍合理解释的、持续的、严重的疼痛。情绪冲突或心理社会问题直接导致了疼痛的发生，经过检查未发现相应主诉的躯体病变。病程迁延，常持续 6 个月以上，并使社会功能受损。诊断需排除抑郁症或精神分裂症病程中被假定为心因性疼痛的疼痛、躯体化障碍，以及检查证实的相关躯体疾病与疼痛。

（五）神经衰弱

1. 概念　神经衰弱指一种以脑和躯体功能衰弱为主的神经症，以精神易兴奋却又易疲劳为特征，表现为紧张、烦恼、易激惹等情感症状，以及肌肉紧张性疼痛和睡眠障碍等生理功能紊乱症状。这些症状不是继发于躯体或脑的疾病，也不是其他任何精神障碍的一部分。神经衰弱起病缓慢，就诊时往往已有数月的病程，并可追溯导致长期精神紧张、疲劳的应激因素。偶有突然失眠或头痛起病却无明显原因者。病程持续，病情时轻时重。神经衰弱的概念经历了一系列的变迁，随着医生对神经衰弱认识的变化和各种特殊综合征及亚型的出现，美国和西欧已不做此诊断。在我国，神经衰弱的诊断也明显减少。

2. 主要表现

（1）脑功能衰弱症状。精神易兴奋、易疲劳，记忆力下降，注意力不集中，导致学习和工作效率明显下降。

（2）情绪症状。易激惹、易烦恼、易紧张，可导致人际关系失调。

（3）心理生理症状。睡眠障碍，自主神经功能紊乱。

四、神经症的心理治疗

对于神经症病人而言，心理治疗是很重要的调节方法。在药物治疗的基础上，可以采用环境及家庭治疗、行为治疗（放松训练、系统脱敏治疗、冲击治疗等）、认知治疗、精神分析治疗、森田治疗、支持性心理治疗、暗示与催眠治疗等方法，各种治疗方法综合运用效果显著，且已成趋势。治疗中减少不利因素，增强支持因素，而家人予以更多的理解最为关键，在家人的陪伴下，病人应多做户外活动，多晒太阳，多爬山，多看花草……家庭治疗在整个治疗过程当中非常重要。

第三节　人格障碍与美容

❀ **案例导入**

统计数据显示，自恋型人格障碍病人的就诊率很高，男性关注腹部、臀部和眼部，女性关注眼部和脸部，他们行为举止傲慢，好事，爱提问题。只有在手术有肯定效果和较早显示出手术效果时，他们才表现出遵医行为。相比其他类型的求美者，他们在术后不断要求医生对迟迟未出现的手术效果给予解释。他们对权益有过分的要求，最易与美容机构发生纠纷。与其他人相比，他们对手术的满意率较低。他们接受手术是出于自我动机，对手术的效果有非现实的期望。关于美容手术，他们容易不厌其烦地陷入"无情修复"中，却始终对手术的结果持怀疑态度，因为他们本身就觉得自身已相当完美，做美容手术只不过是想锦上添花而已，所以他们会觉得手术的实际效果不如自己所愿，甚至不能与手术前相比。

思考：

与自恋型人格障碍求美者沟通时应注意哪些问题？

一、人格障碍概述

（一）人格障碍的概念

人格障碍指人格特征明显偏离正常，病人形成了一贯的反映个人生活风格和人际关系的异常行为模式。异常行为模式显著偏离了特定的文化背景和一般认知方式（尤其在待人接物方面），明显影响病人的社会功能与职业功能，病人无法适应社会环境，并为此感到痛苦。病人虽然无智能障碍，但适应不良的行为模式难以矫正，仅少数病人在成年后有所改善。人格障碍通常开始于童年期或青少年期，并长期持续发展至成年或终生。人格障碍的症状至少持续 2 年，且 18 岁以上才能诊断为人格障碍。

如果人格偏离正常系由躯体疾病（如脑病、脑外伤、慢性酒精中毒等）所致，或继发于各种精神障碍，则应称为人格改变。

（二）人格障碍的症状标准

个人的内心体验与行为特征（不限于精神障碍发作期）在整体上与其所处的社会所期望和所接受的范围明显偏离，这种偏离是广泛的、稳定的、长期的，并且至少有下列几项中的 1 项。

（1）认知（感知及解释人和事物，由此形成对自我及他人的态度）的异常偏离。

（2）情感（范围、强度及适当的情感唤起和反应）的异常偏离。

（3）控制冲动及对满足个人需要的异常偏离。

（4）人际关系的异常偏离。

二、人格障碍的分类

（一）人格障碍的类型

人格障碍的表现比较复杂，目前的分类尚未统一，主要分为以下几个类型。

（1）偏执型人格障碍。

（2）分裂样人格障碍。

（3）反社会型人格障碍。

（4）冲动型人格障碍（攻击型人格障碍）。

（5）表演型（癔症型）人格障碍。

（6）强迫型人格障碍。

（7）焦虑型人格障碍。

（8）依赖型人格障碍。

（9）其他或待分类的人格障碍。包括被动－攻击型人格障碍、抑郁型人格障碍和自恋型人格障碍等。

（二）与美容相关的人格障碍

1. 偏执型人格障碍　始于成年早期，多发生于男性，以猜疑和偏执为特点。符合人格障碍的诊断标准，并至少有下列几项中的 3 项：①对挫折和遭遇过度敏感；②不能宽容别人对他们的侮辱和伤害，长期耿耿于怀；③多疑，容易将别人的友好行为误解为敌意或轻视；④明显超过实际情况所需的好斗，对个人权利执意追求；⑤易有病理性嫉妒，过分怀疑恋人有新欢或伴侣不忠，但不是妄想；⑥过分自负和以自我为中心，总感觉受压制、被迫害，甚至上告、上访，不达目的不肯罢休；⑦具有将周围或外界事件解释为"阴谋"等的非现实性优势观念，因此过分警惕和抱有敌意。

偏执型人格障碍求美者的特点：固执、偏激、情绪不稳定。遵医行为表现得很不顺从，不信任医生，对一些问题持怀疑态度。对手术效果特别挑剔，甚至脱离实际，稍不理想便会全盘否定，提出令人难以理解的看法和无法接受的要求。他们常常会特别关注身体的个别部位，注重局部而忽视整体的统一与和谐，如希望把自己的鼻子做得与某明星一样，而眼睛与另外一个人一样，因此，他们的术后满意度极低。美容整形医生术前应对此类求美者慎重考虑，尽量不予手术。

2. 表演型（癔症型）人格障碍　以过分感情用事或夸张言行吸引他人的注意为特点。符合人格障碍的诊断标准，并至少有下列几项中的 3 项：①富于自我表演性、戏剧性、夸张性地表达情感；②情感肤浅、易变；③以自我为中心，自我放纵，不为他人着想；④追求刺激的、以自己为中心的活动；⑤不断渴望受到赞赏，情感易受伤害；⑥过分关心躯体的性感，以满足自己的需要；⑦暗示性高，易受他人影响。

表演型（癔症型）人格障碍求美者的特点：多发生于女性，且年纪较轻，一般为不自愿进行手术者。就诊率高，偏好关注胸、眼和口唇，希望这些部位看上去漂亮一些，这象征着她们期望更加年轻的长久渴望。通过对身体性别标志的加强，她们希望能够增加对异性的吸引力，并具有别人难以拒绝的魅力。她们的行为具有诱惑性，有魅力和活力。她们的遵医行为好，如果医务人员对她们特别关注，她们的顺应性就特别好。如果是男性医生，她们会扮演主妇角色，并回避女性医生。该类求美者高度以自我为中心，情绪强烈，变化无常，喜欢引起他人的注意，希望被夸奖，对手术的满意程度表现出不稳定性，容易在极好和极坏之间变化。当他人投其所好，取悦于她们时，她们会觉得手术符合自己的心意，满意程度提高，反之则满意程度下降。

3. 强迫型人格障碍　以过分谨小慎微、严格要求与完美主义，以及内心的不安全感为特征，男性病人多于女性病人，约 70% 的强迫症病人有强迫型人格障碍。符合人格障碍的诊断标准，并至少有下列几项中的 3 项：①因个人内心深处的不安全感导致优柔寡断、怀疑及过分谨慎；②要在很早以前就对所有的活动做出计划并不厌其烦；③凡事要反复核对，因对细节过分注意而忽视全局；④经常被讨厌的思想或冲动所困扰，但尚未达到强迫症的程度；⑤过分谨慎多虑、过分专注于工作成效而不顾个人消遣及人际关系；⑥刻板、固执，要求别人按其规矩办事；⑦因循守旧，缺乏表达温情的能力。

强迫型人格障碍者在自我观察时常会用严苛的尺度衡量自己的美丑，进而做出消极评价，甚至寻求医学美容的帮助。

强迫型人格障碍求美者的特点：对手术的满意程度较低，就诊率不高，一般不会提出与手术无关的意见，通常仅要求一个部位的手术，且关注体表部位。他们的行为举止细心、准确，爱唠叨，警惕性较高，会不折不扣地执行医嘱。不易发生医疗纠纷，但他们为了防止不测之事，常会保留详细的关于手术过程的记录。术前，他们也许会走访许多美容院，也许会看许多美容方面的书籍，对美容知识常有较多的了解，他们对美容手术的要求过高，有时甚至有些不切实际，并可能会对术后的效果"吹毛求疵"。即使手术很成功，他们也常拒绝承认效果不错或术后比原来要好些。是否接受美容手术，费用对他们来说是一个决定性因素。

4. 依赖型人格障碍　以过分依赖为特征。符合人格障碍的诊断标准，并至少有下列几项中的 3 项：①要求或让他人为自己生活的重要方面承担责任；②将自己的需要附属于所依赖的人，过分地服从他人的意志；③不愿意对所依赖的人提出要求，即使这些要求是合理的；④感到自己无助、无能或缺乏精力；⑤沉湎于被遗忘的恐惧之中，要求别人做出保证，独处时感到难受；⑥当与他人的亲密关系结束时，有被毁和无助的体验；⑦经常把责任推给别人。

依赖型人格障碍求美者的特点：就诊率较高，关注体表部位，能听从医护人员的要求，遵医行为好，对医护人员态度热情，需要医护人员的关心，容易被安抚，不容易与美容机构发生纠纷。他们的性格表现出内向、胆小、敏感、自卑、缺乏主见等特征。对于是否进行手术，他们往往不愿自己做出决定。他们常常由家人或朋友陪同，被动地寻求美容手术，并由他人同医生交谈，决定手术方案。一旦做了手术，容易对手术效果产生满意感。他们非常关心手术费用问题，并根据费用决定是否进行手术。

知识链接

边缘型人格障碍求美者的行为特点

边缘型人格障碍求美者存在明显的体像障碍，所以他们关注身体或容貌的多处部位。他们的情绪极度不稳定，行为冲动。在人际关系中，他们既热情又不稳定，常常不是把别人理想化，就是诋毁别人。如与医生的关系，在初期存在理想化倾向，当手术结束后，理想化可能会转化为一种憎恨，即医生在他们眼中从非常好转变为绝对的坏。在遵医行为上，他们要么遵守得非常好，要么完全不遵守，极易发生医疗和法律纠纷。他们往往对自己的容貌不自信，容易低估自己的相貌。由于容易产生体像缺陷的幻想，因此这类求美者对手术的满意程度往往低于其他求美者，他们对手术的满意程度与手术的客观标准无关。术后即使是最轻微的并发症也会给此类求美者带来极大的恐慌。

第四节　体像心理与美容

❀ **案例导入**

菲菲，女，17岁，高中生，性格内向，不大合群。有一天，她跟父母说自己的鼻梁太低，想去做隆鼻手术，父母不同意，并表示她的鼻梁一点儿也不低。事实上，也没有人认为她的鼻梁低，她的鼻梁属于正常高度。然而，事情并没有就此结束，鼻子问题成了菲菲的心病，她几乎每天都缠着父母带她去隆鼻。直到有一天，她要自己去一家医疗美容机构做手术，她的父母才意识到问题的严重性。父母带她见了美容外科医生，经过检查，医生拒绝为她做手术，并告知其父母，最好带她去看看心理医生。

思考：

结合本节内容，判断菲菲出了什么问题。

随着现代人对自我身体形象的关注，体像、体像障碍等概念开始进入大众的视野，并被人们所了解。体像是心理学、精神医学领域中应用较为广泛的概念，是人格理论的重要组成部分，也是与美容医学关系最为密切的心理学概念。由于求美者不可避免地涉及体像问题，因此体像是美容心理学研究的核心问题，也是美容医学实践的心理学焦点问题。

一、体像概述

体像的概念最早于 20 世纪 30 年代由奥地利精神分析师施尔德提出，指的是我们的身体在自己头脑中形成的样子。人对自己的身体总会抱着特定的看法，无论是积极的还是消极的，因此，体像包含着人对自己的外表与性吸引力的看法。

（一）体像概念的界定

1. 狭义的体像概念　体像即自我体像，也称自像、身体意象、身像。体像是人们对自己身体的心理感受和主观评价，是对自己相貌、身体姿态的感觉的总和。

2. 广义的体像概念　体像不仅是个体对自身形态的审美评价，还包括身体语言（如面部表情、动作姿势等非言语系统），甚至涵盖了个体对他人的身体外表和身体语言的感知。

本教材中提到的体像如无特别说明，均指广义的体像。

体像的实质是人们对自己身体的审美评价，体像是关于身体一切感觉的传入的整合，且与情绪和人格结合在一起，不可分割，它为身体活动提供了一个参考系统，也为自我评价提供了一个恒定的基础。

（二）自我体像与外部体像

1. 自我体像　自我体像是个体对自己的身体所给予的美丑、强弱等的主观评价。维尔德认为，传统意义上的体像一般都是指自我体像，即对自己身体的意象，是关于自己的外貌、身体形象的一种心理感受，也包括别人如何看待自己的身体功能方面的意象。

自我体像不是与生俱来的，它是伴随着个体的成长逐渐形成和发展起来的。

自我体像的形成与发展有 2 个基本的意义：①自我体像是个体对自身身体方面及与之联系的心理方面的心理描绘，即自我意象或自像，而自像恰恰是自我概念的基础；②体像是自身外表和其对他人起作用的一面心理镜子，是设计个体社会行为的心理蓝图。

2. 外部体像　外部体像是个体对他人身体外表和身体语言的认知。从发展心理学角度讲，人们首先是借助理解他人体像而了解自身体像的。观察实验表明，婴儿在不同的图形中对人脸图形的注视时间最长，说明婴儿对"他人"具有相当的知觉。母亲是婴儿外部体像形成的根据，对母亲身体特征的心理图像是婴儿最初的外部体像。

外部体像的建立对于理解他人、参与人际交往及对他人的评价都有重要的意义。维尔德认为，外部体像形成的重要意义在于：①外部体像勾勒出关于人的最初的心理框架，有利于认知能力的发展；②外部体像使婴儿构建了人作为客体（他人）的心理模式；③可以将心理体验通过外部体像形象化。

外部体像影响着人们对朋友或伴侣的选择；外部体像也影响着人们对他人的评价，如首因效应；同时，外部体像还会影响自我体像的形成，当幼儿将自己的身体与他人比较时，这种影响就深刻地存在了。

二、积极体像与消极体像

（一）积极体像与消极体像概述

从自我概念及对个体心理发展影响的角度出发，可以把体像分为积极体像和消极体像。

1. 积极体像　积极体像是一种有利于个体自我肯定、自我接受的体像，对个体的心理发展具有积极的影响作用，是一种肯定性的体像。

积极体像的特征表现为以下 4 个方面：①无论外貌如何，都对身体持赞许态度；②不管体重、体形如何，都接受自己的身体；③保持健康的生活方式和行为习惯，尊重自己的身体；④拒绝迎合大众传媒宣扬的不切实际的身体形象，保护自己的身体。

2. 消极体像　消极体像是一种不利于个体自我肯定、自我接受的体像，对个体的心理发展具有消极的影响作用，是一种否定性的体像。

消极体像可以是对自己体形、身高、容貌、肤色、发质等的不满或缺陷感。在青少年中，女孩比男孩更多地存在消极体像。消极体像会对个体的心身健康造成不良影响，表现为低自尊、低成就感、低价值感、高完美主义、高自卑，可导致进食紊乱、强制锻炼等。

一般来说，当个体对自身容貌或形体不认可时就形成了消极体像。但如果个体通过改变认知、情感升华等调节手段，不认为自己的不足或缺陷很丑陋，并且没有相应的"丑感"，就不会形成消极体像；只有视自身的不足或缺陷为丑陋，并为此深感痛苦、自惭形秽时，才会产生消极体像。

（二）消极体像的分类

个体的体像按照心理状态可以分为正常体像、体像烦恼、体像障碍 3 种类型。其中体像烦恼和体像障碍均属于消极体像。

1. 体像烦恼　体像烦恼又称体像困扰，指由于个体自我审美观或审美能力偏差导致自我体像失望而引起的心理烦恼。体像烦恼是一种介于正常体像心理和体像障碍之间的不正常体像心理状态，表现为消极、负性的自我体像评价，常常伴随着自卑感。

体像烦恼经常会在一些人的青春期表现出来。在青春期，有的男孩 1 年内长高 10厘米，他们会感到自己的身体变得很细长、很瘦弱，事实上身体并非他们认为的那么瘦弱；有的女孩迅速发育成"梨形"身材，与那些时尚模特比较，她们感到自己的身体变得沉重和臃肿。如果过分关注自己的身体，对自己身体形象的不满意程度不断加深，就会影响积极自我体像的确立，严重的可能形成体像障碍。

2. 体像障碍　体像障碍属于病态体像，是指个体认为自己在躯体形象上存在一种或多种缺陷或瑕疵的先占观念，个体相信自己看上去丑陋、没有吸引力、不正常或畸形。个体感受到的缺陷通常不能被他人观察到，或在他人看来是很轻微的。个体的担心程度因人而异，从看上去没有吸引力或不标准，到丑陋或像怪物。先占观念可聚焦于一个或多个躯体部位，多见于皮肤、毛发、鼻子，还有一些个体担心他们的身体部位不对称。这些先占观念是侵入性的、不想要的、耗时的，通常难以抗拒或控制。

体像障碍者的常见行为包括：与他人对比外貌；对着镜子或其他反射性的平面反复检查自己所认为的瑕疵，甚至触碰不满意的部位，直接检查它们；过度修饰（如梳头、造型、剃须、去除毛发）；掩饰（如针对不满意的身体部位反复化妆或使用帽子、衣物、化妆品、假发等遮盖）；寻求他人确认自己认定的瑕疵；过度地进行体育锻炼；治疗自己感受到的痤疮等；反复更换衣物，以掩饰自己感受到的瑕疵；求助于整容手术；强迫性地大量购买美容产品；强迫性地搔抓皮肤，试图改善感受到的皮肤瑕疵。

无论在国内还是在国外，体像障碍均被看作一种病态心理症状，是对自身躯体形态的歪曲认知。这种先占观念引起具有临床意义的痛苦，导致个体社交、职业或其他重要功能的损害。许多体像障碍者有牵连观念或关系妄想，相信其他人由于他们的长相而特别注意他们或嘲笑他们。体像障碍与高水平的焦虑、社交焦虑和社交回避、抑郁心境、神经质、完美主义有关，也与低外向性和低自尊有关。许多个体因为他们的外貌而感到羞愧，他们过度聚焦于自己看起来如何，并且不愿意将自己的担心告诉他人。

容貌形体缺陷者往往会有体像障碍，如近 40% 的肥胖者存在体像障碍，体像障碍是一种难以治愈的心理失调，具有一定的顽固性，即使在体重减轻后也是如此。一些体像障碍者会寻求整容治疗，试图改善他们的缺陷。皮肤治疗和手术最为常见，他们可能接受任何类型的手术（如牙科手术、除毛治疗等）。极端者甚至会自己为自己做手术（自残）。体像障碍者对这类整容治疗手术大多反应不良，有时手术后情况变得更糟。一些个体由于对整容效果不满意，进而起诉整容医生或对整容医生实施暴力。因此，手术前对求术者进行心理评估和筛查极为必要。

体像烦恼与体像障碍均是由于体像自我期望或自我认知偏差而引起的个体心理问题，体像烦恼在症状表现的程度上远远不及体像障碍严重。更为重要的是，体像烦恼主要还是一种完全由于个体自我认知偏差引起的心理问题，一般与其他器质性因素无关；体像障碍则可见于多种精神疾病与躯体疾病，病因和病理较为复杂，与器质性因素和精神性因素都有关系。2/3 的体像障碍者在 18 岁前起病，且有更多的共病，起病呈现渐进的特征，更有可能企图自杀。

知识链接

在诊断体像障碍时，可用以下问题予以明确

你曾经以任何方式对你的外表担忧过吗？

如果是，你担心的是什么？

你认为自己身体的某些部位特别不好看吗？

你的脸、皮肤、头发、鼻子或身体其他部位的形状、大小或其他方面的形象如何？这种担忧使你念念不忘吗？

你对外表考虑得很多并希望担心得少些吗？

对自己外表的关注对你的生活产生了什么影响？

外表给你造成了痛苦或影响了你的生活、学习、工作或其他活动吗？

你的担忧为你的家人或朋友带来了影响吗？

三、体像与医学美容

体像既是美容心理学的核心问题，又是美容医学的焦点问题。体像与医学美容的关系可以概括为以下 2 点。

（一）求美者的共性特征是常有体像困扰

人的美与丑不仅仅在于客观的生理形态，还在于自己对自己的主观评断，也就是自我体像。在普通人群，尤其是青少年群体中，有相当一部分人存在体像问题，穆尔等（1988）报道了 67% 的女孩和 42% 的男孩对自己的体形不满意。还有一位西方学者调查了 2000 名 11～18 岁的女孩，询问她们："如果可能的话，你最希望改变什么？你的外表、性格，还是你的生活？" 59% 的女孩希望改变自己的外表，只有 4% 的女孩希望更有能力。表面上看，大多数求美者是为美而美容的；调查发现，相当多的求美者是由于对自身容貌和形体的不满而美容的。对求美者与普通人关于体像认知的对比调查显示，求美者的体像困扰明显比普通人严重。可见，体像困扰是部分求美者的共性特征。

（二）"手术＋心理治疗"联合疗法是体像纠正的有效措施

由于部分求美者存在体像困扰，医学美容的目的就是帮助这些求美者纠正体像认知偏差、消除体像困扰、建立良好的自我体像。然而，要达到这一目标，单凭手术并不能完全解决问题，还需要心理学或精神医学专业人员配合进行心理治疗。近年来，不少美容整形医生与精神科医生或心理医生联合开展了"手术＋心理治疗"工作，即在有效心理治疗的基础上实施美容整形手术，二者相得益彰，效果非常显著。Ohjimi（1998）还将 25 名有体像困扰的求美者根据具体情况分为手术组与非手术组，分别采用手术治疗和心理治疗，也收到了异曲同工之效，手术组与非手术组取得了同样好的效果。总之，无论是采取手术治疗，还是心理治疗，或是"手术＋心理治疗"联合疗法，只要能有效纠正求美者的体像认知偏差，都是帮助求美者摆脱体像困扰的最佳方法。

对于体像障碍者，或体像障碍伴有人格障碍、神经症、精神疾病者，不要轻易为他们实施美容手术，因为术后往往容易出现许多纠纷。因此，必须于手术前联合精神科医生或心理专家对求术者进行心理评估，从中筛查出美容手术禁忌者，将这些心理异常的求术者转介到专业机构接受心理治疗，帮助他们消除体像障碍、重塑体像。

四、体像形成的影响因素

（一）人格对体像的影响

体像是人格的重要组成部分，人格是否健全对体像的形成有着举足轻重的影响。人格健康者对自我的认知更为肯定，对自己的相貌相对乐观，对自己的体像比较满意，易形成积极体像。人格健康者的人格特质包括：外向、活泼、开朗、自信、乐观、情绪稳定等。人格不健康者有较多的自我否定和自我贬低，更在乎自己的容貌，对容貌的满意度低，更容易形成消极体像，产生体像困扰。人格不健康者的人格特质包括以自我为中心、内向、退缩、自卑、敏感、多疑等。

自我是人格的中心，个体在生活中构建的自我概念左右着体像的形成。个体在现实生活中获得的真实感觉称为现实自我，个体希望拥有的理想状态称为理想自我，现实自我与理想自我的和谐统一就是自我实现。如果个体对自己身体外表的期望与实际的身体状况是一致的，个体对身体的认知评价就是肯定的，体像也必然是积极健康的；当两者不一致，差异较大，而个体又无法接受时，个体就会对自己的身体产生否定性评价，形成消极体像。

（二）性对体像的影响

1. 性意识对体像的影响　随着性意识的发展，青少年开始对异性越来越关注，这会促使青少年更加注重自我体像，并对自我体像产生过高期望。当这种期望无法达成时，青少年就会放大自我缺陷，最终产生体像困扰。当个体对自己以第二性征为重点的体像不认可，并且很难将其改变时，就会出现体像焦虑。这就是性对体像的影响。例如，认为自己身材矮小，乳房太小或太大，阴茎短小，身上多毛，胡须过多或过少等。他们认为体像不佳会大大影响自己的性吸引力。对于青少年来说，年龄越大，越是接近恋爱、婚姻和过性生活的年龄，相应的困扰和焦虑就越严重。

2. 性别对体像的影响　对女性来说，体态肥胖是令人烦恼的事；男性则更容易被自己矮小的身材所困扰。这些观念显然都与当前社会普遍存在的审美心理倾向有关，这些观念加剧了人们的困扰。

高亚兵等（2007年）调查发现，青少年体像困扰存在着明显的性别差异。女性青少年对形体、容貌等的关注度显著高于男性青少年，体像困扰的发生率也高于男性青少年，说明女性青少年的体像问题更为严重。这可能是受社会文化因素的影响，由于社会对女性容貌的注重程度和要求更高，因此女性青少年比男性青少年更加关注身体，更加追求体像完美。同时，女性青少年的个性更为敏感，情感更为细腻，这些都导致女性青少年更容易出现体像困扰。

（三）社会文化因素对体像的影响

文化价值观与大众的人体审美观无时无刻不在影响着人们对自身体像的认知。一定的体像总是产生于一定的文化背景之中，国内外大量研究普遍认为，媒体、家庭和同伴是体像的三大影响因素。

1. 媒体　大众传媒对体像的影响更多地表现为对女性的影响，并且主要是负面影响。出现在大众传媒中的年轻女性大多拥有"天使的脸蛋"和"魔鬼的身材"，虽然这类女性在现实中寥若晨星，却被媒体大肆宣扬。这种层层修饰下的理想形象经过媒体的不断传播，使得女孩们在成长过程中潜移默化地接受了"瘦即是美"的观念，将苗条纤秀奉为追求目标，并且将其内化，于是，她们过分注意自己的外表，对自己的形象不满意，呈现出消极的自我体像，进而引发种种生理疾病和心理问题，如饮食紊乱、自尊下降、焦虑、抑郁等。近年来，男性体像失调越来越普遍，大众媒体也被认为是一个重要的影响因素。

2．家庭　家庭因素对体像的影响主要体现为父母的影响。以女大学生为对象的研究发现，她们的体像障碍、进食障碍与父母对她们身材的不满意和嘲笑密切相关。父母的尊重理解、友好亲近、支持关爱对青少年积极体像的形成起到至关重要的作用。因此，营造一个接纳、关爱和支持的良好的家庭氛围是青少年快乐成长、形成积极体像、拥有健康心理的保障。

3．同伴　同伴在个体成长过程中扮演着重要角色，他们是外部参照物，也是社会信息的主要来源之一。以女大学生为对象的研究发现，同伴的嘲笑与她们的体像扭曲呈显著的正相关。大学生与同伴的比较能够导致他们对自我体像的不满和进食障碍，一半以上的大学生时常与同伴谈论有关外表的话题，并受到同伴的影响。同伴的影响对个体体像影响显著，积极的同伴影响导致个体负面体像水平较低，消极的同伴影响导致个体负面体像水平较高。

（于　千）

思考题

1．怎样区分心理正常与心理异常、心理健康与心理不健康？

2．简述心理异常的概念、判断标准及分类。

3．与美容有关的常见神经症有哪些？请举例说明。

4．简述与美容有关的人格障碍。

5．体像障碍常见的行为表现有哪些？

6．体像形成的影响因素有哪些？

第 9 章　容貌缺陷心理

知识要点

1. 熟悉容貌缺陷的判断标准。

2. 掌握容貌缺陷心理形成的影响因素。

3. 熟悉容貌缺陷者常见的心理问题。

4. 熟悉容貌缺陷与心理平衡的关系。

5. 掌握容貌缺陷者常用的心理防御机制。

6. 熟悉容貌缺陷者的应对方式。

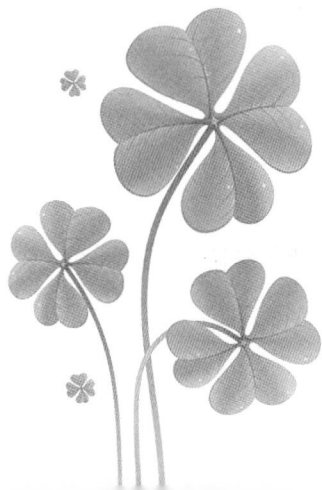

无论容貌缺陷是先天的还是后天的，只要作用于不同的个体，就可能出现不同的心理反应和行为表现。因此，研究容貌缺陷者的人格特征、需要及动机可以更好地了解他们的心理特点，有助于美容工作者与求美者进行有效沟通，减少不必要的医疗纠纷；还有助于帮助容貌缺陷者进行心理调节，减轻他们的痛苦，改善他们的生活质量。

第一节　容貌缺陷心理概述

人皆有爱美之心，而容貌缺陷者因先天因素或意外因素而导致容貌缺陷，这使他们不易被社会大众所接纳，继而引发了一系列心理问题。作为美容工作者，在美容治疗过程中应多一点耐心，从人道主义角度考量容貌缺陷者的情况，充分了解容貌缺陷者存在的心理问题，了解这些心理问题产生的原因和特点，以及可能出现的继发性心理问题，这样才能在美容治疗过程中更好地与容貌缺陷者交流和沟通，才能制订合适的治疗方案，从而达到最佳治疗效果，同时避免医疗纠纷。

❀ **案例导入**

小蓉是一名小学生，出生于贫困的家庭，脸上有一块较大的红色胎记。她是在父母的争吵中长大的，每次父亲都会指着她对母亲大吼，闻声而来的邻居也只是在看她一眼后露出怜悯的表情，然后摇头叹息着离去，而母亲则常常对着她流泪。因为这块胎记，学校里的同学经常欺负她，还给她起绰号，她开始变得沉默寡言、敏感、自卑。她不交朋友，上课也不敢举手发言，总觉得自己如果发出了声音，别人就会注意到自己，从而更加嫌弃自己。小蓉的成绩一直不好，母亲脸上的愁容也不见消散。这天小蓉带着不及格的试卷回到家中，母亲冲她喊道："你长得没有别人好看，学习又比不过人家，还能有什么出路，我怎么就生了你呢？！"随后又开始了哭泣和喋喋不休的抱怨。小蓉在日记中写道："真的希望从未来过这个世界，这样他们都能快乐地生活了。"

思考：

小蓉出现了什么心理问题？导致小蓉出现心理问题的因素有哪些？

一、容貌缺陷的含义

（一）容貌缺陷

容貌缺陷是指人体美学方面的缺陷，或指能引起容貌缺陷感的躯体缺陷，包括影响身体美观的相关组织器官的缺损、畸形、异位或色泽异常等。

容貌缺陷是人体外在形态的改变，是以大多数人的审美眼光为判断标准的。

（二）容貌缺陷的判断标准

（1）生物学标准。生物学标准是以一般生命个体应有的组织器官的位置、数目、形态、颜色、大小及功能为判断标准，若有异常则为缺陷，如多指、足内翻、斜视、唇裂等。这是一种最普遍、最直接的客观判断标准。

（2）社会学标准。社会学标准以一定的民族文化、社会规范、历史背景和一定人群的生活习惯为标准，如果个体与之不相吻合则为缺陷。例如，在斐济，女子以胖为美；在非洲的摩尔西族，女子以"唇盘"为装饰，以唇部畸形为美，在这种文化背景下，唇部畸形不被视为缺陷。

（3）心理学标准。心理学标准是以大多数心理健康的人的认知评价作为标准，如果与多数心理健康者的认知不相符，则为缺陷。例如，神经性厌食症病人存在体像障碍，视正常的体形为胖，该判断不能作为标准。

在上述 3 个标准中，生物学标准最普遍、最直接，也最容易把握，而社会学标准和心理学标准则比较间接和复杂，在实践中有时难以把握。例如，名模吕燕的长相在大多数中国人眼里不算美女，可是西方人却把她的脸称作最美的东方脸，很多西方一线品牌都找她代言。

二、容貌缺陷心理的形成

（一）容貌缺陷感与容貌缺陷

（1）容貌缺陷感。容貌缺陷感是指个体对其容貌或形体不满意的感觉。

（2）容貌缺陷感与容貌缺陷的关系。通常情况下，容貌缺陷与容貌缺陷感是相伴而生的，但两者并不完全一致。有容貌缺陷的人不一定有容貌缺陷感，有容貌缺陷感的人也不一定有容貌缺陷，这是由于个体间的自我认知存在一定差异，自我认知的差异又来源于个体心理过程和人格的不同。

（二）容貌缺陷心理的形成机制

（1）容貌缺陷引起容貌缺陷感是正常现象，但如果容貌缺陷感过于强烈则预示着个体存在心理问题。

（2）容貌虽有明显的缺陷，但却无明显的容貌缺陷感，个体心理既可能属于正常状态，又可能属于不正常状态。

（3）尽管容貌无明显缺陷，但由于自我认知偏差等方面的问题导致出现消极体像，也会有容貌缺陷感。一个人的体像困扰越严重，他的容貌缺陷感就越强烈。

容貌缺陷导致容貌缺陷心理产生的作用机制如图 9-1-1。

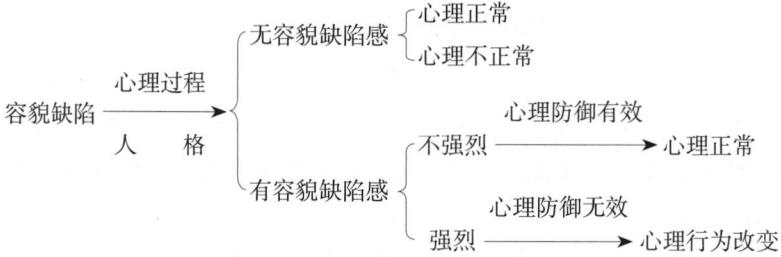

图 9-1-1　容貌缺陷与容貌缺陷心理

非容貌缺陷导致容貌缺陷心理产生的作用机制如图 9-1-2。

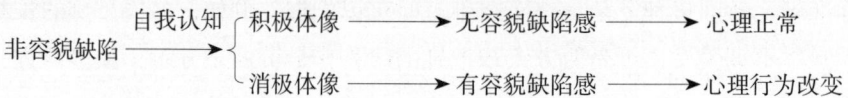

图 9-1-2　非容貌缺陷与容貌缺陷心理

（三）容貌缺陷心理形成的影响因素

1. 体像认知不当　容貌缺陷心理的形成主要与体像认知不当有关，可分为 3 种情况：第一种是具有积极体像的容貌缺陷者，他们虽然也会由于容貌缺陷而痛苦，但多能主动调节，改变认知，采用适当的心理防御机制而自我解脱，或者在别人的帮助下摆脱困扰，走出低谷；第二种是具有消极体像的容貌缺陷者，他们会由于容貌缺陷产生一些消极认知和情绪反应，这类人在成长过程中对自身的先天缺陷感到不满或不公，表现为忧伤自怜、自怨自艾、怨天尤人、暴躁愤怒、悲观绝望、自卑沮丧等一系列情绪和行为，他们很容易出现心理问题或产生病态心理；第三种是非容貌缺陷者，他们可能因个人的认知偏差或外界的不当反应而对自身容貌或形体形成消极体像，从而导致心理问题。

2. 缺陷本身因素　容貌缺陷发生的原因、部位、程度和性质与心理问题的种类和程度密不可分。①先天性容貌缺陷者受到的心理影响会随着年龄的增长越来越明显、越来越深刻和持久。如果没有受到良好的引导，或自身不具有健全的自我意识，他们的人格发展可能逐渐偏离正常，形成人格障碍。②因意外事故造成容貌缺陷的个体易产生焦虑、自责、抑郁和沮丧的情绪。③因人为伤害造成容貌缺陷的个体易产生强烈的焦虑、抑郁、愤怒、报复等情绪反应，容易诱发心理疾病。④容貌缺陷越是发生在暴露部位、程度越是严重，个体心理受到的影响就会越大。⑤影响生理功能的容貌缺陷比单纯性容貌缺陷给个体带来的心理问题更多。⑥既影响美观又影响生理功能的容貌缺陷对个体的心理影响更大。

知识链接

伤痕实验

这是一项由美国科研人员所做的心理实验，研究者向参加实验的志愿者宣称，该实验的目的是观察人们对身体有缺陷的陌生人做何反应，尤其是对面部有伤痕的人。

每位志愿者都被安排在没有镜子的小房间里，由专业的电影化妆师在他们脸部做出一道血肉模糊、触目惊心的伤痕。志愿者先是被允许用一面小镜子察看化妆效果，接着镜子被拿走。关键的是最后一步，化妆师表示需要在伤痕表面再涂一层粉末，以防止伤痕被不小心擦掉。实际上，化妆师用纸巾偷偷抹掉了化妆的痕迹。对此毫不知情的志愿者被派往各医院的候诊室，他们的任务就是观察人们对其面部"伤痕"的反应。

规定的时间到了，返回的志愿者竟全都叙述了相同的感受：人们对他们比以往更加粗鲁无理、不友好，而且总是盯着他们的脸看。一个志愿者说："候诊室那个胖女人最讨厌，一进门就对我露出鄙夷的目光。"另一个志愿者说："现在的人真是缺乏同情心，本来一个中年男子和我坐在一个沙发上，没一会儿，他就赶紧拍拍屁股走开了。"还有一个志愿者说："有两个年轻的陌生女人给我的印象特别深，她们穿着讲究，像是有知识和有修养的白领，但是她们却一直私下嘲笑我。"

可实际上，他们的脸与往常一样。他们之所以得出那样的结论，其实是错误的自我认知影响了他们的判断。这真是一个引人深思的实验。原来，一个人内心怎样看待自己，就能感受到外界怎样的眼光。在这个世界上，只有你自己才能决定别人看你的眼光。

3. 功能障碍　隐蔽部位或不明显的容貌缺陷对个体的生理功能、心理功能一般不会造成太大影响，而暴露部位的容貌缺陷则会对个体的生理功能、心理功能产生不同程度的影响和损害。容貌缺陷对个体的生理功能、心理功能影响和损害的程度越大，个体产生心理问题的可能性就越大。容貌缺陷导致心身功能障碍，心身功能障碍导致心理问题，这就形成了恶性循环。容貌缺陷还可导致人际交往障碍，进而影响心理健康。

4. 人格因素　不同人格特点的人面对同样的刺激，其心理反应和行为反应的方式及程度都不尽相同。容貌缺陷者对自身缺陷的心理反应也会因人格的差异而有所不同。性格开朗、乐观、热情、大方、自信的人能慢慢接受不幸的事实，在经过一段时间的痛苦后，他们能逐渐接受容貌的改变，积极地面对生活；而性格内向、孤僻、偏执、忧郁、自卑的人本身就多愁善感，他们对缺陷比较敏感，不愿意接受现实，会因缺陷而陷入绝望，痛不欲生，更易产生心理问题。人格障碍者心理问题相对较多，发病重，难治疗。特别是有偏执型、分裂型、边缘型、癔症型等人格障碍的人，更容易因容貌缺陷而出现心理异常。某些人格类型是心理疾病的易患素质，例如，过于关注自身健康、多疑且情绪不稳定的人易患疑病性神经症；孤僻、内向、喜欢幻想、多疑、偏执等人格特征被认为与精神分裂症有关。

5. 行为因素　无论是有容貌缺陷的人，还是个别的存在容貌缺陷感的人，为了避免或减轻心理上的痛苦和烦恼，都可能会通过医学美容来消除和改善这些缺陷，而这些行为本身或行为结果又会产生新的心理问题。例如，一位女士因不满自己的单眼皮而去做了双眼皮手术，但术后发现自己的双眼皮并不像之前预想的那样好看，于是她认为自己不仅浪费了金钱和时间，还经历了身体上的痛苦和损伤，最关键的是完全没有达到自己期待的效果，于是她产生了懊悔、自责、沮丧、易怒等负性情绪，这些情绪影响了她的心理健康。

6. 社会因素　每个人都生活在特定的社会环境中，社会文化价值观必然会对人的心理和行为产生影响。人类具有趋美避丑的倾向，从社会学的角度来看，容貌缺陷对个人而言本身就是一种社会负价值。在社会生活中，人们不可避免地存在着对容貌缺陷者的歧视和偏见，无论是个人的恋爱、婚姻、社会交往，还是求学、就业，都可能因容貌缺陷而受到不公平的对待，致使其在这些方面受挫，甚至出现心理问题。有些人在人际交往中因自身缺陷而受到他人的歧视和嘲笑，进而变得自卑、敏感、多疑、敌对，缺乏应有的自信心，严重者甚至会引发抑郁症。

三、容貌缺陷者的心理特征

（一）先天性容貌缺陷者的心理特征

先天性容貌缺陷对人的影响具有阶段性特征。在幼儿期，因接触事物较少，容貌缺陷对人的心理影响较小。在学龄期，随着自我意识的发展，容貌缺陷者开始认识到自己与他人不一样，在与同伴玩耍时常常会受到嘲讽和讥笑，个体变得自卑、依赖他人，甚至出现攻击行为。到了青春期，自我意识迅速发展，自尊心增强，极易出现心理上的不平衡，容貌缺陷者会抱怨上天或埋怨父母。中年以后，工作、婚姻大多已成定局，认知也趋于成熟，容貌缺陷者大多情绪相对稳定，生活的勇气有所提高。老年时期，容貌缺陷者对于容貌缺陷已经习以为常。先天性容貌缺陷者存在不同程度的自卑感，长期的容貌缺陷会导致他们心理压抑、孤僻、内向、沉默寡言、不愿与周围的人交往等。与后天性容貌缺陷者相比，先天性容貌缺陷者更容易接受自身的缺陷，补偿心理更强，更容易实现自我的超越，取得成功。先天性容貌缺陷者对美容手术的期望比较合理，术后往往比较满意，有获得新生的感觉。

（二）后天性容貌缺陷者的心理特征

后天性容貌缺陷一般是由于突发性灾难或人为伤害所致。大多数后天性容貌缺陷者原本拥有健全的身心、温馨的家庭、理想的工作和良好的社会地位，因为突遭不幸，他们受到打击，心理可能发生巨大改变。他们变得以自我为中心、敏感、多疑、自卑，对健康、前途和家庭特别担忧，渴望回归社会又心存畏惧，为此倍感焦虑、烦躁，表现为失眠、多虑。严重者存在负性自动思维，认为自己成了家庭和社会的负担，因而自罪自责、抑郁、脆弱、痛不欲生。他们需要经历一段心理适应期，即从否认自己的缺陷到逐渐接受自己的缺陷。

后天性容貌缺陷者对美容手术的期望值比较高，他们急切地希望通过手术改善现状，恢复到受伤前的容貌。因此，对后天性容貌缺陷者，美容工作者应注重心理疏导，降低他们的期望值，鼓励他们树立生活的信心和勇气。手术前，美容工作者应反复征求容貌缺陷者对手术方案的意见，以取得共识，达到最佳治疗效果。

第二节　容貌缺陷者常见的心理问题

有一则新闻：一个幼童看到面部严重烧伤者时被吓哭了，孩子的母亲生气地打了孩子一巴掌。事后，这位容貌缺陷者向记者诉说，没有世俗观念的孩子都不能接受他，更不用奢望对美丑有清晰界定的成人社会能够接受他。由此可见，容貌本身具有社会价值。容貌或形体上存在缺陷的个体可能会伴发不同程度的心理问题，这些心理问题多种多样，可以概括为认知、情绪、人格和行为4个方面。

一、容貌缺陷者的认知问题

❀ 案例导入

小李是一位肥胖症病人，过度肥胖的身躯使他在任何场合都引人注目，步入青春期的他变得十分焦虑。他非常在意他人的目光，在经过走廊时，他认为身后的窃窃私语是人们在嘲笑他的身材。他人投来的目光就好像绵密的针，不断扎在他的心头。他不敢白天出门。看着镜子里的自己，他总是唉声叹气。他对课堂上、街边、电脑上、微信中有关肥胖的字眼越来越敏感。他常常处于压抑、烦闷的状态，过分关注身材使他的注意力难以集中在学习上，成绩一路下滑。他总是认为"只有瘦的人才会拥有快乐和朋友，只有瘦了才会得到同学们的尊重"。他尝试了许多减肥方法，却总是没有起色，体重秤上数字的轻微上浮都会影响他一整天的心情，他不止一次地幻想自己变瘦后的样子。

思考：

小李因容貌缺陷存在哪方面心理问题？

容貌缺陷者的认知功能会受到不同程度的影响，会出现认知功能障碍，甚至出现认知异常。容貌缺陷者的认知问题主要表现在感知觉、注意力、记忆、思维和想象等方面。

（一）感知觉和注意力

人一旦有容貌缺陷，就容易把注意力过多地集中在自身的缺陷部位及与他人相同部位的比较上。他们将自身的缺陷放大或扭曲，导致缺陷感增强。有的容貌缺陷者虽然看似不关心自己的容貌、忽略自己的容貌缺陷，实际上是回避容貌缺陷带来的痛苦。例如，有的容貌缺陷者会拒绝照镜子。

（二）记忆

容貌缺陷者在记忆方面通常表现为对与自身缺陷相关的记忆无法忘怀。例如，造成容貌缺陷的灾难场景在脑海中挥之不去，甚至常常出现于梦境中；对因容貌缺陷而被歧视的经历也无法释怀；而对于生活中的其他信息则表现为记忆减退。以上症状往往属于创伤后应激障碍的表现，这类容貌缺陷者应先接受心理治疗。

（三）思维

容貌缺陷者常会出现负性自动思维，如"脸上有缺陷的人不讨人喜欢""不讨人喜欢就找不到好工作""没有好工作就找不到好对象"等，这些负性自动思维会使人的逻辑思维能力下降，分析和判断能力减弱，进而得出错误的结论，导致错误的行为反应。个别容貌缺陷者甚至表现为思维异常，颠覆审美标准，出现逻辑倒错性思维和诡辩性思维。

（四）想象

容貌缺陷者在想象方面的表现为常常不切实际地幻想。例如，有的人反复地想象缺陷消失，变得美丽，受人欢迎；有的人敏感多疑，将他人无意的目光和低语想象为对自己容貌缺陷的议论和厌恶，由此对他人产生敌对情绪。

二、容貌缺陷者的情绪问题

❀ **案例导入**

小赵的右手与众不同，比别人多一根手指。他从懂事起就发现了自己的异样，无法遮掩的缺陷使他本该朝气蓬勃的青春蒙上了阴影。上学时，同学们总是偷偷打量他的手，上班后，领导和同事常常用异样的眼神看他，父母也时常对着他唉声叹气。他总是把自己的手藏在袖子里，害怕被人看见。他很痛苦，常常在夜深人静时悄悄流泪，不明白为何上天给他如此特殊的"礼物"，总是埋怨命运的不公。他害怕与人相处，不敢出门，不敢在球场上与常人一般挥洒汗水。他在缺陷带来的自卑、敏感、封闭的状态下生活，甚至有了轻生的念头。

思考：

缺陷给小赵带来了哪些负面情绪？

情绪改变是容貌缺陷者最常见的表现，负面情绪影响着容貌缺陷者的各项活动。容貌缺陷者常见的情绪问题有抑郁、焦虑、愤怒等。

（一）抑郁

由于健康容貌的缺失，容貌缺陷者长期存在抑郁、沮丧、悲观等情绪。特别是当容貌缺陷改善无望时，这些情绪会更为强烈。伴有消极体像的容貌缺陷者更容易产生抑郁情绪，并且常常出现轻生念头，严重者甚至有轻生行为。容貌缺陷明显并伴有严重后果（如不能正常进行社会活动、生理功能障碍、生活不能自理）者，由抑郁导致的自残、自杀倾向明显增加。

（二）焦虑

不同程度的焦虑是容貌缺陷者中普遍存在的情绪问题，他们的焦虑通常表现在以下几个方面。①对容貌缺陷（如唇裂、龅牙、疮疤、六指等）本身的焦虑。②由容貌缺陷导致的社交焦虑。社交焦虑是指与人交往时觉得不舒服、不自然、紧张，甚至有恐惧的情绪体验。例如，有一位男性，由于斑秃减少了不必要的外出，必须外出时，他都要戴上帽子，一定要脱帽时，他就会感到不自然、紧张、焦虑。容貌缺陷者为了回避导致社交焦虑的情境，通常会减少社会交往，这就影响了他们正常的工作、学习和生活。③预期的焦虑。当容貌缺陷者考虑到今后的婚姻、家庭、工作等问题时，就会感到焦虑不安。④阉割性焦虑。从自我的心理发展来看，躯体的完整性是自我完整性的一个重要组成部分，由于这种完整性受到破坏而产生的焦虑就是阉割性焦虑。容貌缺陷者因自我完整性被破坏而产生这种焦虑。⑤动机冲突导致的焦虑。容貌缺陷者既想通过手术解决容貌缺陷问题，又怕治疗效果不理想；有的容貌缺陷者对手术十分期待，但对高额的医疗费用望而却步。

（三）愤怒

愤怒是容貌缺陷者常见的心理反应，表现为易激惹、对人和事充满敌意、易暴躁等。容貌缺陷带来的种种问题导致容貌缺陷者自尊心受挫，对他人易产生愤怒情绪，个别受到伤害的容貌缺陷者甚至产生报复心理。因此，我们对容貌缺陷者应予以足够的尊重，及时提供心理疏导，减轻他们的愤怒情绪，维护他们的心理健康。在美容整形过程中，易激惹者发生医疗纠纷的可能性较大，要多加注意。

一般来说，容貌缺陷者的情绪变化比较明显，并且不稳定。虽然有的容貌缺陷者的情绪反应较弱，对外界的刺激似乎也没有明显的反应，但这并不一定说明他没有心理问题，相反，他的心理问题有可能更为严重，可能是创伤性应激障碍的延迟反应。因此，我们应更细致地进行观察，更多地进行沟通和问诊，辅以心理评估，及时发现问题并有针对性地予以解决，如果问题比较严重，应及时将容貌缺陷者转介至专业治疗机构。

三、容貌缺陷者的人格问题

容貌缺陷可能使人格发生异常改变，与容貌因素有关的人格问题有两层含义：①如果容貌缺陷者本来就有人格缺陷或人格障碍，那么在出现容貌缺陷后，原有症状会变得更为严重和复杂；②容貌缺陷导致人格的某些异常改变。容貌缺陷者人格的异常改变主要体现在以下几个方面。

（一）以自我为中心

由于容貌缺陷，特别是严重影响生理功能的缺陷，容貌缺陷者会得到家人、朋友更多的同情和关怀。当遭遇挫折时，即使容貌缺陷者对身边的人冷言冷语，身边的亲朋好友也不忍心指责和批评他们。久而久之，他们就可能养成我行我素、唯我独尊、自私任性、以自我为中心的性格。抱怨命运不公是容貌缺陷者以自我为中心的又一表现：埋怨父母；怨恨天道不公，把灾难降临到自己身上；认为自己被世界抛弃了。

（二）对他人依赖性增强

形体与功能的缺陷常常可以剥夺容貌缺陷者的某些已经获得的技能，使他们处于依赖状态，事事询问他人，事事依靠他人，行为变得被动和顺从，情感变得脆弱，平时意志坚强的人变得没有主见，一向自负好胜的人变得畏缩不前、没有信心。他们希望得到他人更多的关心与照顾。因此，美容工作者要帮助他们学会自理和自强自立，从而摆脱依赖心理。

（三）兴趣狭窄

容貌缺陷者会将大部分精力放在自身容貌上，对以往感兴趣的事物表现冷淡。在对有人格问题的容貌缺陷者进行心理治疗的过程中，应适当地让他们培养一些兴趣爱好，在培养的过程中，还要适当地给予鼓励与帮助，将他们的注意力从容貌缺陷转移到其他事物上。如何引导容貌缺陷者，激发他们对其他事物的兴趣，也是美容工作者应该关注的问题。

（四）敏感和猜疑

有的容貌缺陷者对别人的耳语及目光十分敏感，怀疑那是他人在议论和嘲笑自己的缺陷；有的容貌缺陷者因担心美容手术效果而多思和多虑；还有的容貌缺陷者猜疑亲密关系中的另一半会由于自己的缺陷而抛弃、背叛自己。过度的猜疑会引发或加重心理问题，这就要求美容工作者在工作中做到科学准确、客观真诚、耐心细致，以免引起容貌缺陷者的猜疑。

（五）自卑与无助

容貌缺陷者在学习、生活、就业、婚恋和家庭等各方面都会遇到更多困难，并且遭受更多挫折和打击，如果他们从亲朋好友及其他社会关系中得不到支持和帮助，而本身又无能为力，就会产生挫败感、自卑感和无助感。自卑感强烈的容貌缺陷者甚至完全依赖别人，主观能动性降到最低。自卑感产生后，会成为内在压力，使个体感到不安，进而丧失自信，陷入长期的自我贬低和退缩状态，个体会认为自己是个无用之人，会设法回避外出，拒绝社交，逐渐脱离与他人和社会的接触，把自己的活动局限在狭小的范围内。

临床分析表明（何伦，1996），容貌缺陷者中52%的人存在不同程度的人格异常。容貌缺陷对人格发展的影响与容貌缺陷产生前的人格特征、容貌缺陷的性质和严重程度、容貌缺陷对生理功能和社会功能的影响程度及个体的社会支持系统等多种因素有关。一般而言，发生在面部或易被察觉部位的缺陷对人格影响更大；容貌缺陷产生前就存在一些人格问题者比人格健康者更易产生人格障碍；缺乏社会支持、缺少关心与同情、经常受人嘲笑和歧视者也容易产生人格障碍；生理功能和社会功能受影响较大的容貌缺陷者更容易诱发人格问题。

四、容貌缺陷者的行为问题

一般来说，容貌缺陷对个体行为的影响也同其他心理问题一样，后天形成的容貌缺陷对个体意志行为的影响程度更大。原因是后天容貌缺陷者存在容貌上的前后对比，对个体打击更大，所以对意志行为的影响也更为严重。

产生容貌缺陷的原因不同，个体行为表现也会有所不同。如果是由灾难造成的缺陷，容貌缺陷者会反复地向他人描述灾难发生时的情形、细节等，以博得同情。如果是由于与他人起冲突、违法行为等产生的缺陷，容貌缺陷者则会选择隐瞒事实或对原因闭口不提。

受社会因素的影响，容貌缺陷者可能会遭遇不公平的偏见和歧视，容貌缺陷导致的生理功能障碍、社会交往困难对容貌缺陷者的意志也是一个冲击，他们中的大多数在克服困难的过程中磨炼了意志。意志坚强的容貌缺陷者一般能正面接受现实，把阻力变为动力。很多人为了弥补容貌上的缺陷，在学业和工作中分外努力，以寻求更高层次的满足感和成就感。例如，阿德勒是奥地利精神病学家，也是"现代自我心理学之父"，他出生于一个商人家庭，但由于患过佝偻病，他身材矮小，老师和同学都看不起他，老师甚至建议他去当一名制鞋工人。阿德勒努力学习，超越自卑，追求优越，最终成为著名的心理学家。相反，有些容貌缺陷者则不能接受残酷的现实，出现意志缺乏或意志减退，表现为行为消极和行为被动，缺乏主动性和积极性，影响生理功能的容貌缺陷往往更容易使人意志减退。在对容貌缺陷的适应过程中，还有极个别的容貌缺陷者会有意志增强的反应，这往往属于病态的表现。

有的容貌缺陷者由于悲观厌世而有轻生的念头，表现为自残、自杀、伤人、杀人等带有攻击性的极端行为，包括内惩型行为和外惩型行为。内惩型行为是以自残和自伤为主。例如，深圳新闻网有过报道，一个 3 岁多的孩子全身长满黑毛，他觉得自己与别的孩子不一样，怕被别人笑话，就用火柴去烧自己的手臂，结果在手臂上留下了一道触目惊心的伤疤。外惩型行为则表现为打骂那些嘲笑、不尊重自己的人，也可能通过其他方式来发泄不满情绪，如伤人毁物、对亲人发脾气等。

第三节　容貌缺陷者的应对

❀ 案例导入

小康是一名大学生。读高中时由于一场突如其来的恶疾，他不得不通过服用激素类药物维持健康，自此，他患上了激素性肥胖，体重居高不下，经常会有小伙伴给他起外号，如"胖瓜""肥猪"等，街坊邻里看他的眼神也是异样与怜悯的。小康很难过，有时会一个人躲在角落里哭泣，甚至想过结束生命。小康的班主任发现了他的问题，经常开导他、鼓励他，帮助他抒发压抑、烦闷的情绪，并告诉他：人无完人，人应该接受自己的不完美，充满正能量地积极面对生活。小康很受启发，渐渐走出了阴霾。从此，他不再关注别人对自己的评价，埋头于学业，不断提升自己，后来考上了大学。在大学里，小康一直坚持锻炼身体，不仅减轻了体重，而且停掉了所有药物，他的健康状况越来越好，身体素质大大增强。

思考：

案例中，小康使用了什么应对方式？

一、概述

（一）心理应激与应对

1. 心理应激　根据应激过程模型，心理应激可以被定义为：个体在应激源（生活事件）的作用下，通过认知评价、应对方式、社会支持和个性特征等中间多因素的影响或中介，最终以心理生理反应表现出来的作用过程。（图 9-3-1）

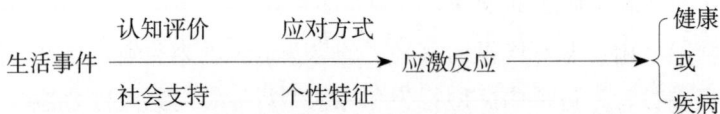

生活事件 ——认知评价　　应对方式—→ 应激反应 ——→ 健康 或 疾病
　　　　社会支持　　个性特征

图 9-3-1　应激过程模型示意图

容貌缺陷对人心理的影响是显而易见的，先天性容貌缺陷者往往在成长过程中经历了慢性的应激反应过程，而由突发事故或灾难导致容貌缺陷的个体则经历了急性的应激反应过程，毁容和功能丧失是最严重的心理应激。

2. 应对　应对又称应付，是个体对生活事件及因生活事件而出现的自身不平衡状态采取的认知和行为措施。

（二）对应对的认识

应对在应激源和应激反应中起着重要的调节作用，是中介影响因素。应对是多维度的，它在应激与健康关系中的作用已越来越多地引起人们的关注。应对实际上贯穿应激过程的各个环节，包括生理反应、认知评价、情绪反应、社会支持等层面。目前认为，应对是决定生活事件是否影响健康的重要因素。应对是个体面对应激或压力事件及其带来的情绪反应的一项重要的生存能力。只有在应对无效的情况下，个体才会产生悲哀、抑郁、孤独等负性心理反应，这种负性心理反应常通过神经、内分泌和免疫学中介途径表现出来。

在社会生活中，容貌缺陷者经常受到他人的嘲笑，遭遇歧视和不公，从而导致个体出现心理失衡，如烦闷、压抑、自卑、焦虑、抑郁、易怒。个体会采取一些既适合自己又被社会所接受的措施和手段来摆脱困境，进而减轻内心的痛苦，这些措施和手段统称为应对。

二、应对方式

案例导入

小祥高中时，班级里几个淘气的同学总是嘲笑他丑，喊他"丑八怪"，其他同学也因此不愿和他一起玩，他形单影只，陷入了深深的自卑。逐渐地，小祥情绪低落，总是低头走路，在公共场合说话声很小，而且特别在意他人对自己的评价和看法。他的学习效率明显下降，成绩一路下滑，性格也与之前判若两人。小祥的父母发现了问题的严重性，带他见了心理医生。在心理医生的疏导和安慰下，小祥渐渐明白了：自己的外表虽不如别人那样出众，可外表从来不是衡量一个人优秀与否的唯一标准，毕竟在岁月的洗礼下，皮囊终会老去，用知识来充实自己，拥有令人钦佩的长处，做一个对社会有贡献的人，才是真正的优秀。于是他排除外在的干扰，专心于学业，考上了一所知名的医学院校，并不断深造。毕业后，他成了一名出色的外科医生，在医学方面有了很深的造诣，也赢得了从前他梦寐以求的重视和认可，完成了逆袭。

思考：

小祥的成功逆袭是运用了哪种心理防御机制？

（一）无意识应对——容貌缺陷者的心理防御机制

在现实生活中，容貌缺陷者要比其他人受到更多的社会压力。当容貌缺陷者因自身容貌的缺陷受到挫折时，会有意或无意地使用一些心理防御机制，此举能够让他们在一定程度上减轻心理上的不适，缓解内心的痛苦。

1. 容貌缺陷与心理平衡的关系　容貌缺陷者常常会由于自己的容貌问题出现种种心理困扰（如自卑感、自我封闭、孤独寂寞、悲观绝望等），但并不是每一位容貌缺陷者都会因此而感到痛苦。容貌缺陷是否会产生精神痛苦主要取决于 2 个因素：一是个体的自我审美认知及对自身体像的认可度；二是个体是否有恰当的心理防御能力。容貌缺陷者往往会无意识地运用心理防御机制来缓解或减轻缺陷带来的痛苦。具有积极或肯定体像的人会运用心理防御机制逐步摆脱困扰，走出阴霾，接受现实，主动适应，不再被容貌缺陷问题所困扰，达到心理平衡状态。具有消极或否定体像的人经过心理防御机制后会出现 3 种情况：第一，经过心理防御实现了心理平衡；第二，心理防御无效导致心理失衡；第三，不恰当的心理防御导致病态的心理平衡。心理平衡的求美者往往对自身容貌有客观的认识，对自己应用的医疗美容方式也有明确的目的，美容效果也较好；而心理失衡及病态的心理平衡的人单单采取手术等医疗美容方式并不能达到满意的效果，还要结合心理治疗，以避免出现医疗纠纷。（图9-3-2）

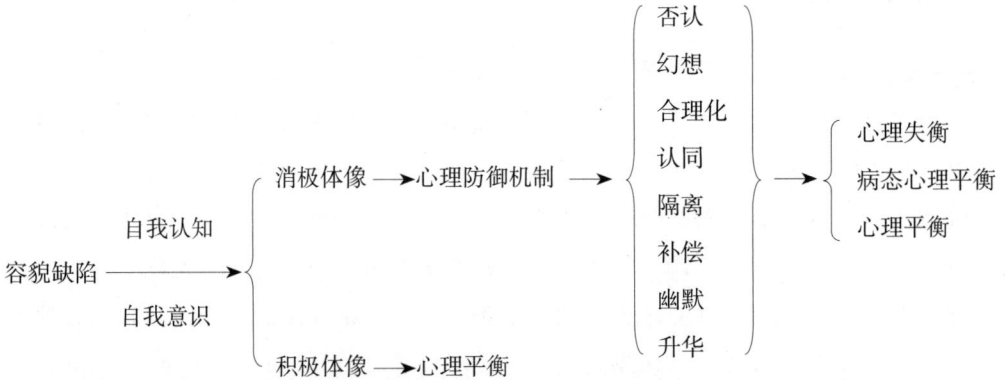

图 9-3-2 容貌缺陷与心理平衡的关系

2. 容貌缺陷者常用的心理防御机制　容貌缺陷者有时会有一些古怪的行为，从心理防御机制的角度来看，还是可以理解的。他们在生活中常常遭遇嘲笑、歧视和不公，为了应对这些困扰，达到内心的平衡，他们常常有意或无意地运用心理防御机制。常用的几种心理防御机制如下。

（1）否认。否认是最原始、最简单的心理防御机制，就是把已发生的令人痛苦、不快的事情完全否定，或彻底"忘掉"，"眼不见，心不烦""鸵鸟策略"都是典型心态。例如，遭受毁容的人一开始拒绝照镜子，不愿看也不敢看镜中自己不堪的样子，就当毁容这件事根本没发生过，这便是在无意中运用了否认这种心理防御机制。这种心理防御机制可以在一定程度上回避痛苦，但如果长期否定、拒绝接受自己的样貌，会影响个体的适应能力，如果一味固执地否定，甚至达到妄想的状态，就是精神异常了。

（2）幻想。幻想是指一个人遇到现实困难时无力处理，就利用幻想的方法，任意想象应如何处理，使自己存在于幻想世界，以获得心理平衡。例如，一个相貌丑陋的女孩幻想自己是一个亭亭玉立的美女，以此满足内心变美的需求。

（3）合理化。合理化又称文饰作用，是最常见的心理防御机制，指个体无意识地通过似乎有理的解释或实际上站不住脚的理由为自己难以接受的情感、行为或动机辩护、找借口，以使自己可以接受。例如，身材瘦小者以穿衣服省钱、节省布料为合理化理由；用其他理由掩盖自己的缺点或失败，找人承担自己的过错等。合理化是一种知足常乐的心理防御机制，不失为一种帮助人们接受现实的好方法。合理化机制若运用得当，可以缓和心理压力，消除心理紧张，减少攻击性冲突和行为产生的可能性；若运用过度，则会妨碍人们追求真正需要的东西。

（4）认同。认同又称自居作用，指自我尝试与某一对象潜意识地视为等同，借以减轻焦虑。认同了正确的行为模式，对人格成长有益；认同了错误的行为模式，对人的心理发展不利；充满矛盾的认同易导致多重人格。"东施效颦"便是错误的认同。

（5）隔离。隔离是将部分事实排斥到意识之外，以免引起精神上的不愉快。例如，容貌缺陷者通过不与外界接触来逃避现实中容貌缺陷带来的痛苦；用"仙逝"代替"去世"，以减少痛苦的产生。

（6）补偿。生理或心理上有缺陷的人会在其他方面力争得到发展，使自卑心理得到补偿，以减少容貌缺陷带来的痛苦。例如，一个其貌不扬的姑娘通过刻苦学习成为令人敬仰的科学家，这弥补了她容貌的不足。

（7）幽默。幽默是指通过幽默的语言或行为来应付紧张的情境或间接表达潜意识的欲望。例如，个子矮小的人在被别人嘲笑时笑着答道："浓缩的都是精华！"使用幽默的心理防御机制缓解了尴尬的场面。

（8）升华。升华是指人们能够用符合社会认同的、建设性的方式表达被压抑的、不符合社会规范的原始冲动或欲望。例如，用跳舞、绘画、文学等形式来替代性本能冲动的发泄。

（二）有意识应对——认知和行为

容貌缺陷者面对应激情境时，除在无意识层面采用心理防御机制这种保护机制外，还会有意识地做出应对。有意识应对包括积极的应对方式和消极的应对方式 2 种。

1. 常见的积极应对方式　积极的应对方式通常指那些具有建设性的应对方式，包括坚定信念、转移注意力、获取社会支持、改变认知等。

（1）坚定信念，增强自信。信念对于容貌缺陷者的心理具有极其重要的影响，是其战胜容貌缺陷问题所带来的痛苦的力量源泉，是保持精神充实和情绪振奋的重要支撑。同样，自信对于容貌缺陷者克服自卑心理和平复内心创伤也有着极为重要的作用。只有树立坚定的信念，对未来充满信心，在面对困难与挫折时才能最大限度地发挥出自己的潜能。

（2）减少应激，转移注意力。要远离应激源，避免处于可能使自己因容貌缺陷遭受心理挫折的场景，多参加文体活动，做自己感兴趣的事，或投身于学习、工作和社会公益活动之中，将注意力从自身的容貌缺陷转移到更有意义的事情上，寻找人生的价值，这样可以很大程度上减少内心的困扰，有利于保持心身愉悦。

（3）融入家庭，获取社会支持。家人的关爱、照顾和陪伴可以极大限度地缓解容貌缺陷者的心理不适。温馨和睦、互爱互助的家庭氛围可以为容貌缺陷者提供强大的心理支撑。社会支持包括同伴、同事和组织的支持，容貌缺陷者应充分利用社会资源，尤其是容貌缺陷者之间往往具有强烈的同理心、同情心，他们之间因同病相怜而更易引起共鸣，加入这种群体之中，充分利用网络的便利，相互鼓励，彼此慰藉，可有效缓解孤独感和失落感。

（4）尊重事实，改变认知。一些容貌缺陷是可以通过美容技术进行修复和改善的，但确实有些容貌缺陷是现代医学手段无能为力的。容貌缺陷者要对预后有清醒的认知，避免过于乐观、盲目自信，要积极调整自己，降低期待值，尽量接纳不完美的自我。外貌虽然重要，但并不是全部，容貌缺陷不应当成为个体实现自身价值的阻碍。

2. 常见的消极应对方式　消极的应对方式通常指那些具有破坏性的应对方式，包括压抑不良情绪、过度自我关注、参加迷信活动、滥用物质、攻击报复、自杀等。

（1）压抑不良情绪。有的容貌缺陷者压抑焦虑、悲伤、抑郁、愤怒等负性情绪，令自己喜怒不形于色，表现为"男儿有泪不轻弹"等，使不良情绪无法宣泄。过于克制会导致负面能量蓄积，有害身心健康。

（2）过度自我关注。容貌缺陷者过于关注自己的缺陷，陷于痛苦之中无法自拔，长此以往，常常变得敏感多疑、沮丧悲观、情绪低落、自怨自艾、自卑孤僻、缺乏自信。

（3）参加迷信活动。有的容貌缺陷者通过求神拜佛、烧香磕头、驱魔赶鬼等方式来免除灾难、摆脱痛苦、祈求康复和缓解焦虑。

（4）滥用物质。有的容貌缺陷者通过使用烟、酒、毒品、镇静剂等来麻痹自己，以消除心中的苦闷和忧愁。这样做虽可使人一时摆脱烦恼，但"借酒消愁愁更愁"，这些物质都具有成瘾性，特别是一些具有较强精神活性的物质，不但损害身体健康，而且有损心理健康，影响个体对问题的正确认知与判断，常会导致新的矛盾和挫折，后患无穷。

（5）攻击报复。当矛盾无法解决时，个别容貌缺陷者置道德、法律于不顾，以暴制暴，实施报复，这是最危险的应对方式，严重者可致人死亡。

（6）自杀。个别容貌缺陷者通过做出自杀行为威胁他人，从而使他人让步；有些人则以自杀作为精神上彻底解脱的手段。自杀是最不良的应对方式。

如果容貌缺陷者的应对方式是破坏性的，那么后果将是非常严重的。因此，我们应做好容貌缺陷者应对方式的管理，并予以积极正确的应对指导。

问题关注应对与情绪关注应对

根据拉扎勒斯和福尔克曼的观点，依据目的的不同，可将应对分为问题关注应对与情绪关注应对。

问题关注应对直接指向应激源，以改变导致应激的生活事件为目的，针对有害的、威胁性的、对个体有挑战性的应激性情境，努力尝试做一些有建设性的事情。问题关注应对是试图解决具体问题或应激事件的一种应对方式。

情绪关注应对以控制应激性事件引起的情绪反应为目的，通过调整认知和行为来改变不良情绪反应，情绪关注应对是个体努力对体验到的情绪进行调节的应对方式。

美容工作者在为个体提供美容服务的同时，还应该给予心理上的调节。对容貌缺陷者进行应对指导也是美容临床工作中的重要辅助环节，其目的是通过运用再评价（从不同的角度进行认知）、宣泄（建议进入宣泄室、运动）、放松（指导呼吸放松技术）、转换环境等技术帮助容貌缺陷者提高应对效能。美容工作者应帮助容貌缺陷者根据具体情况，因人、因时、因地，有针对性地选择积极的应对方式，规避消极不良的应对方式，从而有效缓解求美者因容貌缺陷带来的心理压力，维持心理平衡。

我们可以利用特质应对方式问卷这一类的量化工具筛选出习惯使用破坏性应对方式的个体，通过有针对性的干预使他们用建设性的应对方式代替破坏性的应对方式，这样能够降低个体的应激易感性，还可以有效提升个体的应对能力。

第四节 阿德勒的"器官缺陷及其心理补偿理论"

从心理学上看，补偿心理是个体为克服自己生理上的缺陷或心理上的自卑而发展起来的一种心理适应机制。正是这一机制的作用，使自卑感成了许多人追求成功的动力，成了人们超越自我的"涡轮增压"。生理缺陷越严重的人，或自卑感越强的人，寻求补偿的愿望就越强烈，成就大业的欲望也就越强烈。马斯洛需要层次理论认为，人有爱、归属感及尊重的需要。当人们被自身缺陷困扰时会陷入自卑状态，需要采取一些途径进行弥补。因此，补偿心理的产生与个体的需求也有着直接的联系。

❀ **案例导入**

尼克·胡哲1982年出生于澳大利亚,他天生没有双臂、双腿,只有左侧臀部下面长出的一只带着两根脚趾的小"脚"。他小时候受尽欺凌,少年时曾多次试图自杀都没有成功。母亲给了他活下去的勇气和信心。他振作起来,学会了游泳、使用电脑,利用特殊的装置自己刷牙、梳头、洗脸、做饭,他还喜欢各种运动。他像健康的孩子一样上了中学和大学,还获得了双学士学位。他投资房地产,成为一家高科技公司的总裁。他演讲、出书、做公益样样不差,还收获了爱情,并且已经有了自己的孩子。他的奋斗事迹鼓舞了千百万人。他的座右铭是:态度决定高度,相信你自己,就能做得到;只要有梦想,就有希望。

思考:

尼克·胡哲的故事说明了什么?

一、阿德勒的"器官缺陷及其心理补偿理论"的产生

奥地利精神病学家阿尔弗雷德·阿德勒是个体心理学的创始人,他曾是弗洛伊德的同事,后来他反对弗洛伊德的泛性论并创立了自己的学派。虽然阿德勒没有专门论述容貌缺陷心理,但他的"器官缺陷及其心理补偿理论"对我们研究容貌缺陷心理有很大的帮助。这一理论与阿德勒的童年生活经历密不可分。阿德勒出生于奥地利维也纳一个犹太商人家庭,家中有6个孩子,他排行老三。年幼时,他患有佝偻病,身材矮小,与英俊高大的哥哥形成了鲜明对比,他还曾由于疾病和车祸差点死亡。儿时的创伤经历和身体的缺陷让他一度非常自卑,所以,他的心理学都是围绕着"克服自卑"进行的。3岁时弟弟的死亡和5岁时的那场大病使阿德勒萌生了要当一名医生的念头,他要通过努力追求成功,力求超越别人。经过不懈努力,阿德勒于1895年获得了维也纳大学医学博士学位,之后陆续发表了300余篇代表作品,并且应邀去世界各地做学术演讲,他还以自己的名字命名了一种心理治疗体系。超越自卑和追求卓越是阿德勒个体心理学最基本的两个概念。他认为,人类的一切行为都是出于对自身自卑感的克服与超越。

二、阿德勒的"器官缺陷及其心理补偿理论"的主要观点

(一)缺陷与补偿

1. 缺陷 "金无足赤,人无完人",世上没有十分完美的人,缺陷是普遍存在的。

每个人的容貌、肤色、体质等都是不同的，人在生理上总是会有一些不完美的地方。在后天发展中，个体还可能会遭遇各种各样的不幸，导致身体缺陷，这些缺陷会带来各种各样的生活问题，影响个体的正常生活、社会活动和心理活动，从而影响个体发挥正常的自身价值。阿德勒提出，人们更容易患器官性疾病，疾病使一些器官没有得到发展，或较其他器官低劣。由于环境压力，一些先天性缺陷使个体在生活中面临不少问题，并由此产生自卑感。人的生活中不能只有缺陷，只有正确地看待缺陷，理智地面对生活的不幸，才能实现自我价值。

2. 补偿　个体可以通过努力发展某个有缺陷的器官或突出发展其他器官的功能来实现对缺陷器官的补偿。补偿可以分为以下 3 种。①缺乏补偿：是指个体沉浸于自身缺陷中不能自拔，长期消极悲观，却并不通过自己的努力摆脱缺陷的影响。这种人常常会沉浸于痛苦中，产生焦虑不安、抑郁绝望等心理问题。②适度补偿：是指把生理缺陷变成自身功能优势的补偿，或发展其他方面以弥补自身缺陷。适度补偿不仅有利于人的身心健康，还可能使人取得超乎常人的成就。例如，凡·高是一位有视力障碍的人，但通过长期的练习，他形成了对色彩十分敏锐的观察力，并创作出许多世界名作；海伦·凯勒是美国的一位女作家，她双目失明又双耳失聪，她利用自己的敏锐触觉进行学习，并取得了举世瞩目的成就。③过度补偿：若仅仅关注于个人，则可能会导致神经症。过度补偿的表现包括：为了体现自身优越而急功近利，为了实现自身优越而脱离实际，试图实现不可能实现的目标，因急迫地追求自身优越而毫无根据地贬低他人。例如，一位自卑的母亲常常会苛求自己省吃俭用，也会因此苛求她的丈夫和孩子，稍有不如意便会产生指责和抱怨等行为。

补偿是与生俱来的，补偿也可以从针对特定器官的补偿扩展到针对个体处于社会恶劣状态的补偿，从而把对器官缺陷的补偿扩展到对心理缺陷的补偿。补偿不只是对真实存在的生理器官缺陷的补偿，还是对社会生活、人际交往中所产生的主观自卑感的补偿。

（二）自卑感与追求卓越

1. 自卑感　阿德勒认为自卑感是与生俱来的。人在婴幼儿时期，身体器官的发育不如成年人完善，心理发育也远不如成年人成熟，他们在社会上属于弱势群体，需要成年人的帮助才能生存，所以他们必然会产生自卑感。人的成长就是一个不断战胜自卑的过程，自卑感和不断克服自卑感形成了人类不断进行自身完善的行为。大多数人的自卑感是正常的心理反应，但是如果无法成功补偿，就会产生自卑情结。情结是指与某种感情相关的、无意识的诸多心理内容的集合。自卑情结会对人的举止、思想、感情等产生

深远的影响，导致一系列心理疾病的发生。（图9-4-1）

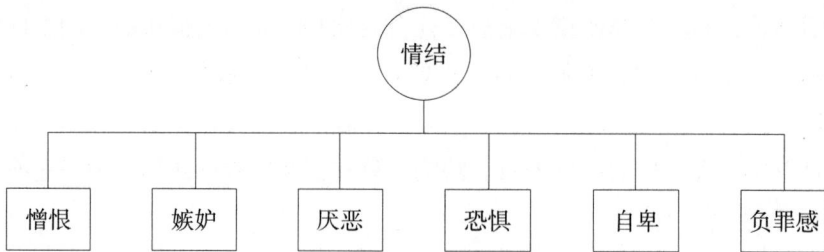

图9-4-1　自卑与情结的关系

2. 追求卓越　追求卓越与自卑感是密不可分的，实际上，追求卓越是对自卑的一种补偿。追求卓越可以是与生俱来的，也可以是后天发展的。自卑可以带来超越，个人因生理上的缺陷或不足而自卑，但可以通过自身努力，不断增强本领、弥补缺陷，从而维持自身的平衡。人应该克服自卑感，把自卑感转化为不断超越的动力。就每个个体而言，追求卓越的目标都不尽相同，具有独一无二性，但病态的追求往往是受到了过度夸张的自卑感的影响，使人为了卓越而不择手段，使自己成为一个狂傲自负、不受欢迎的人。相反，将追求个人的卓越转化为追求社会的发展，不断激发自己的潜能，形成对社会的贡献，由此带来的成功感和价值感能让人实现自我的超越。

追求卓越是个体行为的根本动力，自卑与补偿是个体追求卓越的动力源泉。积极的自卑带来追求真实优越感的心理补偿，而消极的自卑则带来追求虚假优越感的自卑情结。

（颜　南）

思考题

1. 简述容貌缺陷的判断标准。

2. 容貌缺陷心理形成的影响因素有哪些？

3. 容貌缺陷者有哪些常见的心理问题？

4. 试分析容貌缺陷与心理平衡的关系。

5. 列举容貌缺陷者常用的心理防御机制。

6. 容貌缺陷者的意识层面的应对方式有哪些？

第10章 美容整形手术相关心理问题

知识要点

1. 了解美容整形受术者的类型。

2. 了解不同动机的美容整形受术者的术后满意度。

3. 掌握美容活动中言语沟通及非言语沟通的技巧。

4. 掌握美容整形受术者手术前后常见的心理问题及心理疏导。

5. 了解美容整形受术者对手术不满意的原因。

6. 熟悉美容整形手术失败者的心理特点及心理疏导。

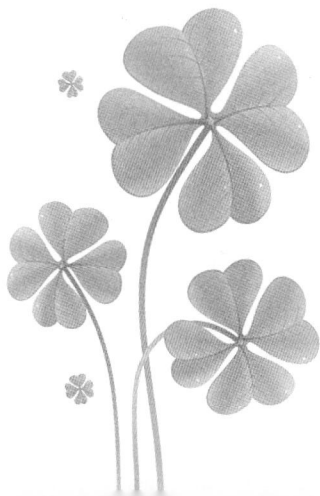

美容整形手术相关心理问题十分复杂。为了取得满意的手术效果和减少术后不必要的纠纷，美容工作者应做到以下几点：掌握受术者手术前后易出现的心理问题；清楚对受术者如何进行心理疏导；了解手术失败者的心理特点；掌握美容活动中人际沟通的技巧。

第一节　美容整形受术者的一般情况

案例导入

小娟，1985 年出生，与丈夫结婚生子，甜蜜恩爱。然而，不同寻常的事情发生了，她觉得自己产后面容苍老了许多，颈部皮肤也松弛了。刚开始她并没有在意，觉得哪有生完孩子不变的，殊不知厄运已经降临，她日渐苍老，1 年后，容貌竟像七八十岁的老太婆。

小娟去了医院，被告知患有获得性皮肤松弛症。这种病的临床表现为皮肤松弛起皱，发病率极低，属罕见病，病因尚未明确，可能与遗传基因有关。医学专家认为，这种疾病的治疗属于世界医学难题，目前尚无有效方法，整形手术治疗几乎是唯一选择。

于是小娟去整形医院做了整形手术，收到了出乎意料的效果。术后，小娟的容貌已经恢复到五六十岁的样子。她还要进行第二次手术，争取恢复到 30 多岁的容貌。

思考：

小娟属于哪种类型的美容整形受术者？

一、不同美容整形受术者的一般特点

（一）不同性别受术者的比例及期望值

受中国传统"郎才女貌"社会心理的影响，男性更注重自身才能的发展，男性对自身容貌美的关注比女性低得多，因此，女性占美容整形受术者的绝大多数，她们对外形的要求较男性高。

（二）受术者的年龄特点及择期手术的时间

在美容整形受术者中，青年人占多数。学生择期手术的时间往往集中于中考、高考结束时，以及大学刚毕业尚未踏入社会之时；在职者择期手术的时间一般集中于小长假或个人年假的前几天。中老年人则很少做美容整形手术。

（三）不同生活环境的人对美容整形手术的接受度

大城市及开放地区的人对于美容整形手术的接受度相对较高，顾虑较少；偏远、落后地区的人的接受度较低。

（四）不同缺陷部位受术者的手术急迫性

外露部位（如头、颈、双耳）缺陷的受术者求术心情更为迫切，而隐蔽部位（如躯干）缺陷的受术者则容易对手术犹豫不决。

（五）不同教育程度的受术者的美容追求

受教育程度较高者，较少盲目模仿，倾向于追求个性化的面容美；文化素质偏低的人或一些青年人更容易盲目跟风。

（六）不同职业的受术者的美容需求及期望值

演艺界的人对美容整形手术的需求度和期望值最高，其次是公关人员。其他人员大多对美容整形手术兴趣不大，即使其中一些人要求做手术，也只是希望达到生活中自然及和谐之美，这些人比较低调，希望容貌的改变不要太大，以免引起他人议论。另外，农民对美容整形手术的态度最为消极。

二、美容整形受术者的类型

由于受术者的年龄、经历及个人素养各不相同，他们的审美观、个人术前状况、人格特点和审美偏好也不尽相同。根据受术者心理状态等的不同，受术者的类型及特点有以下几种。

（一）合理求美型

合理求美型是受术者中人数最多的一种类型，此类人群的自身条件尚好，面部、体形均无畸形，五官与自己的容貌基本协调。他们常常希望通过手术达到弥补美中不足或尽善尽美的目的，他们对术后效果要求较高，多数人只要求做某一部位的手术，如重睑、去眼袋、隆鼻、面部除皱、厚唇成形、隆乳、吸脂等。此类人的人格比较成熟，考虑问题较为周全，心态健康积极，手术动机明确，提出的要求切合实际，心理承受能力较好，审美观正确，趋向于大众化。此类人渴望通过美容整形手术获得较好的容貌或完美的身材，术后效果较好。

（二）不切实际型

这类受术者的容貌没有明显缺陷，但心理期望值过高，希望通过手术使自己完美无缺。此类人存在审美认知偏差，对手术抱有不切实际的期待和幻想，似乎整容医学无所不能。他们常常以自我为中心、任性、不成熟。美容工作者要帮这类人树立正确的审美观，使他们明晰疗效评价标准，告知他们手术只能对其目前的状况加以改善或增加美感，不能脱离自身实际追求完美。切不可盲目为这类人实施手术，一旦术后达不到他们的预期效果，很容易引起麻烦和纠纷。

（三）缺陷残疾型

此类受术者由于先天原因或后天意外造成身体缺陷，迫切希望通过手术改变自己的现状。其中，先天畸形者较为多见，他们有改变容貌的强烈愿望，只要术后在原有容貌的基础上有明显改善就比较满意，术后效果好。由于后天外伤等原因造成畸形的受术者，其心理状况不容乐观，许多人都不现实地期望通过手术恢复昔日容貌（特别是烧伤者）。美容工作者应在予以极大同情和理解的基础上多加劝导和鼓励，反复征求意见并与他们沟通、交流，明确告知他们手术所能达到的效果，让他们在心理上有充分准备，使他们能正视自己的现状，并且能正确看待术后效果。

（四）心理问题型

此类受术者大多没有明显的残疾或缺陷，往往是在极大心理压力的驱动下来到医院。他们实际上存在许多与美容整形无关的社会问题及心理问题，社会交往、家庭关系、婚恋挫折等均可能是他们前来求术的真正动机。他们易受他人的影响，随时可能改变手术要求。美容工作者首先要对他们进行积极的心理疏导，尽量鼓励他们说出真实想法或内心感受，正确引导，尽可能带他们走出心理误区。美容工作者切不可盲目依从他们目标并不明确的手术要求，否则即使手术非常成功，他们仍可能百般挑剔和刁难，把所有积怨发泄于为其实施治疗的医生身上。

（五）心理异常型

这类人前来求术时已患有神经症、人格障碍、体像障碍或其他精神疾病，他们的自我认知出现了异常。他们中有的人无任何手术必要却坚持要手术；还有人表现出异于常人的超凡想象力，如手捧某明星照片，要求医生以此标准为其重新打造形象、改头换面。他们容易误解美容工作者的善意，拒绝亲友的劝阻。对于此类受术者，医护人员要特别留心，术前要认真观察，加强沟通和交流，仔细询问病史，通过心理评估等手段筛查出心理异常者，并转介他们到专业的心理机构接受治疗，避免为此类人实施手术，以减少不必要的纠纷。

案例链接

警惕针对美容业的"讹诈三部曲"

　　美容从业者要注意的是，有个别人隐瞒原有病情，以欺骗的方式就诊，手术后讹诈美容医院，以达到索赔的目的。主动请求手术、恶意告状、提出高额索赔要求，这些就是"讹诈三部曲"。

　　一名 55 岁的女性自称是某企业经理，由于工作繁忙，仅能抽出几天时间，她想立刻做面部除皱手术，医生为她做了简单的术前检查及准备，当天即做了全面部皮肤提紧术。术后 1 个月，她重返医院，称右侧面部没有知觉，怀疑是手术失误所致，要求医院给予 50 万元的经济赔偿。经过院方认真调查及医学鉴定，认定该求术者在术前就患有面神经炎，其右侧面部没有知觉并不是本次手术所致，只是术前检查不够仔细而没有及时发现。事实上，该求术者是一名退休工人，10 年前患有面神经炎。在精心策划和准备下，她到医院做面部除皱手术，就是为了术后能够索取高额的经济赔偿。

三、不同动机的美容整形受术者的术后满意度

（一）美容性动机

　　美容性动机指求术动机是直接出于对容貌的考虑。这类美容整形受术者所占比例最高，是美容外科手术的主要对象，可分为以下 4 种。

　　1. 先天畸形和缺陷者　如先天性小耳、上睑下垂、鞍鼻、唇裂、腭裂、足内翻等，这类受术者治疗的动机强于美容，但仍属美容范畴，治疗效果显著，术后大多较为满意。

　　2. 后天容貌受损者　如烧伤、烫伤、人为伤害所致的损容或毁容等，这类受术者心理状况复杂，一些人对手术的期待值较高，术后易失望，严重者需要多次修复。

　　3. 貌丑者　这类人较少。从医学观点看，此类人容貌或器官的生理状况完全正常；

而从更高层次的医学美学观点看，此类人则缺乏美感，甚至很丑。例如，低鼻梁、高颧骨、厚唇、龅牙、大腮骨等。这类美容整形受术者的手术效果较好，术后满意率较高。

4. 美中不足者　这类美容整形受术者中不乏貌美者，他们往往追求完美，甚至想锦上添花，手术效果能否使他们满意常难以估测。

（二）非美容性动机

非美容性动机指求术动机并非出于美容需求。有的人比较迷信，意图通过改造面相来消灾驱邪，甚至改变命运；有的人为了逃脱法律的制裁而整容，美容工作者应格外注意这些人。这一类人对整容的要求可能很少涉及美学，对手术的效果也有自己的判断标准。

（三）病因性动机

这类人属极少数，是患有人格障碍、神经症、体像障碍或其他精神疾病的心理异常者，他们的容貌没有明显缺陷，但他们坚持认为自己不美或丑陋。心理疾病是这类人产生求术动机的原因，如果轻率地为他们施以美容手术，则后果难以预料。

第二节　美容活动中的人际沟通

❀ 案例导入

　　一位善良的基督徒死后想看看天堂与地狱究竟有何差异，于是天使就先带他去地狱参观。到了地狱，基督徒发现，在众人面前有一张很大的餐桌，桌上摆满了丰盛的佳肴，用餐时间到了，只见一群骨瘦如柴的饿鬼蜂拥而上，他们每个人手上都拿着一双竹竿一样的长筷子，由于筷子实在是太长了，尽管每个人都夹得到食物，但却吃不到。随后，天使又带着基督徒到了天堂，同样是满桌佳肴，同样是每个人有一双长长的筷子，不同的是，围着餐桌吃饭的人个个红光满面，他们都用筷子夹起食物，喂给自己对面的人吃，大家都吃得十分愉快。

　　思考：

　　这个故事说明了什么？

一、人际沟通概述

人际沟通简称沟通，就是社会中人与人之间的联系过程，即人与人之间传递信息、沟通思想和交流情感的过程。美容活动中的人际沟通是指以求美者为中心的群体（包括求美者及其亲属、监护人、朋友等）和以美容工作者为中心的群体（包括美容整形医生及其同事、上级、下级等）之间交换意见、传递信息、表达情感和需要的交往过程。

马克思曾说："交往是人类必然的伴侣，人生活在社会之中，是离不开交往的。"美国心理学家沙赫特以每小时 15 美元的酬金先后邀请 5 位志愿者进入一间与外界完全隔绝的小屋，除了必要的生活物资外，任何社会信息都无法进入小屋。实验的目的是观察被试者在与世隔绝状态下的反应。结果，1 人在小屋里只待了 2 小时，3 人待了 2 天，1 人时间最长，待了 8 天。这个待了 8 天的人出来后说："如果让我再在里面待 1 分钟，我就会疯掉。"实验表明，人是群居的高等动物，每个人都有社交需求，每个人都害怕孤独。有关学者的统计数据表明：日常生活中，除了 8 小时的睡眠时间，其余 16 小时中约 70% 的时间人们都在进行着或伴随着人际沟通。

二、美容活动中的沟通模式

美容活动中的沟通模式是医患模式在美容活动中的具体体现。根据美国学者萨斯和霍华德的 3 类医患沟通模式，我们把美容医疗领域的医患沟通模式同样也分为 3 种。

（一）主动 – 被动模式

这种模式是单向作用的模式，美容工作者是美容工作的决定者，占主导地位，具有绝对的权威，而受术者完全处于被动地位。这种模式主要适用于手术、全麻或极特殊的昏迷等情况。这种模式难以发挥受术者的主观能动作用，医患之间没有真正的相互作用。

（二）指导 – 合作模式

在这一模式中，美容工作者与受术者同处于主动地位，但美容工作者仍具有权威地位。美容工作者会对整个方案提出决定性的意见，受术者则遵医嘱执行，二者是"主角"与"配角"的关系。所不同的是，受术者除了尊重美容工作者的决定外，也可以提出自己的问题，并寻求美容工作者的解释和帮助，受术者具有一定的主动权。

（三）共同参与模式

这一模式是较平等的沟通模式，美容工作者与受术者同处于主动的位置，双方相互配合。该模式对受术者要求较高，需要受术者具备一定的医学及美学相关知识，双方共同参与制订美容医疗方案，彼此之间能充分发挥各自的积极性和主动性。这是当前美容医疗工作领域常见的模式。

在实际的美容活动中，美容工作者与受术者间的沟通模式并不是固定不变的。随着受术者情况的变化，沟通模式可以由一种模式转化为另一种模式。例如，一位因头部外伤处于昏迷状态的伤者，最初应按主动－被动模式处理，随着伤者病情的好转和意识的恢复，在涉及头皮修复、植皮、植发等问题时，可逐渐转为共同参与模式。

三、美容活动中的沟通

在美容活动中，作为沟通中主导方的美容工作者要运用恰当的言语沟通和非言语沟通来加强人际交流，提高美容工作效果。

（一）言语沟通的技巧

言语沟通即用语言来传递信息。美容工作者如能善于表达对求美者的关心与理解，则有利于取得求美者的信任，提升沟通效果。美容工作者在了解求美者的有关信息、收集资料、实施美容活动时，都必须借助言语沟通。掌握言语沟通的技巧对更好地开展美容活动具有重要意义。

1. 在美容活动中，言语沟通的相关技巧

（1）初诊接待时，求美者往往紧张不安，美容工作者要主动问候求美者，微笑服务，使气氛变得融洽，让求美者感到亲切和热情，给求美者一个合适的称呼，如女士、先生等，切忌用就诊号称呼求美者，这是不礼貌的行为。

（2）问诊过程中，在了解求美者的一般情况时，美容工作者应根据需要合理使用开放式提问和封闭式提问。这两种提问方式各有利弊。开放式提问可以获得更多信息，如"您怎么啦？""您对美容治疗方案有什么想法？"，这样可以引导求美者表达自己的真实感受和想法，开放式提问通常使用的疑问词有"什么""如何""为什么"等。封闭式提问特别适用于美容工作者搜集资料，能在短时间内获得有价值的信息，如"您有药物过敏史吗？"，这种提问将答案限制在特定的范围内，只需要对方回答"有"或"没有"即可。

（3）在美容治疗操作前、中、后 3 个阶段，美容工作者都要做出说明、解释。操作前，美容工作者要向求美者说明此次操作的目的和步骤等，使求美者做好心理准备，减轻焦虑、恐惧、紧张和不安；操作中，美容工作者要用明确的指导语让求美者理解并配合；操作完成后，美容工作者要告知求美者相关注意事项，及时询问求美者的感觉，并感谢求美者的配合。

2．在美容活动中，言语沟通的注意事项

（1）避免使用伤害性语言、消极暗示性语言，避免窃窃私语。美容工作者如果出言不逊，轻则伤害求美者的自尊心，重则加重求美者的病情，引起死亡等美容医疗事故。例如，有位求美者术前顾虑重重，多次询问手术会不会有危险，一位护士不假思索地回答："这谁敢保证？反正有下不来手术台的。"这无疑加重了求美者的恐惧，从而导致求美者不敢接受手术。

（2）要善于使用正性的安慰性语言和鼓励性语言。俗话说，"良言一句三冬暖"，美好的语言不仅使人心情愉快，感到亲切和温暖，而且还起到心理美容的作用。所以，美容工作者要注意语言修养，讲究语言艺术，重视语言在美容活动中的意义。

（二）非言语沟通的技巧

非言语沟通又称体态语言沟通，即用身体的形态来表达需要传递的信息，是日常生活中传递信息的常用手段，也是医患交流的重要方式。作为美容工作者，须了解各种非言语行为的表现形式和含义，并且善于利用非言语行为助力美容人际沟通。

知识链接

伊根的倾听五要素

• 身体朝向对方：意味着你与对方同在，这是一种表达投入的姿态。

• 开放的身体姿势：显示接纳的态度。

• 身体稍向前倾：体现关切，表示你正全身心地投入到对方所关心的问题中。

• 保持良好的目光接触：眼睛是心灵之窗，你可以用目光传达对对方的关切、支持与重视。

• 身体姿势放松自然：表情自然、神情自若，不仅显得你落落大方、更自信，也有助于对方保持轻松状态。

1. 面部表情的使用 　美容工作者亲切、自然、微笑的面部表情能消除陌生感，给求美者留下良好印象，并使求美者增强对美容活动的信心。美容工作者要注意微笑的时间和场合，否则容易引起误会，甚至起到相反作用。美容工作者须随时观察求美者的面部表情，从而了解求美者的状况和感受，如求美者担忧时会皱眉、恐惧时面部表情会很僵硬、疼痛时会呈现痛苦的面容等。

2. 利用目光接触 　非言语沟通中最重要的就是沟通双方目光的接触。眼睛是心灵的窗户，它可以表达情感、传递信息，也可以折射出个体的人格特征。在交谈过程中，倾听的一方如果眼神飘忽不定，表明他心不在焉；注视说话者则表示对讲话内容感兴趣。美容工作者要从短暂的目光接触中判断求美者的心态与需求。

美容工作者与求美者的目光接触可以产生许多积极的效应。例如，镇定的目光可以给求美者带来安全感，热情的目光可以给求美者带来温暖，鼓励的目光可以增强求美者的信心，专注的目光可以使求美者感到被尊重。

3. 利用身体接触 　身体接触也是非言语沟通的一种重要形式，包括握手、抚摸、依偎、搀扶、拥抱等，这种沟通形式有助于表达情感，能够促进双方交流。例如，在求美者悲伤时，轻拍其肩部以表示理解和支持。在使用这种沟通技巧时，美容工作者要充分考虑双方的性别、文化及对触摸理解的差异，注意分寸，把握尺度，避免引起误会。

4. 注意人际距离 　人际距离是个体之间在进行交往时通常保持的距离，这种距离因人而异，受多种因素影响。人类学家霍尔将人际距离分为4种。①亲密距离：0.5米以内，一般为亲人、夫妻间的距离，可感受到对方的气味、呼吸甚至体温。对老年求美者和儿童可采用亲密距离，以示尊敬或亲密。在美容医疗操作（如面部按摩、美容美体按摩）时，也常需要与求美者零距离接触，美容工作者要提前做好解释和说明，以免令对方感到紧张或造成误会。②个人距离：0.5～1.2米，一般为朋友之间聚会、对话的距离，是一种较亲密的沟通距离。在美容活动中，双方交流或美容工作者收集资料、采集病史、向求美者解释某项操作时，均可采用个人距离。③社交距离：1.2～3.5米，是一般认识的人之间交往的距离。在美容活动中，对于初次见面的求美者、腼腆羞怯的求美者、异性求美者可用此距离，以给对方足够的个人空间。④公众距离：3.5米以外，是陌生人、上下级之间的距离。美容工作者在为求美者群体进行美学知识的普及教育、美容医学知识讲座时可选择此距离。

在美容工作中，美容工作者应根据求美者的年龄、性别、受教育程度等有意识地保持合适的人际距离。一般情况下，当美容工作者与求美者处于初识阶段时，美容工作者对求美者缺乏了解，因此不宜表现得过分亲切，以免使求美者感觉紧张、不自在。

5. 仪表和着装 　美容工作者的仪表与着装在某种程度上决定着求美者对其印象的

好坏，甚至会影响求美者对美容工作者专业能力及职业资格的判断。其中，着装最为重要，美容工作者的着装宜洁净、得体、稳重、大方。

实验链接

美的即是好的吗

戴恩、伯斯奇德和沃尔斯特的一项研究结果很好地论证了人们在形成对他人的印象时，光环作用和扫帚星作用是普遍存在的。他们先给每一位被试者看一些陌生女性的照片，从照片上看，这些女性可以被区分为有魅力的、无魅力的和中等的，然后，他们让每一位被试者在一些与魅力无关的特性方面对照片上的每一位女性进行评价。结果，在社会合作性、婚姻能力、职业状况、做父母的能力等方面，照片上显得有魅力的人得到的评价最高，而照片上显得无魅力的人得到的评价最低。照片上长得好看、有魅力的人在别人眼中具有这样或那样的积极肯定的品质；相反，照片上长得不好看、没有魅力的人就被大家认为有这样或那样的消极品质。

有时光环作用会适得其反。一项研究发现，好看的小孩往往更少得到成年人的帮助（至少在一些小事上），因为人们往往假设他们有能力自己处理好。这项研究暗示，慈善组织可能要考虑用不那么有吸引力的孩子来请求捐款。

---

6. 动作和姿态　美容工作者在工作中要做到站立有相、落座有姿、举手有礼、行走有态，要时刻展现自身良好的职业素养和精神风貌。在美容医疗操作中，美容工作者要做到稳、准、轻、快、熟，应通过精湛的技术为求美者解除不安全感。

第三节　美容整形手术相关心理问题及心理疏导

一、美容整形受术者手术前后常见的心理问题及心理疏导

案例导入

钱女士，51 岁，因上睑下垂至专科医院就诊，定于 1 周后行双眼上睑松弛皮肤切除手术。术前，她一直惴惴不安，担心医生的技术不过关，担心手术效果不自然，担心手

术痕迹太明显，害怕手术失败会使自己变丑，她变得心情紧张、焦虑，甚至坐卧不安、难以入睡。

手术那天，她按照程序进了手术室，手术人员的衣着和紧张忙碌的准备工作更加剧了她的不安和恐惧，她面色苍白、全身发抖、冒冷汗、心率加快、胸闷、呼吸困难，感觉快要窒息了……经医生会诊，钱女士为焦虑症急性发作。

思考：

这个案例说明了什么？

（一）美容整形受术者术前常见心理问题及心理疏导

1. 术前常见心理问题　对受术者而言，接受美容整形手术是一种心理应激，大多数受术者最常见的术前心理反应就是焦虑情绪，主要表现为对手术的担心和恐惧，并伴有相应的躯体症状，表现为心慌、手抖、出汗、坐立不安、食欲减退、睡眠障碍等。有个别受术者因术前过度紧张，刚进手术室便大汗淋漓、心率加快、血压下降，因此不得不暂缓手术。

2. 术前产生焦虑情绪的主要原因　怀疑医生的医术，担心手术失败或达不到预期效果；担心麻醉效果，害怕术中疼痛；担心术后的并发症和后遗症影响正常功能；担心术中出血，发生意外，甚至死亡。

3. 术前易产生焦虑情绪的人群　担心手术预后不佳者；性格内向、不善言辞、情绪不稳、敏感多疑者；既往有过心理创伤者；受教育程度高且顾虑多者；年龄小者；女性受术者；家庭关系紧张者；家庭经济拮据者。

知识链接

术前焦虑程度与术后恢复效果之间的关系

研究表明，术前焦虑程度与术后恢复效果之间存在倒"U"字形的函数关系：术前焦虑水平高或低者，术后心身反应严重且恢复缓慢；术前焦虑水平中等者，术后恢复效果较好。

但也有一些研究认为，术前焦虑程度与术后疼痛程度及术后恢复存在线性关系：术前焦虑水平高的病人，其术后疼痛程度高，机体康复得慢。

---

4. 术前的心理疏导

（1）允许亲属、朋友探视及陪伴，转移受术者的注意力，减轻其术前焦虑。

（2）降低美容整形受术者的期望值，纠正受术者不切实际的求术动机，例如，希望通过手术解除婚姻危机，或者挽回离去的恋人等。

（3）科学而客观地告知受术者手术能达到的真实效果、可能出现的并发症及手术的局限性，避免术后纠纷。

（4）耐心听取受术者的意见和要求，及时与受术者沟通和交流，共同探讨和制订手术方案。

（5）对术后相关事项也要做详尽的说明，让受术者有足够的心理准备。例如，术后会出现疼痛，术后肿胀需要数日乃至数周才能消退，瘢痕的修复需要更长的时间，术后烦闷、糟糕的心情会持续相当一段时间，术后可能出现一段时间的心理不适应期等。这些情况对于那些分期手术者尤其明显，他们必须接受"中间期形象"，直到手术完成。

（6）及时向受术者提供有关手术的信息，如手术的流程、术前注意事项、术中使用的医疗设施及可能出现的不适等。

（7）及时向受术者及其亲属提供有关住院的信息，如入院手续的办理流程、住院管理规定、作息时间、紧急求助方式、科室分布、术前各项常规检查的流程等。

（8）减轻受术者的术前焦虑。可使用认知疗法和行为疗法对术前过度紧张的受术者进行心理疏导，使用生物反馈仪或放松训练技术能有效地减轻术前焦虑。

（二）美容整形受术者术后常见心理问题及心理疏导

1. 术后常见的心理问题　多数美容整形手术都是在受术者身体健康的情况下进行的，受术者对术后由于手术创伤引起的水肿、疼痛和不适不易接受。换药的处理、防止切口裂开或出血的体位要求、躯体不能自主活动等使受术者倍感痛苦和煎熬。疼痛和不适会持续很长一段时间，而大多数手术的效果需待彻底恢复后才能准确得知，此时受术者既要忍受身体上的痛苦，又无法立即体验手术带来的审美愉悦和满足，加之担心手术效果不自然、手术痕迹太明显、功能受到影响、出现的瘢痕不能恢复正常等，受术者常常会出现焦虑、急躁、担忧，甚至后悔等复杂情绪，他们对手术的恢复缺乏信心，没有耐心，总希望能马上看到效果。

2. 产生心理问题的相关因素　受术者产生心理问题的因素包括：术前期望值过高；术前焦虑水平较高；对术后的恢复过程缺乏了解，没有充分的心理准备；受术者的人格不够成熟，认知存在偏差；与美容工作者缺乏有效沟通。

3. 术后的心理疏导　受术者术后的心理疏导包括术后住院期间的心理疏导和出院后的心理疏导。

（1）术后住院期间的心理疏导。术后住院期间的心理疏导包括：①受术者清醒后，美容工作者应立即向受术者反馈手术的有利信息，给予鼓励和支持；②了解受术者的疼痛情况，及时给予镇痛药，以减轻疼痛；③耐心倾听，及时回复、解答受术者及其亲属关于手术情况的询问，详细说明术后注意事项，还可以通过微信、视频或公众号向受术者介绍相关信息；④通过心理支持技术帮助受术者战胜疼痛、稳定情绪、树立信心。

（2）出院后的心理疏导。即使对手术满意，受术者对于自身容貌的变化也要有一个从认识、评价到接受的过程。美容工作者这一阶段的任务就是要实施心理疏导，帮助受术者度过这段心理适应期。如果受术者出现严重的心理不适，则须进行美容心理咨询和治疗。①使用心理暗示技术帮助受术者更好地悦纳自我，告诉受术者如何面对他人的评论。对于个别严重缺乏自信、自我认同感较差的受术者，可以联合心理医生使用催眠技术。②帮助受术者找到感情上信任的人，找到支持他做手术的人，让受术者坚信自己的选择。③建立术后随访制度，向受术者讲清术后机体恢复的机制和过程，观察手术的远期疗效，实现人性化服务，让受术者更为满意。

二、美容整形手术失败者的心理疏导

❀ 案例导入

李某于 2002 年 12 月 23 日在某美容美发院接受双眼皮手术，术后双眼肿胀，眼球受压，视物受限，无法正常工作，遂将情况反映到有关部门。经初步调查后，执法机构于 2003 年 1 月 4 日立案。经多方取证，核查结果如下：①该美容美发院只有一张由当地卫生局核发的开展普通美容美发服务的卫生许可证；②美容美发院门口的广告牌上有"洗头、剪头、去斑、皮肤护理、药水洗眼、绣眉、手术整形"等字样；③对该院负责人彭某的询问笔录证实，李某的双眼皮手术是在该院实施的，该院至今已做过 7 例类似的手术；④为李某施行手术的方医生未在当地进行执业注册。经合议，最终认定该美容美发院违反了《医疗机构管理条例实施细则》第四条的规定，鉴于美容美发院对李某已造成身体伤害（伤残证明），依据《医疗机构管理条例实施细则》第七十七条第四款的规定，予以下行政处罚：①责令立即停止美容整形手术业务；②罚款 5000 元。

思考：

应该怎样对整容失败的李某进行心理疏导？

（一）美容整形手术失败的 2 种情况

1. 狭义的美容整形手术失败　狭义的美容整形手术失败是指受术者本人、受术者周围人群及美容工作者均认为手术未达到预期效果，或存在并发症等。我们将这种手术失败称为客观性美容整形手术失败。

2. 广义的美容整形手术失败　广义的美容整形手术失败是指美容工作者、受术者周围人群认为手术是成功的，但受术者本人不予认可。我们将这种手术失败称为主观性美容整形手术失败。

这 2 种受术者的心理状态是不同的，因此所用的心理疏导方法也有所不同。对客观性美容整形手术失败者而言，应以手术为主，以心理疏导为辅；对主观性美容整形手术失败者而言，应以心理疏导为主。

（二）美容整形受术者对手术不满意的原因

一般来说，受术者对成功的美容整形手术的效果都应该是满意的，但在美容临床工作中，也会有一些美容整形手术成功但受术者不满意的情况。受术者对手术效果不满意的原因有 2 个方面。

1. 美容整形受术者自身的原因

（1）受术者对手术的期望值过高。有些受术者误以为手术是万能的，把自己的外貌完全寄希望于手术，而不考虑自己原有的容貌基础、体质、年龄等状况，当手术效果达不到他们的要求时，他们往往会对手术结果不满意。因此，在手术前，美容工作者要纠正他们的认知偏差，使他们对手术效果有清醒而正确的认识。

（2）受术者的美容医学及人体美学知识不足。一些受术者的审美知识欠缺，阅历有限，又盲目跟风，如一味追捧当下流行的高鼻梁。其实，过高的鼻梁并不适合东方人，过高而直的鼻梁在东方人脸上会显得有些生硬，但如果不听医生解释，执意要求垫高鼻梁，不仅效果不那么理想，而且由于超过鼻部皮肤的弹性限度，可导致皮肤发红充血，甚至淤血破溃，最终还是会影响受术者的满意度。因此，美容工作者应在术前帮助受术者丰富美学知识，提升审美品位，做出个性化的最佳选择，减少不满意手术的发生率。

（3）更年期女性容易对手术结果不满意。有业内人士把鼻部整形术的年龄限定在 35 岁以下，原因是超过这个年龄的人会不适应鼻部外形的改变而对手术结果不满意。再有，更年期女性受内分泌变化的影响，更为敏感和多疑，加之术后恢复状况不如年轻人，也容易对手术结果不满。所以，在为更年期女性做手术时要慎重。

（4）受术者之间的相互对比。由于受术者的眼部条件、年龄、五官的比例、肤质、肤色、个人气质等各不相同，因此，即使是同一个医生做的重睑手术，不同受术者的术后效果也会存在较大差异。这点必须在术前对受术者讲清楚，避免术后受术者之间相互对比引起不必要的麻烦。

（5）受术者的人格问题。国外有研究表明，受术者的人格类型与术后满意度相关联。最容易满意的是回避型人格的受术者，其次是依赖型人格、表演型人格的受术者。满意程度低的依次是偏执型人格障碍、分裂型人格障碍、边缘型人格障碍、自恋型人格障碍的受术者，即使手术没有任何问题，术后形态效果都很好，这些特殊人格类型的受术者仍会吹毛求疵，认为手术是失败的。因此，接诊时应加强与受术者的沟通和交流，观察他们的言谈举止，这样有利于甄别人格障碍者，再辅以心理评估和筛查，如果发现受术者有人格障碍等手术禁忌证，可以通过列举过往病例、出示留存资料等方式拒绝手术，从而有效避免术后不必要的纠纷。

2. 美容工作者的原因　不排除少数医生为了炫耀个人技术或取得经济利益而夸大手术效果，说"术后肯定好看得多""比术前强百倍"之类的话，不愿对手术结果进行客观表述，甚至隐瞒并发症的可能性，致使受术者期望值提高，最后，即使手术是成功的，但没有达到受术者的标准和要求，受术者也会不满意。

（三）美容整形手术失败者的心理特点与心理疏导

1. 客观性美容整形手术失败者的心理特点与心理疏导

（1）客观性美容整形手术失败者的心理特点。在我国，一个人想要做美容整形手术，要克服多重阻力。首先，中国的传统文化一贯主张"身体发肤受之父母，不敢毁伤"，尊先敬祖的国人很难接受颜面部的改变；其次，美容整形手术毕竟是有创手术，要坦然接受，颇需要勇气和胆量，对美中不足改善型和锦上添花型的受术者来说更是如此，对这两种类型的受术者而言，美容整形手术与其他手术相比可以说是极大的挑战，如若失败，往往令人难以承受。客观性美容整形手术失败者大致有以下4个方面的心理特点。

1）懊悔心理。懊悔当初做了手术，造成"一失足成千古恨"一般的后果。这种懊悔的心理常常表现为愤怒、焦躁、无理取闹、得理不让人的失态举动，甚至出现以死相逼的极端行为。

2）悲观心理。受术者原本希望通过手术改善自己的外观，使自己变美。然而，结果恰恰相反，失败的手术非但没有让自己变美，反而令自己变得比术前丑陋。面对今不如昔的面貌，受术者羞于启齿，又无法见人，心境沮丧、低落，悲观失望，对生活失去信心。

3）恐惧心理。如果说手术失败者还有希望的话，那就是再次接受手术进行补救。然而"一朝被蛇咬，十年怕井绳"，他们期盼着通过再次手术改变外观，但又害怕再次失败，因而陷入两难，无法抉择。

4）期盼心理。尽管对再次手术心存犹豫和顾虑，但大多数手术失败者还是期盼再次手术，希望能够从手术失败的阴霾中走出来，他们在懊悔、悲观、恐惧中始终怀有一丝期盼。

（2）对客观性美容整形手术失败者的心理疏导。美容整形手术失败的心理创伤使得受术者的心理变化反复无常，美容工作者应该掌握他们心理变化的规律和特点，有针对性地进行积极的疏导。

1）同情体贴，取得信任。客观性美容整形手术失败者普遍对美容工作者有抵触情绪和排斥心理。因此，对他们进行心理疏导时，必须以理解和关心的态度予以同情和安慰，站在他们的角度与他们沟通，倾听他们的心声，取得他们的信任，引导他们宣泄内心的负面情绪。

2）热情周到，合理支持。在对受术者表示同情和体贴的同时，美容工作者还应给予他们热情周到的接待，并耐心解答他们的问题。对于受术者的合理诉求，美容工作者一定要给予明确的支持，切不可再次伤害受术者已经受伤的心。

3）消除恐惧，树立信心。美容工作者在进行心理疏导时，切忌开空头支票，应该以成功的类似病例为参照，与受术者共同研究再次手术的方案。鼓励受术者尽量把内心的担忧和真实的想法表述出来，帮助受术者整理思路，以正确认识再次手术的必要性和手术成功的可能性，消除受术者的疑虑和恐惧，帮助受术者树立再次手术的信心，使受术者主动配合手术。

2. 主观性美容整形手术失败者的心理特点与心理疏导　由于主观性美容整形手术失败的根本原因是受术者的心理问题，因此对这部分受术者的心理疏导尤为重要。

（1）主观性美容整形手术失败者的心理特点。

1）存在认知偏差。由于受术者的认知存在偏差，且缺乏正确的审美观，所以，尽管美容工作者、受术者的亲友及周围人群都认为手术是成功的，但受术者仍主观认定手术效果不佳。

2）猜疑、敏感和多虑。此类受术者的主要表现包括：把正常的术后反应视为手术失败的现象；对美容工作者有抵触情绪，怀疑手术方案的正确性；怀疑隆鼻材料、假体有毒等。

3）过于追求完美。受术者不切实际的期望值使得手术效果永远也达不到他们的期盼，这类受术者常常四处寻医，臆想着能有妙手神医满足自己的求美幻想。

（2）对主观性美容整形手术失败者的心理疏导。

1）引导受术者形成正确的审美观。可以受术者的亲朋好友和周围人群对手术效果的评价及手术效果的图片等为依据，纠正受术者的认知偏差，帮助受术者树立正确的审美观。

2）消除受术者的疑虑。美容工作者应耐心倾听受术者的诉说，仔细解答他们提出的问题，消除他们的各种疑虑，帮助他们正确看待手术效果。

3）转介到专业机构接受心理咨询与治疗。对于确实存在心理疾病的受术者，应及时将其转介到专业机构接受心理咨询与治疗。

（于　琪）

思考题

1. 美容活动中言语沟通的技巧有哪些？
2. 美容活动中非言语沟通的技巧有哪些？
3. 美容整形受术者术前常见的心理问题有哪些？如何疏导？
4. 美容整形受术者术后常见的心理问题有哪些？如何疏导？
5. 美容整形手术失败者的心理特点有哪些？如何疏导？
6. 简述美容整形受术者对手术不满意的原因。

参考文献

［1］何伦. 美容临床心理学［M］. 北京：人民卫生出版社，2018.

［2］何伦，张逸. 美容心理学［M］. 北京：科学出版社，2009.

［3］陈敏. 美容心理学［M］. 北京：人民卫生出版社，2010.

［4］陈敏，汪启荣. 美容心理学［M］. 北京：人民卫生出版社，2016.

［5］陈敏，汪启荣. 美容心理学［M］. 北京：人民卫生出版社，2019.

［6］孟红. 美容心理学［M］. 北京：中国中医药出版社，2012.

［7］陈祎凡，邓香兰. 美容心理学［M］. 武汉：华中科技大学出版社，2017.

［8］冯居秦. 美容心理学［M］. 北京：中国中医药出版社，2010.

［9］张渝成. 美容心理学［M］. 北京：人民卫生出版社，2010.

［10］黄子杰. 医学审美心理学［M］. 北京：中国劳动社会保障出版社，2001.

［11］陈力. 医学心理学［M］. 北京：北京大学医学出版社，2010.

［12］杨凤池，崔光成. 医学心理学［M］. 北京：北京大学医学出版社，2013.

［13］郭念锋. 国家职业资格培训教程：心理咨询师（基础知识）［M］. 北京：民族出版社，2015.

［14］彭聃龄. 普通心理学［M］. 北京：北京师范大学出版社，2002.

［15］沈德立. 基础心理学［M］. 上海：华东师范大学出版社，2003.

［16］李铮等. 心理学新论［M］. 北京：高等教育出版社，2001.

［17］张世富. 心理学［M］. 北京：人民教育出版社，2000.

［18］黄希庭. 心理学导论［M］. 北京：人民教育出版社，2001.

［19］章志光. 心理学［M］. 北京：人民教育出版社，2000.

［20］燕国材. 新编普通心理学概论［M］. 上海：东方出版中心，2000.

［21］蔡笑岳. 心理学［M］. 北京：高等教育出版社，2002.

［22］卢家楣. 心理学［M］. 上海：上海人民出版社，1999.

［23］周郁秋. 护理心理学［M］. 北京：人民卫生出版社，2006.

［24］姚树桥，杨艳杰. 医学心理学［M］. 北京：人民卫生出版社，2018.

［25］姜乾金. 医学心理学［M］. 北京：人民卫生出版社，2004.

［26］欧阳学平. 医学美学概论［M］. 北京：人民卫生出版社，2010.

［27］曹志明，王丽．医学美学概论［M］．武汉：华中科技大学出版社，2018.

［28］何伦，王丽，刘波．医学美容咨询与沟通［M］．武汉：华中科技大学出版社，2020.

［29］程伟．医学心理学［M］．北京：人民卫生出版社，2015.

［30］杨艳杰．医学心理学［M］．北京：人民卫生出版社，2018.

［31］何裕民．心身医学［M］．上海：上海科技教育出版社，2000.

［32］何伦．美容心理学［M］．长沙：湖南科学技术出版社，1999.

［33］肖然．身心柔软与平衡的智慧［M］．北京：世界图书出版公司，2010.

［34］李艺敏．我为什么不如他：学生自卑心理研究［M］．北京：中国科学技术出版社，2011.

［35］朱月龙．心理健康全书［M］．北京：海潮出版社，2008.

［36］张彦平．中国人的心理误区［M］．北京：北京出版社，2010.

［37］李启超．心理学图典［M］．天津：天津科学技术出版社，2009.

［38］阿尔弗雷德·阿德勒．自卑与超越［M］．杨惠，译．北京：世界图书出版有限公司北京分公司，2019.

［39］郭念锋．国家职业资格培训教程：心理咨询师（二级）［M］．北京：民族出版社，2005.

［40］郭念锋．国家职业资格培训教程：心理咨询师（三级）［M］．北京：民族出版社，2005.

［41］王凤荣．护理心理学［M］．北京：北京大学医学出版社，2016.

［42］叶少奇．十年毁了“20万”张脸？谁的臆测［J］．中国医疗美容，2012（2）：26-29.

［43］张中桥．容貌美的四大要素［J］．医药与保健，2005（11）：36-37.

［44］崔元慧．自卑心理与追求优越的关系研究［J］．四川职业技术学院学报，2017（114）：101-104.

［45］何伦，何家声．精神医学与心理治疗对美容医学的意义和作用［J］．实用美容整形外科杂志，2000，11（5）：230-232.

［46］马元龙．论升华：从弗洛伊德到拉康［J］．中国人民大学学报，2012（6）：80-82.

［47］何伦．体像与美容医学的关系［J］．实用美容整形外科，1996（5）：271-273.

［48］张晓红．美容手术引起疑病性神经症2例［J］．中原精神医学学刊，1998（4）：237.

［49］陈玉霞，麦锦城，吴汉荣. 超重肥胖对儿童青少年生活质量的影响［J］. 中国学校卫生，2010，31（5）：522-523.

［50］Eskin M, Savk E, Vslu M, et al. Social problem-solving，perceived stress，negative life events，depression and life satisfaction in psoriasis［J］. J Eur Acad Dermatol Venereol, 2014, 28（11）：1553-1559.

［51］Taylor VH, Forhan M, Vigod SN, et al. The impact of obesity on quality of life［J］. Best Pract Res Clin Endocrinol Metab, 2013, 27（2）：46-139.

［52］Fabiane, Muli nari-Brenner. Psychosomatic aspects of alopecia areata［J］. Clinics in Dermatology，2018，36（6）：709-713.

党的二十大精神进教材提纲挈领

习近平总书记在党的二十大报告中指出："教育、科技、人才是全面建设社会主义现代化国家的基础性、战略性支撑。"这充分说明教育、科技、人才对于发展的重要性。

美容心理学既是美容专业的基础学科，又是一门应用学科，还兼具思政教育的重要功能。学习美容心理学是落实课程育人、促进学生成长成才、培养社会主义建设者和接班人的必要途径之一。

本教材在建设过程中坚持以立德树人为根本任务，注重学思结合、知行统一，致力增强学生勇于探索的创新精神、善于解决问题的实践能力。

课程思政教学案例

序号	知识点	案例	思政建设目标
1	医学美容业的健康发展	杜绝千篇一律的"网红脸"	各美其美
2	性格的意义	"曾子杀猪" 季布"一诺千金"	人格塑造 诚信教育
3	社会态度与美容观	杜根定律：信心决定成败 李四光粉碎"中国贫油论" 国际美容教母——郑明明的成功之路	深植职业理念 恪守职业道德 坚定职业信仰
4	美容中的审美判断与审美标准	世界最"丑"名模吕燕	树立正确审美观，做专业塑美者 匠心精神，促职业素养提升
5	美容心理咨询实施过程	16岁花季少女整容上百次，导致记忆力衰退，皮肤衰老	倡导健康美容，减少医疗美容纠纷，以人为本，实事求是 深化职业理念和职业道德教育
6	其他心理治疗方法	中医情绪疗法	培养家国情怀，推动民族复兴 激发为民族复兴担当时代大任的意识
7	损容性皮肤心身疾病	关爱皮肤病患者心身健康	培养人文精神 体现人文情怀
8	积极体像与消极体像	整容乱象	培育良好审美观与价值观等，正三观
9	容貌缺陷者的应对方式	正确利用心理防御机制，拒绝容貌焦虑	接纳自身不足，树立正确审美取向
10	美容活动中的人际沟通	正确看待"光环作用"和"扫帚星作用"	自信人生二百年，会当水击三千里